全国高等卫生职业教育创新型人才培养"十三五"规划教材

供医学美容技术等专业使用

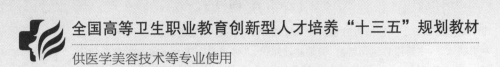

医学美学概论

主　编　曹志明　王　丽

副主编　罗红柳　刘　波　董　强

编　者　（以姓氏笔画为序）

王　丽　长春医学高等专科学校

王　珂　北京幸福医疗美容医院

邓丽阳　白城医学高等专科学校

刘　波　辽宁医药职业学院

罗红柳　重庆三峡医药高等专科学校

秦志华　上海玺美医疗美容医院

晏志勇　江西卫生职业学院

曹志明　江西卫生职业学院

董　强　白城医学高等专科学校

U0303154

华中科技大学出版社

http://www.hustp.com

中国·武汉

内 容 简 介

本书是全国高等卫生职业教育创新型人才培养"十三五"规划教材。

本书共八章,主要内容包括绪论、美学基础知识、人体美学与医学人体美学概论、医学人体审美与审美诊断、人体的整体形态美、人体各部位的美、医学美学设计、医学职业审美修养与评价等。全书内容由浅入深,循序渐进,系统地培养学生的审美与创造能力。

本书可供高职高专医学美容技术等专业使用,也可作为医学美容医师的业务参考书。

图书在版编目(CIP)数据

医学美学概论/曹志明,王丽主编.—武汉:华中科技大学出版社,2018.1(2024.7重印)
全国高等卫生职业教育创新型人才培养"十三五"规划教材. 医学美容技术专业
ISBN 978-7-5680-3697-9

Ⅰ.①医… Ⅱ.①曹… ②王… Ⅲ.①医学美学-高等职业教育-教材 Ⅳ.①R-02

中国版本图书馆 CIP 数据核字(2018)第 019220 号

医学美学概论 　　　　　　　　　　　　　　　　　　曹志明　王　丽　主编
Yixue Meixue Gailun

策划编辑:居　颖
责任编辑:张　琳
封面设计:原色设计
责任校对:刘　竣
责任监印:周治超
出版发行:华中科技大学出版社(中国·武汉)　　　电话:(027)81321913
　　　　　武汉市东湖新技术开发区华工科技园　　　邮编:430223
录　　排:华中科技大学惠友文印中心
印　　刷:武汉市籍缘印刷厂
开　　本:787mm×1092mm　1/16
印　　张:10.5
字　　数:269千字
版　　次:2024 年 7 月第 1 版第 8 次印刷
定　　价:39.80 元

全国高等卫生职业教育创新型
人才培养"十三五"规划教材
（医学美容技术专业）
编委会

前言

QIANYAN

本书是全国高等卫生职业教育创新型人才培养"十三五"规划教材之一，主要供高职高专医学美容技术专业使用，也可作为从事医疗美容的医生、护士及生活美容工作者的参考书。

医学美学是医学与美学相结合的学科，是两者相互借鉴、相互渗透、有机结合产生的一门新兴学科，值得一提的是，这门学科是由中国学者提出并创立的。自1988年我国首部《医学美学》论著问世以来，得到了许多医学学者与人文学者的共鸣，并由此促进了美容医学整体学科的建立与发展。医学和美学在此后的研究与发展过程中，相互影响，相互促进，相互完善，现已成为不可分割的整体。目前，医学美学是美容医学临床学科的基础学科，这点已达成共识，它能指导美容医生在临床工作中按照人体美的规律来塑造或创造美。

为了使本书更好地服务于美容医学临床工作，我们对全书的内容与结构进行了部分调整，删除了既往书中的一些纯理论的章节，新增了医学人体审美与审美诊断(第四章)，以及医学美学设计(第七章)。术前的审美诊断是美容手术的关键，也是决定最后效果的关键，它相当于传统医学学科中的诊断环节，一旦诊断错误，满盘皆输。另外，对于医学美学设计，它是把审美诊断转化为医学手段实施的桥梁，换言之，它是将人的感性需要付诸理性实践的跨越过程。所以，这两个环节对于美容医学临床工作具有重要的作用。

本书内容由浅入深，循序渐进，系统地培养学生运用理性与感性相结合的方法，从而获得具有启智、育德、审美与创造的能力。

本书在编写过程中，各位编者尽心尽力，也得到了编者所在单位的大力支持，在此表示诚挚的感谢。

由于医学美学是一门新兴交叉学科，其内容与体系尚在不断探索中，相关的参考资料有限，且编者水平有限，疏漏及不足之处在所难免，敬请各位专家、同仁和读者予以指正，我们将十分感谢。

编　者

目录

MULU

第一章 绪 论

学习目标

掌握：美容医学、医学美学实施范围的差异；美容医学与生活美容的区别。

熟悉：医学美学的概念、性质和研究对象；医学美学的任务和作用；医学美学学科的体系结构；美容医学整体学科体系与结构。

了解：医学美学与相关学科的关系；医学美学学科的兴起、发展和未来展望。

第一节 医学美学概述

医学美学是研究人们在维护和塑造人体美的创造性活动中体现出来的一系列医学美的现象及医学审美观规律的科学。随着社会的发展、人们生活水平的提高及对健康的追求，20世纪80年代，医学美学学科得到了迅速的发展，形成了较为科学、完整的体系，愈加显示出其重要意义。

一、医学美学的概念、性质和研究对象

1. 医学美学的概念

医学美学是建立在"生物-心理-社会"这种新兴的医学模式下的学科，对于医学美学的概念，当代学者各执己见，尚无统一标准。但通常来说，主要有以下几种说法。

医学美学是一门遵循医学与美学原则，通过运用各种医学手段和美学手段的结合来维护、修复和塑造人体健康之美，以增进人的生命活力美感和提高生命质量为目的的学科。它既具有医学人文学科的性质，又具有医学技术学科的性质。它把传统的医学科学升华为一门"医学的艺术"。人们可以把它具体地应用在人体各部分的医学美容方面，也可以把它广泛地应用在护理、药学、预防、康复及临床各科的医学实施中。

医学美学是应用美学的原理，研究医学领域中包括医学人体美、医学审美、医学美感等一切美学现象及其发生、发展和变化规律的学科。这与其他临床学科是不同的，它的理论基础是医学基本原理和美学基本原理的相互渗透、有机的结合，以美学的一般原理为指导，研究、探索、挖掘、总结医学领域中一切美学现象和规律，这体现了医学美学是一门人文学科。但是医学美学研究的只是医学领域中的美，必须以医学人体美为核心，这体现了医学美学是一门医学与美学有机结合、融会贯通的交叉学科。

医学美学是把美学的一般原理运用到医疗卫生实践和医学科研,探索其中美的规律,运用美的因素对人的心理、生理的影响来解决美对医疗和卫生科学发展中某些问题的一门独立的学科。

总之,不管是哪种说法,都体现了医学美学是以医学与美学理论为基础,运用医学美学结合的技术手段研究医学领域中美学现象和审美实施及其规律。医学美学体现了人体的健与美,保证了自身及环境的协调一致,从而带给人们心理上的快乐和满足。

2. 医学美学的性质

医学美学既是一门独立的美学学科,也是医学与美学的交叉学科。它是用美学的原理指导美容理疗,研究创口缝合的美学要求、手术切口和术式设计的美学特征,还可研究护理过程中的审美心理规律运用等。

医学美学应该注重研究特殊的医学理论美。决定医学生命的是医学理论、实验、研究、发现。医学理论在建构上的简明、完备、新奇、和谐、对称、统一所显现的医学家创造能力的本原性、高贵性、神圣性,具有独特魅力的医学理论美。强调天人合一、阴阳平衡的中医有机整体理论就是真与美的体现。

医学美学应注重研究独特的医学技术功能美。高超的医疗技术手段、高明的医药技术配方,既有功能上的疗效,又有功能美的魅力。华佗创造的"五禽戏",民间流传的各种健身拳、健美操,就把健身与审美融为一体。

医学美学核心部分属于科技美学的范畴,医学美学作为一门跨学科的交叉科学,其交叉部分就越出了科技美学的范畴。例如,美容医学就以"医学人体美"为对象,既有医学科技美学的成分,又有自然美学、社会美学的成分。

3. 医学美学的研究对象

医学美学的基本研究对象主要包含医学领域中的一切美与审美(医学美、医学人体美、医学审美、医学美感、医学审美教育)及其规律,基本研究对象的核心为医学美学实施和维护的人体美和人体健美。

(1)医学美。医学美主要指人体美和人体健美,以及对这类特殊美的维护、修复和塑造的医学实施和医学理论。美普遍存在于医学领域中,国内、外的医学理论中无不蕴藏了美的现象。医学美可以是医学理论结构中体现出来的系统化、规范化、层次化的理性美,也可以是医护人员在创造性医疗实践过程中体现出来的医学手段和通过医护人员形象体现出来的感性美。医学美的基本形态,可分为医学自然美、医学社会美、医学艺术美和医学科学技术美四类。任何医学美都是以维护人体美和人体健美而展开的。因此,人体美和人体健美是医学美的核心,即医学美学研究对象的核心。

(2)医学人体美。现代"生物-心理-社会"医学模式促使人们对健康的观念有了极大的变化。它不仅仅是指没有疾病,而且要在精神上处于完美的状态。人们对自身形体之美已成为医学范畴的一个重要内容。对医学人体美及其规律的研究就成了医学美学研究的主要任务。在医学环境中,常被人们所关注的是处于疾病状态、健康状态、康复状态及亚健康状态的个体和人群。事实上,医学环境中的这几种状态的个体和人群,都有可能自认为是"不美"的一种特殊的非完满状态者,由于他们都具有改善自身非完满状态的强烈愿望和追求,也可以称之为求美者。这几种状态,都属于医学环境中的人的状态表现,他们都具有医学审美需要、审美选择、审美实施和审美评价等审美特征,以及改善其医学审美环境及其自身之美的审美特征。

(3)医学审美。人类文明的根本追求是人与自然的和谐、人与人的和谐、人自身的和谐等三大和谐,这也是美学的根本追求。医学审美同样以这三大和谐为主要内容。通常认为,医务工作者在医疗工作中的活动,包括询问病史、体格检查、处方用药、手术及其他医事活动,都处于医学审美关系之中。医务工作者和患者分别处于审美客体和主体的位置上,并且主体、客体之间的位置是随时互换的。审美主体的审美要求如何满足,审美主、客体之间的关系如何调整,在医学实践中是一个不可忽视的问题。和谐的医学审美关系对促进医患之间的相互了解、提高医疗质量、满足患者的心理要求具有不可估量的作用。研究医学审美关系,是社会、心理医学模式的需要。医学美容学与任何学科一样都是以人为本的,它的研究对象是人的体形美(即人的形态美),以及维护、修复、再塑体形美的一切医学技能和实施的基础理论。

(4)医学美感。与普通美感一样,医学美感也是一种特殊的精神活动。医学美感的本质特征及它的实现过程必须从医学审美活动实践中去探索。医学美感的心理要素包括医学审美活动中的主、客体对医学美的感知能力、想象能力、理解能力和情感活动等。医学美感是多元的,因而,医学美感的研究也必须是多方面、多层次的,探讨医学美感,必须从医学审美意识入手,从而牵动医学美感的其他方面的研究。美的医学过程和行为能激发起人的情绪变化,引起良好意识的产生。医护人员在感受美、鉴赏美、欣赏美的基础上进一步通过医疗实践活动,按照美的规律去发现美、创造美。在医学美感的研究中应该注意到它的某些特点,例如美感的来源、美感的直觉性、美感的共同性和差异性及美感的社会性等特点的研究。

(5)医学审美教育。医学审美教育是医学美学研究的重要内容。包括研究医学审美教育的特点、内容、形式、方法等。在长期的医学实践中,医护人员不仅需要接受审美教育,而且要通过医护人员作用于医疗对象。医学审美教育内容如图 1-1 所示。

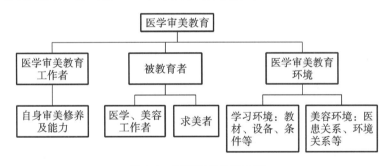

图 1-1 医学审美教育内容

二、医学美学的任务和作用

(一)医学美学的任务

医学美学的根本任务是在新的宏观医学模式的引导下,探索和研究一切"生物-心理-社会"对人体健康和疾病的影响及其防治办法,消除各种不利因素,增进人的健美素质。核心任务是研究医学学科领域中的各种美学现象和医学审美规律,力求促进医学审美创造。在学科发展过程中,对医学审美观、医学审美关系、医学审美心理、医学审美思维、医学审美创造、医学审美评价、医学审美教育、医学人体美都应进行论述和研究。医学美学的基本任务具体如下。

1. 为维护和增进人类的健美素质提供理论基础和指导

美国心理学家认为人的基本需要有生理需要、安全需要、归属感和爱的需要、尊重需要、求知需要、审美需要和自我实现的需要。人们对美的需求,特别是对自身美的追求与向往,永不停歇。医学美学顺应时代发展,运用现有的医学美学和医学美容学基础理论与实践技术,最大限度地满足广大人民群众的求美需要,在服务上力求全心全意,在技术上力求精益求精,使我国的医学美容学深深地植根于民众之中,建立广泛的社会基础,更好地为人体美的再造与升华服务。

2. 为健美医学提供理论支持

新的医学模式的变化促进了医学的发展,从治疗医学、预防医学、康复医学到健美医学发展,体现了时代的进步。

医学美学为健美医学提供理论基础,在医学领域中占有重要的位置。医学离不开美,医学学科的进步不断丰富了医学美的内容,不能脱离医学美来谈医疗保健事业的发展。

预防医学既是要控制和杜绝致病因素的繁殖、蔓延,也是要指导人们加强身体的保养和锻炼,保持心情乐观,使体格强健,增强对致病因素的抵抗力,两者缺一不可。预防医学不仅涉及环境的清洁卫生、美观,食品的营养和卫生,还有劳逸结合,加强体育锻炼等,体现了医学美所要求的环境美,饮食、日常生活有规律,形体健美,社会安定等。离开了医学美及其审美处理,疾病预防便成为空谈。

治疗医学中治疗疾病、挽救生命是首要任务,但同时也要考虑避免损害患者的形体美。例如,严重烧伤患者的救治不仅是挽救生命,还应对患者身体的暴露部位进行有效的植皮手术,尽量维护其功能性和完整性。在康复医学、运动医学、营养医学等分支医学中,要考虑医学美学的问题。

1948年,WHO提出"健康"是身体上、精神上和社会适应上的完好状态,而不是仅仅没有疾病或虚弱。完好状态就是要达到和谐状态,将人由病态改变为常态,由常态改变为美态。正所谓"健则美增,疾则美减,亡则美消"。对于健康与疾病的发生、发展和研究必须立足于"生物-心理-社会"共同完成。许多新的医学交叉学科,如医学哲学、医学心理学、医学伦理学、医学社会学、社会医学、生物医学工程等出现后,美容医学应运而生,医学美学也成为一门学科。当人们生活条件得到极大改善后,人们对美的追求愈加强烈,医学美学得到了更多的重视和关注,这也要求现代医学必须努力去适应和满足人们对美的生活环境、美的医疗条件、美的医学技艺和美的医学理论的日益增长的需求,为医学增添色彩。

3. 为医学审美提供科学的方法论指导

医学美学研究医学领域中的各种医学美和医学审美规律,加强对医学审美教育的研究和实施,改善学校、医院的环境,提高学生的素质、修养,正确解决医务人员自身的内在美、外在美和审美修养,做好医疗保健工作。

医务人员自身的内在美、外在美和审美修养是医疗保健工作的重要因素。医务人员的思想境界、言行仪表和审美修养的状况,直接显示了医务人员对待医疗保障事业的责任心,以及医务人员的工作态度、人道主义精神和审美水平。疾病诊治是细致复杂的工作,关系着伤病患者的生命安危,不容有失。即使是医学知识水平和医学技术水平很高的医务人员,如果心不在焉,抱着单纯完成任务的想法,亦难免要发生医疗事故。相反,有的医务人员虽然医技不高,缺少经验,但由于责任心强,热爱本职工作,富有同情心,能想方设法研究病情,所以也可找到合理的治疗手段治疗患者。医务人员的审美、修养水平,在治疗过程中会得到体现,也关系到患者的机体组织状态和形态美。医务人员的言行仪表和工作态度还会引起患者的心理反应,从好、坏两方面影响病情。那种认为只要掌握医学知识、有治疗疾病的本领,而医务人员自身的其他因素都与医疗保健无关的观点,是不符合医学美学要求的。

现阶段应继续系统、深入地进行医学美学理论研究,为学科建设提供理论依据;注重美容外科、美容皮肤科、美容牙科、美容内科、中医美容、美容护理等各分支学科的探索与研究;加强对医学审美教育(包括医学审美教育工作者、被教育工作者、医学审美教育环境)的研究与实施。

(二)医学美学的作用

医学美学概念的提出,不仅对医学美学的系统研究和学科的形成起了很大的促进作用,而且为美容整体学科的研究奠定了一定的理论基础,使当代医学美学与美容医学的整体学科得以同步发展。我国当代美容医学的兴盛和发展,是我国传统美容医学精华的继承和发扬,是当代医学美学理论研究的成果和美容医学实践经验的总结,同时又是国外美容医学先进技术引入并融合的产物。我国当代医学美学与美容医学作为一个独立的新兴学科,于20世纪80年代中后期至90年代初期初具雏形,并得以迅速发展,日趋完善。

医学美学对美容医学及其他医学领域中的美学方面均有指导作用。尤其是在美容医学中,医学美学的理论指导作用更为突出,很好地体现了医学美学理论对美容医学实践的学科指导。

1. 医学美学理论对我国美容医学整体学科的形成提供了理论依据

医学美学在我国兴起的时间短,学科体系还不够完善与成熟,对其内涵与分支学科尚无完全统一的认识,各分支学科之间的融合与互补远未完成,各分支学科的学术水平及实践深度与国际先进水平相比还有不同程度的差距。因此,医学美学整体学科体系完善与否对于新兴的美容医学能否向着健康方向发展与兴旺繁荣具有重要影响。

2. 医学美学理论对美容医学中各种技术的应用提供了理论基础

借鉴各种相关学科的知识和技术手段,不断丰富、发展和创新我国的美容医学,如整形外科学、眼科学、耳鼻咽喉科学、皮肤科学、口腔科学、医学生物工程学及艺术造型学等相关学科的技术手段,均"因术制宜"地被美容医学借鉴。20世纪80年代,黄金分割运用于人体医学,提出了医学人体美,医学工作者将这一定律广泛运用于各种美容手术的设计和操作技术中,提高了手术的效果,极大地满足了求美者的需要;在外科急诊清创缝合技术及常规外科手术切口设计中均重视对创口的美学要求。这些都体现了医学美学理论在美容医学各种技术中的运用。

3. 医学美学理论为美容医学的学科建设与发展提供了理论指导

医学美学理论为丰富和发展医学人体美学与医学心理学的学科内容提供新的资料。现阶段人体美学对人体形式美的研究尚有诸多空白,且医学心理学对无病、无痛的求美者心理的研究尚缺乏深度。医学美容专业工作者在探索医学美容技能的同时还应肩负起研究和发展医学人体美与美容心理的重任,加大与相关学科的整合,借鉴这些研究既可丰富美容医学及其相关学科的内容,又能更好地指导美容实践。

(1)在维护生命的前提下,使医学以改善和增进人类的健美为目标。防病治病,救死扶伤,是医学工作者的神圣使命。这个使命归结为一点,就是保护人的生命的活力。

医学美学是论述医学美和医学审美处理的学科,任何分支都有医学美和医学审美处理的问题。科学向前发展,医学美和医学审美观点也相应发展。在医学美和医学审美观点的作用下,医学一贯坚持不懈地追求美,无论是自然美、社会美、艺术美,以及在此基础上产生的科学美。从人是自然物的属性来说,健康是自然美;人又是社会的人,具有社会属性,历经长期的社会生活的熏陶,人体健康又是社会生活的需要,在这个意义上健康又是社会美;人体机能组织结构的均衡、比例等形式美,是艺术美;如有残缺,可以依靠医学技艺修补,医学就是一种科

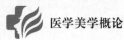

学和技术,所以医学美也属科学美、技术美。现代医学除了同传统医学一样预防、治疗生理疾病和提高人体生理机体健康外,还包括恢复人健康的形体和精神的完整之美;现代医学还适应人们对美的新的追求,帮助人们改善形体、容貌的健与美。

(2)对医疗卫生各方面的工作,进行医学审美评价。医学审美评价是医学美学体系的重要组成部分。在传统医学中,除了医技评价和医德评价外,医学审美评价虽也存在,但受医学水平的制约,有一定的局限性。而在当代和未来的医学发展中,医学审美评价会成为一种越来越重要的积极因素。

医学美学造福于人类,可以满足社会人群的爱美需求。医疗保健实践能防治疾病,这在科学技术高度现代化的今天,发展更广泛。从现代科学研究和医疗保健实践两个方面来看,均有一个医务工作者对社会群体和个体的人际关系问题,社会群体和患者必然要运用医学审美观点对医务工作者的工作进行医学审美评价,医务工作者也会对自身或同行的工作进行医学审美评价。对于同一件事,尽管所进行的医学审美评价往往会自觉或不自觉地从自身的医学审美要求出发,会有医学审美评价上的差异,但医学美还是有它的客观标准的。由于现代医学扩大了医学美的范畴和医学审美认识的视野,现代医学信息传播迅速及时,使得医学美学中审美评价的比较范围更广阔了,人们也容易找到认识上的一致性。医学审美评价对现代医学所起的促进作用是不容忽视的。

三、医学美学学科的体系结构

许多专家、学者对医学美学学科体系提出了自己的看法,影响较大的是彭庆星教授,他提出的医学美学学科体系构想图(图 1-2)具有重要意义。

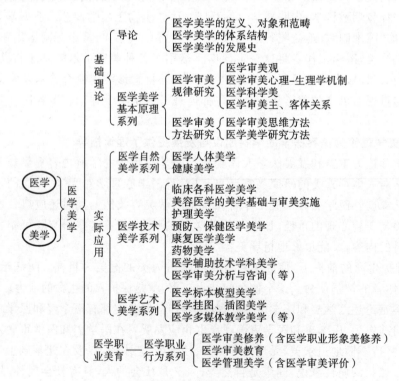

图 1-2 医学美学学科体系构想图

从图中可以看出,医学美学这一新学科包括基础理论、实际应用和医学职业美育三大部分,这三大部分是相互联系、相辅相成、相互促进、密不可分的统一整体。要正确认识基础理论与实际应用之间的关系,一方面,理论来源于实践和应用,是对实践和应用的概括和升华;另一方面,理论一旦形成,又反过来指导实践、指导应用,为应用提供方向。

四、医学美学与相关学科的关系

医学美学与众多的自然科学、社会科学均有关,尤其是与基础医学、其他临床医学、美学、心理学、艺术学关系密切。

1. 与美容医学的关系

医学美学与美容医学这两门学科很容易混淆,它们之间存在着许多差异。

美容医学是以医学和人体美为理论指导,采取医学手段和美学方式结合的技术手段来直接维护、修复和再塑人体健康美,以增强人的生命活力美感和提高生命质量为目的的新兴医学交叉学科。它是医学、美学与美容技艺三者相结合的产物,由多个临床学科与某些非临床学科相互交织而成,并以应用为特征的医学新学科。多个临床学科包括美容外科、美容皮肤科、美容牙科、理疗美容、中医美容和美容护理等;非临床学科主要是指美容保健学和一系列美容医学基础研究。

美容医学学科的实施范围包括以下几方面。

(1)医疗美容。运用手术、药物、医疗器械,以及其他具有创伤性或者侵入性的医学技术方法,对人的容貌和人体各个部位形态进行修复和再塑。其包括:①对一些不尽如人意的器官(如脸)通过美容医学来再塑解决;②有先天或后天畸形,有外观欠缺,又有功能障碍的人。

(2)非医疗美容。不属于医学专业,可供医学人员适当学习,运用科学的方法来达到美化人体的技艺,以后将会形成一门独立的学科。①皮肤的美容护理,即生活美容,又称美容化妆,主要包括皮肤的护理美化、化妆品的选择和使用、五官的修饰与化妆、脸型的配合、发式造型与梳理等,以此对求美者无疾病的状态进行有效的改善和美化。如:五官并无畸形,但按美学标准要求,尚嫌不足;皮肤因自然衰老而出现松弛、面部粗糙、出现色斑、缺乏光泽,但无任何不适症状;体态丰腴,但欠美感等。②美容心理咨询和自我保健。

医学美学是应用美学的一般原理来研究医学人体美,是医学审美、医学美感和在医学审美活动中所体现出来的一切医学美学现象及其规律的人文学科。它是美容医学的重要基础学科,它研究医务人员、患者、健康人群、第三状态者和医学审美环境五者之间的审美关系,以及由此产生的医学审美意识、审美选择、审美处理、审美评价与审美教育等。

美容医学与医学美学有许多共同点:①以增进人的生命美感为目的;②以医学人体美为研究对象,都是在20世纪80年代中期发展起来的;③以医学人体美与艺术人体美、人体黄金分割及其应用、医学审美心理和美容心理学、医学人体美的测量学和解剖学美学等为研究的学科基础。同时,它们在实施范围方面又有很大的差异,详见表1-1。

表1-1 美容医学与医学美学在实施范围方面的差异

项　目	医 学 美 学	美 容 医 学
维护、修复和再塑人体美系统的层次	是从整体上对现实生活中具有内在美和外在美的多层次的人体美系统进行全方位研究和实施	承担着其中的外在美及其审美的研究和实施的重任

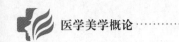

续表

项 目	医 学 美 学	美 容 医 学
技术实施范围	是从生理、心理、社会适应状态三个方面的多层次、全方位来研究和增进人体美及人的生命活力美感的	主要是针对形式美的目标来直接增进人的体形美及生命活力美感,进而为解决其心理和社会适应等方面的需要服务
学科性质	是研究医学领域的美学现象及其发展规律的学科,具有医学人文学科和医学技术学科的双重性特征,即理论性和应用性双重特征	是美学与多种临床学科和某些非临床学科的相互结合,应用性为其主要特征
应用手段	全面运用各种医学手段和各种美学手段于医学实践	着重运用医学手段于医学美容实践

医学美学与美容医学两者概念相比较,前者范围宽于后者并包含后者,美容医学属于"医学实际应用美学"系列。多年的学科实践证明,医学美学理论对美容医学的实践具有明显的指导作用,美容医学的各分支学科都分别接受了医学美学理论的指导。医学美学研究人体形式美的基本规律,如对称、均衡、和谐、主次、节奏、完整、多样、统一及黄金分割等,对美容医学实施过程中的诊断、治疗、疗效评价更具有直接的指导意义。医学美学与美容医学之间是基本理论与实践应用的关系,美容医学是医学美学的一个最基本、最重要的应用分支学科。美容医学的实施较为直观,容易被广大社会人群所接受,是一种能直接产生直觉美感的医学美学实施,而且已有一支庞大的医学技术队伍在整形外科、口腔科、皮肤科和理疗科等传统学科领域里分别实施着。医学美学与美容医学发展的当务之急,在于把它们密切结合起来,形成一支新的完善的医学学术力量。

2. 与整形外科学的关系

美容医学中的美容外科学分支,是从整形外科学中派生出来的。可以说,美容外科学既是美容医学的组成部分,又是整形外科学的一部分。我国著名的整形外科专家宋儒耀教授指出:整形外科分为再造整形外科和美容整形外科两个专科,后者简称美容外科。两种提法似乎在美容外科学的学科归属上是矛盾的,但实际不然。因为这两种提法表面上的矛盾是由于医学分类的思路和方法不同造成的,前者从治疗目的——美容的角度着眼;后者则从治疗的技术手段——外科手术的系列进行分类。这种学科归属的不同,目前尚难得出最后结论,但这并无影响。

整形外科学是运用修复与再造的方法治疗人体的组织缺损与畸形,改善或恢复生理功能与外貌。它也属于造形医学,这与美容医学十分相似。但从目前临床实践的侧重面而言,整形外科学以正畸为主;美容医学则以美化人体美使其升华为主。

整形外科学既是美容外科学的母体学科,也可视为美容医学的基础技术学科。整形外科的诊疗方法和基本技术均可在美容医学中运用,重要的是美容医学十分强调以人体形式美理论来指导上述技术方法和手段的实施,这是整形外科学既往理论体系中很少涉及的内容。

《临床技术操作规范·美容医学》(以下简称《规范》)分册中认为,美容外科学是一门以医学人体美学理论为基础,运用医学审美、美容心理与外科技术相结合的手段,对健康人体加以修复与再塑,或对一些损容性疾病者给以外科治疗,在保持其生理功能的基础上以增进其形态美感为目的的医学分支学科。并明确：①以医学人体美学理论为基础，实施外科审美；②美容外科学研究和实施的对象是具有生命活力的健康的人的形体之美，美容外科技术是一类锦上添花的操作技术；③美容外科基本操作特点，是在外科和整形外科基本技术进一步高度精化的基础上，通过矫正、切除、填补、拉紧、恢复等基本技术，在技术上逐步由定性美学修复发展为定量美学修复；④美容外科学的目的是维护、修复和塑造正常健康人的容貌美与形体美，是医学审美、心理技术与外科技术相结合的复杂过程，也是一次医源性创伤。《规范》明确了美容外科的三大专业技能：临床操作技能、医学审美技能、美容医学心理诊断与辅导技能。《规范》明确的美容外科疗效评价的五项基本内容：保证健康、功能正常、美学效果、心理效果和社会效果。

美容医学专业工作者，特别是美容外科专业人员应将整形外科学视为本学科的重要基础，要十分重视整形外科基本理论与临床技能的学习与实践，只有经过严格的医学美学、心理学与整形外科学系统训练的医护人员方可成为一名优秀的美容外科专业人员。

3. 与皮肤科学的关系

皮肤在体表，为体形美的重要表现部分，特别是头面部与四肢暴露位的皮肤疾病或缺损，直接影响外观。对各种皮肤疾病和皮肤缺损的诊治过程，实际就是维护、修复过程。因此，皮肤科学也是美容医学的母体学科之一。在美容医学的分支学科中，皮肤美容学的诊治对象最多，因而美容医学专业工作者应十分重视对皮肤科学的学习，将其视为重要的基础学科之一。

传统的皮肤科学以治疗皮肤的病痛、恢复正常功能为重心；而美容医学则是维护及恢复皮肤的健康色泽，使其光滑柔嫩，并将皮肤的保健美容作为重点。

皮肤疾病的诊治与皮肤美容的实施之间虽无明显界限，但目前皮肤美容专业工作者常把影响容貌而无明显全身症状，且不严重影响健康的"轻型"皮肤病（如痤疮、黄褐斑等）作为主要诊治范畴。

4. 与生活美容的关系

生活美容包括皮肤的护养美化、化妆品的选择与使用、五官的修饰与化妆、脸型的配合、发式造型与梳理等，重点是护养美化与运用化妆品美化。

美容医学与生活美容相同之处：①以人体形式美的理论为指导，以追求人的形体美为目标；②研究皮肤的保健，以皮肤的生理解剖学为基础理论之一。

美容医学与生活美容的区别如表 1-2 所示。

表 1-2 美容医学与生活美容的区别

项　　目	美 容 医 学	生 活 美 容
技术特征	侵入性	非侵入性
施术者	具有执业医师资格的医生且具有医疗美容科工作经历	具有美容师资格的美容美体师等
施术内容	运用药物、手术、器械等医学手段	使用化妆品、美容用具、美容仪器、按摩工具等
施术方法	复杂、技术性强	简单、技术难度低
施术部位	皮肤及深层	皮肤浅层
施术用具	药物及器械	化妆品、美容仪器

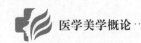
续表

项　目	美 容 医 学	生 活 美 容
施术时间	阶段性,时间短	长期性
施术特点	有明显的医学特征,多为永久性	多为暂时性
经营场所	美容医疗机构	美容院等

美容医学强调运用医学手段,其医学专业性强,必须由训练有素的医师来完成;生活美容则主要运用化妆技巧,不属于医学专业,它既可由专业化妆美容师来实施,亦可由求美者自行完成。可见两者存在交叉点,并相互渗透。美容医学应吸收与借鉴生活美容实施中注重艺术造型、色彩运用之长,来弥补美容医学手段创造人体美的某些不足之处,并指导求美者正确运用生活美容手段予以补充,从而逐渐使美容医学自身得到丰富和发展。两者有机组合,方能更完善地创造人体美。

5. 与口腔医学的关系

口腔医学是以诊治区域命名的一门医学分支学科,其诊治对象为口腔、颌面下 1/3 的其他区域的疾病和异常。口腔医学可分为口腔内科学、口腔颌面外科学、口腔修复学、口腔正畸学和口腔保健学等。口腔医学与容貌美密切相关,特别是牙齿修复及牙齿锁合、颌面下 1/3 损容性疾病的诊治等,可直接起到维护、修复与塑造人体美的作用。

近年来,我国口腔医学的基础理论发展十分迅速,它不仅促进了口腔医学学科自身的发展与观念的更新,而且丰富了容貌美学与医学美学中形式美的内涵。同时,口腔医学美容学也从口腔医学的发展中吸取了营养,丰富了内涵。

由于口腔医学诊治区域的生理特点、解剖结构的特殊性和复杂性,导致其相对独立性很强,因此口腔医学美容学作为美容医学的分支学科亦有较强的独立性。但是,正如其他分支学科与美容医学的关系那样,口腔医学美容学应加强与口腔医学的相互渗透,取长补短,为创造人体美的共同目标而进一步向纵深发展。

6. 与眼耳鼻咽喉科学的关系

眼耳鼻咽喉科学是研究与诊治眼、耳、鼻、咽、喉五种器官疾病的医学传统分支学科。近年来对眼、耳、鼻等部位的整形美容已成为医学美容的常见项目,被纳入美容医学的范畴,与整形外科学交叉。因此,眼科和耳鼻喉科也属于美容医学的母体学科之一。

但是,仅从眼、耳、鼻、咽、喉的角度进行美容,常易忽视整体美的构思与造形,这是其明显的局限性。美容医学不仅能运用多学科的医学手段美化人体,更能通观整体以创造协调、和谐的整体美。

7. 与医学工程学的关系

医学工程学又称生物医学工程学,是基础科学和工程技术与医学相互渗透、交叉的新兴边缘学科。目前,医学工程学临床应用分为两类:一是医学诊断工程,包括医学测量、医学仪器、医学信息处理、成像技术等;二是医学治疗工程,包括各种治疗仪器、设备(如放疗机、针灸治疗机、激光治疗仪、反馈治疗仪)和人工器官等,主要用于治疗和康复的需要。

医学工程学的广泛运用,不仅挽救了许多本来难以维持的生命,还从医学审美角度出发,修复人体缺陷,使人体某些组织的功能得以重新发挥作用,修补机体残缺,或使某处组织外形趋于完美,满足患者对健康和美的期待。例如在临床上,按照医学工程学的原则,合理运用人工心脏、人工关节、人工肺、人造皮肤、人工鼻、义肢等假体,达到修复与再塑人体美的效果。

还有人造眼球、人工乳房、耳朵缺损修补等虽不能恢复人体组织功能,但是可以恢复人体形体美,诊治范围不断扩大。因此,医学工程学是美容医学的重要基础学科之一。

8. 与医学伦理学的关系

医学伦理学是论述医学职业道德的学科。它是调整医务人员和患者之间、医务人员与医务人员之间、医务人员与医院各部门之间及医务人员和社会之间的关系的行为准则。

医学美学与医学伦理学是两门非常接近的学科,分别探讨医学职业生活中的美和善。两者有互通之处,一般医学道德认为善的总是美的,恶的总是丑的,反过来也一样。实现这两门学科的任务均有助于社会生活的安宁融洽,有助于社会劳动力的保护,间接地有助于社会经济文化的繁荣昌盛。

医学美学与医学伦理学又是两门不同的独立学科,表现在:①两者各有自身完整的理论体系,前者主要包括医学美基本理论、医学道德与医学审美实践等方面,后者主要内容有医学道德基本理论、医学道德的规范系统和医学道德的实践三个方面;②医学美学是一般伦理学原理在医疗卫生事业中的具体运用,以美、丑作为评价标准,以健康长寿为客观依据,并在一定程度上取决于医护人员的医学审美水平,医学伦理学以善、恶作为评价标准,并依靠社会舆论、传统习惯和内心信念来维持。

9. 与基础医学的关系

基础医学的发展对美容医学具有极大的推动作用。随着解剖学对人体衰老过程中面部肌肉、筋膜组织起止点变化的新认识,创造了骨膜下剥离除皱的新术式;随着对活血化瘀、清热解毒的中药作用研究的新发现,将手术与中药结合,进行面部皮肤美容,大大提高了治疗的效果。因此应善于吸收基础医学的营养,促进美容医学的发展。

10. 与人体美学和医学人体美学的关系

医学美学与人体美学都有着共同的研究对象——人体美。对人体美的研究,是人类对自身的认识与评价,使人体本身有了审美价值。为了人类自身的利益,两个学科都采用自然科学的手段研究人体的解剖学、生理学、病理学、人体运动学、体质人类学、人体测量学等,以便于理解、维护和发展人体的各种功能。这里的人体是指在正常自然状态下的形式结构、生理心理功能相互协调、均衡统一的自然对象。对自然人体美的标准,两个学科又共同遵循着"从自然向人生成"的规律。所有对人体美标准的定性的尺度,应采用科学的理性分析态度,为人体审美提供必要的条件。

但是,医学美学与人体美学研究人体的目的又有一定的区别。人体美学认为,人体有诸多存在方式。裸体是一种,装饰过的人体是另一种,把活的人体用泥土、石头、金属、木料或颜料、画布表现出来又是一种,此外还有各种体育运动、舞蹈等多种艺术人体形态。人体美学是对人体的直接观照和以人体为主题而不受真人限制所进行的艺术创造。而医学美学研究人体美,称为医学人体美,是现实的人体美,是种具有生命活力的生机勃勃的人体之美。医学人体美的基础是健康,它是现实的、客观的、不随人们意志为转移的。它不仅仅是"大自然中最美的东西",而且是社会存在物中最高、最美的形态。艺术人体美则是艺术家通过不同的艺术方法和手段发掘、探索、研究、提炼和完善的抽象的人体美,是从众多的现实人体美中能动艺术升华的艺术人体美。艺术人体美往往是理想中的人体美,它可以用夸张或丑化等艺术手段来塑造人体美,是艺术的高度概括。应该说,医学人体美首先是自然生理机制的产物,艺术人体美是人们意志的产物。医学人体美是以人的健康为基础,是医学家在现实人体美的基础上实施医学审美创造,在新的更高层次上加以维护、修复和塑造的一类人体美,以展示人的生命活力美感和优质生命而造福于人类。艺术人体美是体现艺术家的审美趣味和审美理想的艺术作品,有时它是真实的人体的变异,即自然形态的偏离,它展示出的人体,只是现实与理想之间的一种精神文明现象。

随着医学美学对现实人体美和医学人体美的研究的不断深入,医学人体美学的理论向着系统性、科学性的方向发展,医学人体美学又将成为美容医学的基础学科之一而被学者们所认识。

11. 与心理学及其相关分支学科的关系

心理学是一门研究人的认识、情绪、意志的发生、发展和完成的全过程,即心理过程的科学。心理学与医学美学密切相关,同时心理学的有些分支学科,如医学心理学、医学审美心理学、美容医学心理学等也与医学美学密切相关。

(1)医学美学与医学心理学。医学心理学是医学与心理学相结合的一门学科。主要研究心理因素在人的健康与疾病及其相互转化过程中的作用和规律。医学美学也涉猎心理问题,但不是从健康与疾病的总体医学角度来研究的,而是在心理学的一般原理指导下,仅以下面三个方面来研究心理学问题:一是审美客体(对象),即客观世界中的各种美的现象和要素对人的健康和疾病的影响;二是医学审美主体在医学审美过程中的心理、生理学机制;三是医学审美主体与医学审美客体的相互关系。

(2)医学美学与医学审美心理学。医学审美心理学,既是医学美学的分支学科之一,又是医学心理学的分支学科之一。其研究的内容主要是前文所述的医学美学涉猎的三个方面。它与医学美学在研究这三个方面的区别主要是更向纵深和具体化程度扩展,以丰富这三个方面的内涵,而医学美学却在学科外延上远远宽泛于医学审美心理学而成为它的母体学科之一。

(3)医学美学与美容医学心理学。美容医学心理学是以医学心理学为理论基础,以医学美容临床为实践基础的一门新兴学科,属于应用心理学的分支学科之一。在运用医学美学理论指导美容医学实践的过程中,美容医学心理学可与医学美学共同起到一种相辅相成的作用,两者都属于美容医学学科的基础学科之一。

我们既要重视治疗技术的改进,更应将医学美学与医学心理学的知识、技能渗透其中,使美容治疗达到"双维效果",即美学效果与心理效果的高度一致。

第二节　医学美学学科的兴起、发展和未来展望

我国传统美容的萌芽与发展历史悠久,几乎是与我国医药学同时产生并同步发展的。我国人民和历代医家积累了丰富的美容经验,发明了许多具有美容作用的方药和医术,医学理论中也包含着丰富的关于医学美学思想的论述。

我国自有文字记载以来,就有许多关于美的记载。殷商时期的甲骨文中,就有"沐""浴"等文字。据《说文解字》注:"沐,洗面也","浴"字的字形像人在盆里洗澡,说明中国人很早就有注意美容卫生的习惯。河南安阳发掘的殷王墓中也发现了全套的盥洗用具,如壶、勺、盆等。据记载,商纣王时期已经会配制"燕脂"。如马缟的《中华古今注》中:"盖起自纣,以红蓝花汁凝作燕脂,以燕地所生,故曰燕脂,涂之作桃花妆。"此外,《诗经》中的《国风卫风·伯兮》亦云:"自伯之东,首如飞蓬,岂无膏沐,谁适为容!""膏"和"沐"就是当时妇女用来润泽头发的

一种化妆品。战国后期的《韩非子集·显学》中也载有"故善毛蔷,西施之美,无益吾面,用脂泽粉黛,则倍其初。""脂以染唇,泽以染发,粉以敷面,黛以画眉。"这说明我国人民当时已发明制作了一些简单的日用化妆品,并广泛用于梳妆打扮。

随着社会生产力的发展,人们对美的追求日渐增长,除对衣着装扮的不断改进以外,对影响人体外在美的各种病症的治疗,以及从美化容貌的角度探索各种具有美容作用的方药,也为人们所重视。从而使美容和中医药很早就结下了不解之缘。湖南马王堆汉墓出土的我国现存最早的古医书《五十二病方》中就已有关于中医美容方药的记载。我国现存最早的一部中药学著作《神农本草经》中则更详细地记载了数十味具有令人面色悦泽、润肤祛黑、辟除体臭和口臭、疗面疮酒渣、乌发生发、长须生眉、洁齿生牙等美容作用的药物。与此同时的《山海经》所收载的 173 种药物中,也有不少是介绍美容作用的药物,上述这些发现和记载为后世中医美容方药的发展奠定了基础。另《黄帝内经》《神农本草经》《山海经》《针灸甲乙经》《备急千金要方》《新修本草》《太平圣惠方》《肘后备急方》《圣济总录》《本草纲目》《医宗金鉴》等历代医著,都有美容医药方面的记载,除了医学审美理论之外,美容技术实施也是名目繁多的,大致可分为药物美容、经络刺激美容、气功美容、药膳美容和手术美容等。

美容手术是在人民生活实践中逐步产生的。据史料考证,无论国内还是国外的人体美容手术,最初都是以耳环、鼻环、文身等形体装饰起源的。

我国唐代已有做人工酒窝的记载。唐诗中有"眉间翠钿深"及"当面施圆靥"的佳句。此处靥即"酒窝""笑窝"。所谓"当面施圆靥",即开始是以某种化妆品用于两颊"点状靥",以后即以手术"造圆靥"。当然在中医书中对"靥"也有"痘痕"之解,在《普济方》和《卫生易简方》等医籍中载有许多"治靥方"。

南宋时已有装假眼的记载。《南村辍耕录》中宋时"杭州张存,幼患一目,时称张瞎子,忽遇巧匠,为之安一磁眼障蔽于上,人皆不能辨其伪。"我国五代至北宋晚期先后在贵族女性中还出现了关于"缠足"的"美容术"。

我国美容磨削术起步也很早。公元 992 年,《圣济总录》中记载了用玉磨治疗面部瘢痕的事例,是现代磨削术的先导,以后的医著中也有类似记载。而国外磨削术的最早报道是在 1905 年,晚于我国千年之久。《使辽录》中还记载了以中药"瓜蒌"调敷于面部的"佛妆"配方,与现代所称的"倒模"美容术是类同的。

更令人惊叹的是我国在元代就有鼻梁修补术的记载。元代戴良所撰《九灵山房集》中写道,"闽夫长陈君,临阵为刀砟其面,疮已愈,而瘢和鼻不能合,肌肉尽热腐甚恶。乃拜项颜章(元代名医)求治。项命壮士按其面,施治以法,即面赤如盘,左右贺曰'复效也'。"

综观上述,我国古代至近代时期的传统医学审美思想和医学美容术均起步较早,只因长期受到封建文化的束缚而未能得到应有的发展。但是,其丰富的理论与实践的经验,为现代医学美容学的创立与发展奠定了坚实基础。

现代美容医学的形成与发展有其历史必然性,既与中国传统医学审美思想有着一定的历史渊源,又受现代国内、外的一些与美容相关的医学技术发展的影响。它的形成与发展,是一种医学现象,也是一种社会文化现象。它既随着医学的发展而发展,也随着社会文化的进步而进步。

一、中外首部《医学美学》的诞生

20 世纪 80 年代,有学者提出医学美学的概念,首次将医学与美学结合起来,并对医学美学理论进行了系统的研究。

1981年,《医学与哲学》杂志上刊载了胡长鑫《医学美术与医学科学》一文,论述了医学与美的关系,开辟了循着医学美学方向探索医学问题的新路。随后,《医学与哲学》等杂志又先后刊载了一系列关于医学与美学关系的文章,引起了理论医学界的关注。

1982年,李振铎等发表了《美与医院管理》一文,率先使用了"医学美学"一词为专栏题。赵登蔚、孟宪武先后发表了《生物化学与美学》《医学对美的追求》等文。

1986年4月,华东地区医学院校德育教学协作会议在福州召开,邱琳枝、彭庆星等在会上倡导编写《医学美学》,并于1988年6月由天津科学技术出版社出版,这是中外第一部"医学美学"学术专著。同年,丁蕙孙主编的另一部《医学美学》专著也问世了。这两部著作填补了国内外医学领域与美学领域交叉上的一个空白,为我国当代医学美学和美容医学的整体学科建设与发展奠定了理论基础。同年7月,由邱琳枝、赵永耀、彭庆星和马文元在庐山共同举办了关于该论著的讲习班,培养了国内第一批医学美学学术骨干。此后,上海医科大学出版社、天津科技出版社、四川科技出版社、东南大学出版社等出版单位又陆续出版了多本医学美学方面的著作。《医学美学》《护理美学》《中医美学》和《口腔医学美学》等专著陆续出版。医学美学这门新兴交叉学科已然在中国兴起。

医学美学是一门维护、修复和塑造人的自身健美,激发人的生命活力的学科,主要研究如何运用美学手段实现医学目的和医疗卫生领域中各种美和审美问题。从生物、心理、社会等方面关怀人的健康是这一新兴学科的灵魂。医学美学是现代医学总体结构中一个重要组成部分。在临床、预防、康复、环境、卫生事业管理等医学领域,都存在医学审美技术的研究和广泛运用,特别是艺术美在医学领域的应用有着广泛的前景,是值得医学美学深入研究的课题。

由于国内广大理论医学学者和应用医学学者,以及一部分现代美学家的共同努力,关于医学美学和美容医学的整体学科研究不断深入,正逐步走上系统化、规范化和科学化的轨道,并具有理论与应用相结合的学科特色。在理论研究方面包括:医学美学和医学美容学的定义、对象、任务和体系结构的研究;医学人体美与艺术人体美的联系和区别的研究;中国美貌人群颜面X线三维测量的研究;面部浅层肌膜系统(SMAS)的解剖学——美学研究;人类牙弓牙合曲度的研究;人体黄金律及其美容临床应用的研究;医学审美心理和美容心理的研究;美容内科学定义及其临床范围的研究;医学美育和医务人员审美修养的研究等。它们都从不同角度指导着各种医学审美实施,特别是医学美容的临床实施,对于学科的整体发展起到了开创性作用或阶段性的促进作用。

维护人体健美相关的分支美容学科,如整形外科的分支美容外科、皮肤科分支美容皮肤科、口腔科分支美容牙科、理疗科分支物理美容等长期以来都分属于各自相应的临床学科中。直至医学美学的理论研究明确地提出上述分支学科的共同对象是"现实中的人体美"之后,这些分支学科便顺理成章地组合成了一个具有中国特色和时代特色的"美容医学学科"。

1994年,我国的美容临床专科被卫生部(现更名为中华人民共和国国家卫生和计划生育委员会)纳入《医疗机构基本标准(试行)》(卫医发(1994)第30号)中。在医学美学理论导向下,全国已有北京医科大学、同济医科大学、第四军医大学等20余所医学院校在多种医学专业中开设了"医学美学"课程。先后有大连医科大学、江西宜春医学高等专科学校、北京联合大学中医药学院、石河子大学医学院、中国人民解放军空军军医大学(第四军医大学)、皖南医学院、广州医科大学、吉林医药学院、广西中医药大学等院校创办了美容医学专业,培养专科层次的美容医师,这是我国医学教育事业上的一项重大成果。

1994 年 7 月,在昆明召开了"中国现代医学美学与美容学科建设与发展研讨会",提出基础理论建设、临床专科建设、专业队伍建设、职业道德建设和美容法规建设等学科发展中的五大建设问题。

1994 年 10 月,在西安召开了第一届国际医学美学与美容学术研讨会。英国《社会科学与医学》、新西兰《中文一族》周刊先后发表和交流了我国学者介绍中国当代医学美学的文章。我国学者所用的"医学美学"中的"美学"一词与日本学者所用的"齿科审美"中的"审美"一词,不约而同地被译为同一个英文词汇 aesthetic。我国现代的医学美学思想已开始与世界接轨。

2002 年 7 月,彭庆星主编的《医学美学导论》进一步深化了医学美学的学科内涵。

二、医学美学学科的现状与未来展望

任何学科都是在理论与实践相结合的基础上发展起来的。医学美学是以医学为基础,美学为向导,美学与医学基础理论有机结合而形成的一门新兴的医学交叉学科。医学美学具有一种特定的医学审美功能的美,是美在医学领域的一种特殊表现。它既从理论上不断揭示了人体的自然基础及维护与塑造人体美的一般规律,又在理论指导下进行维护、修复和塑造人体美的实践活动。

1. 医学美学应用系列中各分支学科的发展,应以医学美容学的发展为"突破口"

医学美容学的理论与实践较易被人们所关注和接受。现阶段的医学美容技术队伍也是医学美容应用技术队伍中人数最多的一支。如果医学美容学发展了,其他医学应用美学分支势必得到相应的发展。

2. 医学美容学等应用分支学科的发展,是对医学美学总体结构的充实和完善

理论来源于实践。医学美容学等医学应用分支学科的全面发展无疑将有助于为医学美学的理论提供丰富的、可靠的科学依据。这就要求医学美学基础理论研究者深入医学美容实践和其他各科医学美学实践中去掌握第一手资料,深化自身的研究,在医学应用美学研究中不断探索新课题,不断完善和充实医学美学的总体结构。

3. 医学美容学和各科医学应用美学的实施,必须接受医学美学基本理论的指导

任何实践一经形成理论,它就对新的实践具有指导意义。近年来,国内医学美容事业发展很快,在数量上是可观的,而且许多专家在这方面还卓有建树。但是,其学科体系还不够明确,技术队伍中的一部分人素质还较低。为解决这些问题,最好是要在大胆实践的同时进行医学美学理论的普及教育,让每一位医学美容工作者和各科医学应用美学工作者都能在理论与实践相结合的基础上,按照美的规律来维护人体美。

(一)国内医学美学现状及发展

我国现代医学美容学,是我国传统美容医学精华的继承和发扬,当代医学美学理论研究的成果、美容医学实践经验的总结和国外美容医学先进技术的引入三者融合的产物;是由美容外科、美容皮肤科、美容牙科、各种实用美容技术和包括中医药美容、药膳美容、经络与气功美容在内的非手术美容技术等,以及美容医学的基础研究和理论研究等多学科同步发展汇集而成的。它的兴起与发展与国外的美容医学比较,具有起步早、发展快和发展趋势综合三大特点。

20 世纪 80 年代,随着国家的改革开放,社会生产大发展,国民经济迅速增长,人民的生活水平普遍提高。人们(特别是青年人)对自身体态与容貌美的追求日益高涨。这种新的欲望和需求激发了广大医务工作者投入医学美容理论与技术研究的热情。我国率先出版了以"医

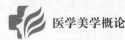

学美学"和"中医美学"命名的一些专著,此后在不到十年的时间里,国内许多学者又共同努力对医学美学与医学美容学的定义、对象、任务、本质及其体系结构进行了进一步研究;认识到这个学科的对象是医学人体美,以及医学人体美与艺术人体美的本质区别;揭示了医学领域中审美主体与审美客体之间的和谐统一关系。医学美学与中医美学已成为具有中国特色的新兴学科,是现代医学美学和中医美学理论的明确导向。

在美容外科方面,较早进行这一研究和实践的有宋儒耀、张涤生、朱洪荫、汪良能等著名学者。他们开展了多种美容手术,并发表了许多美学方面的论文,出版了专著。例如,高景恒主编的《实用美容手术》、张涤生主编的《实用美容外科学》、宋儒耀、方彰林主编的《美容整形外科学》等。至此,"中国现代美容外科"的概念,已不仅仅是传统意义上的"美容整形外科"概念的外延,而是分别从整形外科、颌面外科、皮肤外科等临床学科中分化、派生和升华出来的一些以美容为目的的外科技术,并以医学审美为指导的综合性美容外科。中国现代美容外科已成为中国现代医学美容学中的一个重要分支学科。

在美容皮肤科方面,王高松编写的《皮肤科手术学》和《整容术》等书总结了我国皮肤美容学方面的临床经验,他们是从事这方面的研究和实践较早的学者。相继有李树莱、袁兆庄、张其亮等皮肤科专家参与美容皮肤科学方面的研究。

在口腔医学方面,较早投入医学美容学研究与实践并取得显著成果的,主要有张震康、孙少宣、孙廉、郭天文、潘可风、王兴、邓典智等。孙少宣关于颌曲度公式的论证和前牙造型美学规律的发现,以及王兴、张震康关于中国美貌人颌面部三维结构的 X 线研究,都是一种突破。其中孙少宣主编的《口腔医学美学》较系统地反映了这些方面的成果。

社会医学美容(美容保健)、心理医学美容和中医美容方面的研究成果也是丰富多彩的。从事这方面研究的主要是皮肤科、中医科和营养医学、体疗医学、卫生保健和心理医学方面的学者,他们在许多医学杂志和科普性刊物上发表了大量的论文,并举办了大量讲座。主要著作有王高松的《化妆与健美》,李树莱、张超英的《保健美容》,何伦的《美容医学心理学》等。

在医学美容学基础理论方面,彭庆星于 20 世纪 90 年代初关于医学美学与医学美容学的学科定义、对象、任务及其学科关系的研究,以及他与赵永耀、孙少宣、李祝华等先后构想的医学美学与医学美容学的体系结构模式,为我国现代医学美容学的整体学科建设发展奠定了理论基础。此外,还有何伦、马文元、郑振禄、黎正良、张鸿铸、王旭东、刘永斌等学者也分别编著出版了此类专著。

1990 年 11 月,中华医学会医学美学与美容学会成立,开创了当代中国医学美学与美容医学整体学科。由于理论与实践相结合的需要,适应学科建设与发展的需要,中华医学会医学美学与美容学会分设为基础理论、美容外科、皮肤美容和口腔医学美学 4 个学组,以及学术交流、技术开发、教育、外事、财务监督、杂志编辑 6 个工作组(部)。在此前后,安徽、江西、陕西、湖北、广西、湖南、上海、河北、四川、河南、山东、北京、广东、海南等省市地区先后成立了地方性专科学会。全国和地方各级医学美学与美容学会的建立,有效地促进了该学科及其事业的蓬勃发展。

(1)专科建设迅速发展。几年来,全国各大中城市医院先后增设了医学美容科(室)。中华医学会医学美学与美容学会紧紧抓住这一机遇,于 1991 年春决定将南昌市中西医结合医院美容科作为专科建设试点单位,不断总结经验,推动全国本专科的建设与发展。

(2)学术活动日益繁荣。全国和地方各级学会逐渐建立以来,先后召开了多次关于基础理论、皮肤美容、美容外科等方面的大型学术会议,先后交流、发表了 6000 余篇学术论文。

（3）学术刊物陆续出版发行。杨果凡主编的《实用美容整形外科》杂志，1990年创刊，戴永贵主编的《中国医学美学美容杂志》和《医学美学·美容》科普杂志于1992年和1993年先后创刊，中华医学会医学美学与美容学会主办的《医学美学与美容学杂志》于1993年创刊。

（4）专业教育事业同步前进。1993年秋，已有大连医科大学、江西宜春医学高等专科学校和北京联合大学中医药学院三校，经国家教育行政机关批准创办了第一批大专层次的医学美容专业教育，石河子大学医院同年创办了大专层次的成人医学美容专业教育。

2002年7月，由中华医学会主持的"第二届国际医学美学美容学术大会"在北京召开，有国际美学牙医学联盟、国际美容皮肤科学会、美国ANNA医学美学学院、欧洲整形美容外科学会、日本美容外科学会等10多个国家或国际同行学术组织参加。

（二）国外医学美学现状及发展

从医学史实来看，整形外科是战争的产物。在两次世界大战中，都有大量因创伤畸形与缺损的伤残战士，要求进行整形、修补或再造手术，以恢复本来的体态与容貌。经过相当长时间的手术实践，手术方法一再创新，技术水平也不断提高。因此，在一些医疗技术比较先进的国家，整形外科便从外科学里分化出来，形成了独立的医学分支学科。从事整形外科的医生们，在自己的专业实践中逐渐意识到，必须把恢复和改善人体的自然形态，作为整形外科医学实践活动的出发点和落脚点；同时又认识到，既然能对创伤性的畸形与缺损进行整形、修补和再造，也一定能对先天性、感染性的畸形与缺损进行整形、修补和再造。经过实践试行，整形外科得到了充实和发展。人的认识是无止境的，有些整形外科医师在整形外科实践活动的启迪下，又开始思考如何通过整形和再造的技术来美化健康人的体态与容貌问题。还有的整形外科医师，如德国的矫形外科医师Jecgues Joseph，出于上述想法，便开始利用业余时间进行健康手术设计，另有一些整形外科医师开始在秘密场合私下做美容整形手术。这些举动，在某些国家的一个时期内是受医学界反对的，认为这是不务正业。在20世纪50年代，国外某些有名望的整形外科专家做美容整形手术，仍是一种"秘密"活动，唯恐遭到嘲笑。

第二次世界大战结束后，英国、美国、日本和意大利等国家开始注重发展生产，繁荣经济，人们生活水平不断提高。当时，人们在衣食住行等生活条件得到满足之后，对自身状态和容貌美的追求高涨，要求做美容手术的人与日俱增。因此，整形外科医师开始转向美容整形专业，从事美容整形手术的专业队伍逐渐扩大。到20世纪70年代，有的国家美容整形外科又开始从整形外科中分化出来，形成了独立的美容整形外科（简称美容外科）。

从学科发展的渊源看，整形外科、皮肤科、口腔颌面外科以及中医科的前辈们，都可谓医学美容学的奠基人。1979年，在美国纽约成立了国际美容整形外科学会（ISAPS），至今已召开过十次学术会议，在美国、日本、英国发行了世界上首本医学美容杂志——《美容整形外科杂志》，且有美容外科专著出版。随后又在美国、日本、英国等先后成立了国家级整形外科学会。日本美容外科学会还出版了《日本美容外科学会会报》。有些国家则在《美容整形外科杂志》等医学杂志上，开辟了美容整形外科专栏，广泛讨论美容医学课题，进行美容医学学术交流。直到20世纪80年代，美容整形外科逐渐得到国际医学界的普遍接受和重视。

18世纪在英国和意大利的某些国立医科大学就有美容课程教育。18世纪末，赫尼医学博士首先把化妆品、发型、服饰美容划定为创造美容，或称为生活美容；把药物加医疗手术整复划定为医学美容。国际上还成立了一个国际美容组织（CIDESCO），该组织将化妆品学、美容学、医学美容学分别设立为独立的学科组。这个组织目前虽未获得国际医学界的广泛参与，但它具有的医学美容内涵是毋庸置疑的。

第三节　美容医学整体学科概述

一、美容医学的定义与研究对象

（一）美容医学的定义

美容医学又称医学美容学，是一门以人体美为理论指导，采取侵入与非侵入的医学手段（药物、器械、生物技术、手术、心理、美学等）来维护、修复和再塑人体美，以增强人的生命活力美感和提高生命质量为目的的新兴医学交叉学科。

（二）美容医学的研究对象

美容医学的研究对象为现实中健康的具有生命活力的人体美，包括人的形体美以及维护、修复和再塑其形体美的所有医学技能、设施及基础理论、美容医学心理学。

美容医学属于临床医学的一个分支，同时也有属于它自己的分支学科，如美容外科、美容皮肤科、美容牙科、中医美容及物理美容等，这些分支学科分别吸收了整形外科、颌面外科、眼科、耳鼻喉科、皮肤科、口腔科、中医科和物理治疗科等医学学科中的许多相关内容，为维护、修复和再塑人体美服务。它们的对象均为人体美，目标为在健康基础上达到健康与美的高度和谐与统一，达到美的境界。但它们都是以专科发展的医疗美容项目，仅从不同的方位、层次着手，以治疗疾病与畸形状态为重心，以美化人体为中心的整体性、综合性的美容医学服务体系。

二、美容医学整体学科体系与结构

1. 医学美学原理（基础理论）

医学美学是一门研究医学在维护、修复和塑造人体健美，以增进其生命美感为目的的创造性活动中，体现出来的一系列医学美现象和医学审美规律的学科。它既是一门医学人文学科，又是一门医学技术学科。它之所以是一门医学人文学科，是由它与普通美学的亲缘关系所决定的；之所以又是一门医学技术学科，则是因为它的医学应用技艺广泛应用在护理、药学、预防、康复及临床各科的医学实践中。

美容医学是一门以增强生命美感为目的的医学学科，是由临床各科相互交织而成并以应用为特征的学科，是医学美学的应用学科之一。

2. 医学美学应用技术

医学美学应用技术包括：①临床各科医学美学实施（含优生美学等）；②美容医学中的美学基础和审美实施；③美学疗法；④护理美学实施；⑤预防、保健、环境医学美学实施；⑥康复医学美学实施；⑦药学美学实施；⑧医学实验美学。

3. 医学艺术美学

医学艺术美学包括：①医学标本美学；②医学模型美学；③医学挂图美学；④医学图案、插图美学；⑤医学电化教学美学。

4. 医学审美教育（修养）

美感，简单地说，就是审美主体在审美过程中最初形成的一种审美感受，即感知对象（审美客体)在人们头脑中的一种创造性反映,其特点是赏心悦目、心旷神怡、和谐宜人。它是人类所特有的一种社会心理现象。

美感也可分为狭义和广义。狭义的美感就是指审美感受。广义的美感则泛指审美意识活动的各个方面和各种表现形态,包含审美感受、审美趣味、审美能力、审美观念、审美理想等。广义的美感概念的核心也是审美感受。因此,通常人们多将美感理解为审美感受。

医学美感是指医学审美主体在医学审美活动中产生的一种情感上的有助于心身健康的愉悦和乐趣。医学美感与一般美感的不同点主要在于:①具有特定的审美主体:医者、患者和健康人群。②具有特定的审美目的:防病、治病,增进健康,延年益寿,提高生命质量。③具有特定的审美环境:医学审美环境。④具有特定的审美实施手段:医学技术手段与一般审美手段的结合。

5. 美容医学心理学

美感效应,是指人们在审美活动中出现的一系列生理、心理学反应及其效果。随着美感的产生,机体的神经、呼吸、循环、消化、内分泌、肌肉和皮肤等系统都会发生一系列的变化。这些变化的机制如何,是美学研究的基础课题之一,而医学美学则为此研究提供了重要的科学依据。

三、医学美学与美容医学学科建设的双相效应

美丽和长寿是全人类的两大需求。这决定了美容医学的学科内涵,赋予了美容医务工作者两大任务:健康美丽和延年益寿。健康美丽是长寿的基础,美容医学是长寿的领军学科,年轻健康才能美丽。因此,长寿也是美容医学的终极目标。美容与抗衰老息息相关、相辅相成,有同一个目标。

(一)美容医学学科的基本任务

(1)满足社会人群的爱美需求。充分运用现有美容医学学科中已成熟的基础理论与实践技能,最大限度地满足广大社会人群的爱美需求,这是美容医学学科当前的任务之一,也是美容医学学科得以繁荣和发展的动力。

(2)不断完善美容医学的整体学科体系。虽然美容医学在我国发展迅猛,但发展不够完善,学科内涵和外延都不够明确,各分支学科之间的融合尚未完成,需要进一步完善。

(3)深入研究医学人体美学和美容医学心理学。医学美学理论派生和延伸的医学人体美学和美容医学心理学的研究深度不够,还应进一步深入研究。

(4)充分借鉴并加大与相关学科的整合。借鉴各相关学科的知识和技能,创新、丰富美容医学学科,为美容医学学科服务。

(5)保证美容医学安全有效。在实施美容技术前全面检查身体,排除潜在疾病,坚持安全有效第一,在确保安全、有效、可靠、实现治疗的基础上锦上添花。

(6)微创或无创技术。微创或无创技术发展是高端科学技术发展的必然规律,美容医学工作者应加强美容应用解剖学知识的学习并掌握与运用。

(二)美容医学学科的实施范围

(1)对一些解剖结构及生理功能正常范围的某些不尽完美的状态的矫治,如巨乳、微乳、单睑、鞍鼻、皮肤老化、皮肤色素、皮肤皱纹、眉形不佳等。

(2)对某些无功能障碍而仅外观欠缺的先天性或发育性的畸形、缺损和缺陷的矫治,如

外耳畸形或缺陷、唇腭裂、多指等。

（3）对各种损容性疾病（发病在外、表浅、慢性、影响美观）的治疗，如痤疮、色素痣、血管瘤等。

（4）对一些疾病治愈后，虽在生理功能得以恢复，但外形尚未完全恢复的缺陷的再矫治，如瘢痕疙瘩等。

（5）皮肤的美容护理，如文眼线、文唇线、文眉等。

（6）运用各种物理、化学技术和方法施以美容治疗，如激光、冷冻等。

（7）在进一步加强医学美学理论的指导性意义的基础上，深入研究和发展医学审美手段在美容医学临床实践中的应用，使之转化为美容医学实施中一种应用性审美技能。

（8）美容医学心理咨询及自我保健技术。美容医学心理咨询包括为求美者提供术前、术中、术后等各种心理状态的咨询、疏导服务，帮助求美者树立正确的人体审美观，恢复心理平衡和社会适应能力的协调。

第四节　学习医学美学的意义

一、学习医学美学的普遍意义（含医学界与非医学界）

（一）学习医学美学是落实党和政府教育方针和政策的需要

历年来，党和国家领导部门多次做出了关于加强学校美育工作的指示，发布了一系列文件。1999年，《中共中央国务院关于深化教育改革，全面推进素质教育的决定》中，再次明确地提出了培养德、智、体、美全面发展的社会主义事业建设者和接班人的要求。《中国教育改革和发展纲要》中，也曾明确指出美育对于培养学生健康的审美观念和审美能力，陶冶高尚的道德情操，培养全面发展的人才具有重要作用。时任国务院副总理李岚清在《深化教育改革，全面推进素质教育，为实现中华民族的伟大复兴而奋斗》一文中强调指出：美育，是党的教育方针的重要组成部分，是对青少年进行全面素质教育的重要内容。显然，党和国家关于美育工作的大政方针已定，医学生的审美教育势在必行，医学教育工作者应抓住机遇，认真实施。

医学是研究人体生命规律的科学，是世界上最复杂最深奥的一门学科。因此，医学生的审美教育，除进行有共性的普通审美教育外，还应结合医学专业的特点，加强医学审美，即医学美学基本知识的教育。根据世界许多发达国家教育提供的可借鉴的经验，我国医学院校要加快优化医学教育课程结构。开设以选修课为主的医学审美课程，这是实施医学审美创造美育的最基本途径。目前，我国医学院校的医学审美选修课程有三类：第一类是普通美育课程，如美学原理、艺术原理等。这类普通的美学类课程可以帮助医学生掌握正确的审美观及系统的美学理论知识，提高医学生审美鉴赏力，为医学审美创造能力的提高打下坚实的理论基础。第二类是医学与美学交叉课程，可称为医学美学类课程，如医学美学概论、美容医学基础等。这些课程，系统地阐明了医学中蕴含的美学思想，具有较强的针对性。通过学习这些基本理论，使学生了解医学美学各学科的性质、对象任务、机制、思维方法等。了解医学美学在医学审美实践中的实现，从思想上、理论上提高医学审美创造的自觉性。第三类是蕴含审美因素的课程，如各临床课程（内科、外科、妇科、儿科等）、医学基础课程（生理学、病理学、药理学、人体解剖学等）以及公共基础课（体育、外语、计算机、人文学科等），尽管有特定内容，但都包含美的因素,都可直接或间接地成为美育的途径和方法,成为课堂审美教育不可缺少的组成部分。

前面也谈到了许多大学创办了美容医学专业,数十所高校开设了医学美学或者相类似的医学审美课程。根据开设的情况来看,90％以上的学生(包括非美容医学专业和医疗美容技术专业的学生)愿意选修医学美学课,并且效果非常好。

(二)学习医学美学是推动高校素质,特别是培养创新医学人才的需要

学习医学美学是人文医学素质教育的一个极为重要的内容和手段。医学审美教育和修养的目的是使医学生、医务人员在掌握美学和医学美学基本理论的基础上,树立正确的审美观,形成科学的审美标准。培养他们对美和医学美的感知力、鉴赏力和创造力。树立正确的审美观和形成科学的审美标准,提高医学生、医务人员的审美素质,培养医学生、医务人员的高尚美德,建立和谐的医患关系。医学美育始终贯穿着一种创新意识的教育,对于进一步开发当代医学生、医务工作者的智力与技能,促进创造性医学人才的创新思维,并朝着良性方向发展,有着不可忽视的积极作用。医学审美教育的内容之一,就是要通过各种有效的形式和手段,提高医务人员的审美创造力,尤其是对医疗环境美、医学社会美、医学技术美的创造能力,构建治病、防病的最佳服务措施,有利于社会群体健康水平的提高。利用医学美育,将形象思维和抽象思维有机地结合起来。对于创新人才的智力开发,对于当代医学生的创新潜能的挖掘,以及对于形象思维和抽象思维的丰富,都会起到极大的帮助和促进作用。此外,可以培养医学生健全的医学审美世界观,起到文化养成的功效,并对德智体等方面起到渗透协调作用。事实上医学美育已经成为弘扬新的医学人文精神、协调社会发展的重要渠道,成为知识经济中创新能力培养的重要途径。

总之,医学审美教育对于推动高校素质教育以及造就高素质医学人才具有不可替代的作用。

(三)学习医学美学是医学生、医务工作者进行医学审美的迫切需要

医学审美是人类在医学活动实践中积累起来的认知、情感和能力,它包括审美感受、审美观念、审美理想和审美创造等一系列心理活动。

《临床技术操作规范·美容医学分册》中明确规定,在美容医学临床技术操作中,医学审美不仅仅是一种指导原则,还必须成为一种医疗操作技能,并贯穿于其实践的全过程。美容医学专业人员既是美容医学活动中的主体,又是审美的客体,他们除需要有医学专业工作者所必须的基本素养外,最重要的是应从外到内给社会、人群,特别是求美者有更直接的美感。能正确评价美、人体美、医学人体美;根据自身的年龄、职务、性格展示出雅静端庄美或青春活泼美,使自己成为人们心目中美的使者。要学习表情美、形体美、化妆服饰美,还要学习美学理论,在欣赏艺术与艺术实践中提高自己的美学修养。只有本身具有美的人才能感染爱美者,使他们形成正确的审美标准,树立信心,产生信任。不难想象,请满脸是青春痘的人做皮肤护理师、请五官存在缺陷的人做美容外科医师、让肥胖者给人做减肥治疗,其效果如何可想而知。

现代美容医师必须具有医学审美的意识和能力,否则就不是一个合格的美容医师。医学审美在医疗美容实践中,具有非常重要的作用。众所周知,医疗美容技术实施的目的是维护、修复、塑造和强化人体美,因此,在美容技术实施的过程中,必须以医学审美作为依据、指导原则和评价尺度。

第一，医学审美是美容手术设计的依据。一个可行的美容技术处理方案，应该是一个有充分的美容医学理论基础、结合美容对象的美容问题和其心理与角色特征的、技术成熟的、完美的处理方案。因此，在技术设计中必须体现以下审美因素：要体现形式美的基本法则；要体现人体美的基本要求；要体现美容技艺美。与一般临床医师不同的是，美容医师对人体审美和对技艺审美的意识强。因此，美容医师更讲究技艺的准确性、把握性和细腻性。美容医师追求的人体美是全面的，既要实现人体的结构美、功能美，更要实现人体的形态美和韵律美。从这个意义上说，美容医师追求的人体美是高层次的人体美。因为这样，美容医师必须对技艺水平更重视，对每一次技术处理都要把握得恰到好处。再者对美容器具进行审美选择。为了美容服务的需要，美容医师根据财力基础选择先进的、实用的、轻便的、美观的、耐用的、无创的、易操作的器具与设备。

第二，医学审美是美容技术实施的指导原则。在严格的功能美的基础上创造人体形体美与韵律美，在审慎施行技术过程中体现技艺美。

第三，医学审美是评判美容技术实施效果的尺度。

（四）学习医学美学对满足人们（特别是求美者）的审美需求有着极为重要的意义

2002 年国家劳动和社会保障部发布的《中国美容就业调查报告》表明，当前我国已有 2000 多万人从事美容或相关行业，据统计，到 2003 年底，全国有美容院 154 万家，全国城镇美容业创造的总营业额为 1680.4 亿元，全国城镇平均每个美容就业者创造的营业收入为 2.14 万元。全国城镇美容业年产值占到了全国 GDP 的 1.8%，并且以每年 20% 的速度增长。而《中国美容时尚报》社长兼总编辑张晓梅曾说，目前全国的美容店总数已超过 169.8 万，就业人数超过 1200 万，每年新增就业人数近 100 万，年产值超过 1848.44 亿元。中国美容业是第二产业中新生的经济形态。根据政府的统计，目前全国有 1 万多家医院开展了美容手术。

据经济学家们研究分析发现，全国美容市场的产值占第三产业产值的 5% 以上，并明确地认为，我国的美容经济正在成为继房地产、汽车、电子通信、旅游之后的第五大消费热点。所以说，当代人们的审美需求是非常巨大的。

医学美学与医学美容的创立本身，就是审美需求的必然产物。两个学科面对的人体，已不再是生物医学观所对应的单纯生物体，而是一个具有生物、心理、社会、文化、时空等多种因素组成的复杂审美对象。在医学审美实践中，既要保持人体的自然完整性，又要满足审美对象的文化需求；既要塑造人体的个性美，又要促进审美对象良好地适应群体；既要解除人体的病痛，又要达到审美对象的审美愉悦等。要解决如此众多的关系和冲突，单凭传统学科的力量是难以胜任的，医学美学的兴起和发展便解决了这个审美需求的"瓶颈"问题。它以现代医学的人体观、疾病观、治疗观、预防观、康复观去协调和影响各学科，以新的医学观和方法论去指导医学审美实践，要求学科发展做到宏观与微观相结合，单学科与多学科相结合，基础理论与临床实际操作相结合等，更加全面和完美地展现医学人体美。

（五）学习医学美学对医学美的创造有着方法论上的指导意义

美，只有被用来为人的医疗防疫保健活动服务时才成为医学美。医学美，贯穿在医学理论、临床医疗、美容医学、预防保健、医疗管理乃至整个医学领域。医学美学既从理论上不断揭示了人体美的一般规律，又在理论指导下从事维护、修复和塑造人体美的实践。医学美，是美在医学领域的一种特殊表现，是一种具有特定的医学审美功能的美。

医学美概念的外延基本包括两个方面：一是人体美及其健康之美，即医学人体美；二是维护、修复和塑造医学人体美,增进人的生命活力美感的一切医学现象,包括与之有关的一切医学技术实施、医学审美理论、医学审美行为、医学审美环境和医学审美关系等。

从医学美的内涵来看,它是存在于医学领域内诸多美的总和,它是涉及预防保健,且有益于人的身心健康的种种感性形象和理性形态。因此,在医学美概念的内涵上,可分为感性美与理性美两个方面。

医学美学就是研究和揭示医学美现象和一般规律的新型交叉学科。所以学习医学美学对医学美的创造具有方法论上的指导意义。

(六)学习医学美学是美容医学专科医师具备知识和技能的需要

现代国际著名整形外科大师米拉德教授曾说,美容外科是整形外科高度发展的尖端学科,这个学科的医师必须具备三个条件:①坚实的整形外科基础;②精湛的整形外科技巧;③一定的美学知识素养。三者缺一不可。《临床技术操作规范・美容医学分册》中指出:美容医学临床技术操作,是以医学美学和美容心理学为指导,运用药物、手术、医疗器械以及其他具有创伤性或侵入性的医学手段和方法,对人的容貌及各部位的形态加以修复和再塑,以达到维护人体健美为目的的一类医学技术。规范美容医学临床技术操作的基本原则之一就是医学审美原则。21世纪美容专科医(技)师的专业基本知识和基本技能的要求和目标是:①具备一般临床医(技)师的基本知识和基本技能;②具备当代已确立的美容医学整体学科中的某一门或两门分支学科(如美容外科、美容皮肤科、美容牙科、美容中医科和美容医疗技术等)的临床基本知识和基本技术;③具备医学审美的基本知识和基本技能;④具备美容医学心理学基本知识和基本技能;⑤具有良好的美容医学职业道德品格和职业形象。

现代医疗美容实践不能没有医学美学的参与,而且医学美学对这种实践参与得越广泛、越深入,则其所取得的成效就越显著。在医疗美容的实践中,既有医学水平的问题、医德问题,也有美学问题。例如,当一个大面积烧伤患者出现在医师面前时,医师在检查了解病情的基础上,首先应考虑如何挽救患者生命和减少患者痛苦,同时还应该从医学审美的角度考虑,怎样才能减少患者的外露皮肤的缺损,特别是颜面的变形。能否在患者身上取皮移植?如果不能,就借助现代科技成果提供人造皮瓣。医师审美认识和医学审美能力的高低,将直接关系到患者的治疗效果。修补生理缺陷,美化健康人的形体、容貌,医师高明的医术是不可缺少的,但这种修补并不是纯医学的,同样需要很高的医学美学修养。要求医师善于掌握整体美与局部美的辩证关系,了解比例、对称、均衡、节奏、主从、多样统一等形式美规律。又如美容外科手术切口要与皮纹方向一致或相近,义齿修复时人造牙与其他牙齿匹配。美容医师的每一种动作与操作,要轻巧、柔和,每一次造型要充分考虑求美者的审美要求,运用审美想象,根据康复规律性,达到比较理想的审美效果。作为美容外科医师,手术操作的娴熟仅仅是一个基本条件,手术中对修复区的立体成形,预测手术后的三维效果,必须要有高超的审美能力与审美预测能力,这种审美素养必须有对医学美学理论的理解,对自然美、艺术美、人体美的长期知识与经验积累,以及长期的美容外科手术实践效果的反馈。这种美容理论、审美实践的完美结合,才能使我们的医学审美实施达到一个较高的层次。

二、美容医学界学习医学美学的特殊意义

1. 现代医学模式对医学美学的需要

随着科学技术和社会文明的发展,医学观念发生了很大的转变。1948年世界卫生组织提出全新的健康观念,即健康是身体上、精神上和社会适应上的完好状态,而不仅仅是没有疾病

或虚弱。所谓完好状态即和谐状态。现代医学对健康和疾病的发生发展的研究,不能完全依靠生物医学来阐明,必须立足于生物、心理、社会等方面来协同完成。因此医学模式正由原来单一的生物模式向"生物-心理-社会"的模式转变,由单纯的治疗模式向"群体保健-预防为主-主动参与"的模式转变。正是在这种模式指导下,医学美学得到了重视和关注。医学美学就是研究人的美和审美,在医学科学研究和临床实践当中,按照美的要求,努力满足人的心理和社会平衡,从而对人的健康和疾病的康复产生积极作用。

疾病和创伤对人体造成的不仅仅是病痛,更是对人体结构美或外观形态美、生理功能美、节奏韵律美以及整个生命质量美的损害或破坏;对于疾病的治疗和预防,不论是药物的、理化的或是手术的手段,也不仅仅是一般意义上的减除病痛和强身健体,而且还有维护、修复、增进人体美,力求在恢复解剖结构及功能的同时达到和谐统一的美感,以提高人的生命质量。人的生命质量层次从初级生命质量观,经过中级生命质量观正向着高层次的满足生理、安全、爱与隶属、尊重和自我实现的生命质量观过渡。

要实现人们生命质量的高要求,必须把医学人体美作为医学审美对象的核心,进行医学审美实施,评价医学实施质量,从生物、心理、社会圆满适应的基础上,满足人们的医学人体审美需求。

2. 医学美学促进了美容医学的发展

医学美学旗帜鲜明地提出了其学科的核心对象是"健康的具有生命活力的人体美"的科学论断,在这一理论的指导下,顺理成章地把一些原本存在于各"母体"临床学科中的美容外科、美容皮肤科、美容牙科、中医美容、美容护理和物理美容等新美容分支组合成目标一致、体系完整的医学学科——美容医学。由于医学美学理论的系统研究和健康发展,不仅从整体上促进了美容医学的形成,而且还在美容医学各分支学科的临床实践中发挥了理论上和技能上的指导作用,促进了各分支学科的互相学习和共同发展。实践证明,美容医学的各分支学科,虽然都是来自各相应的母体学科,但是一经组合,其学科效果大大增强了。

在医学美学理论的指导下,我国美容医师在色素类治疗、痤疮治疗、文刺、扁平疣、除皱、激光治疗、中医美容、眼美容手术、鼻唇美容手术、头面部美容手术、乳房美容手术、吸脂手术、腋臭治疗、美容整形护理、牙科美容等方面广泛进行着医学美学临床应用。精良的艺术品往往出自具有娴熟技能的艺术家之手,在美容医学实施过程中"患者"无疑成为医师"创作"的"艺术品"。美容医师都必须深入地学习和揣摩医学美学中的各种形式美法则,诸如对称、均衡、和谐、整体性、节奏、黄金分割、多样统一等,从而力图精确地运用它。众所周知,黄金分割是传统美学中的一个古老课题。我国医学美学专家彭庆星在对人体进行了深入的开拓和研究之后,科学地揭示了"医学人体美"的奥妙,提出"人体美是黄金分割的天然集合"的原理,并广泛地运用到各种美容手术的设计和操作过程中,大大提高了手术的美容效果。

3. 医学美学是医学人文教育的重要环节

医学是美的职业,医学所追求的是健康而美好的人生,医学所创造的是健康之美、生命之美、至善之美、仁爱之美。既然医学是最为卓越的艺术,医务工作者就应该重视美学修养,并让医学审美意识牢牢植根于自己的医学实践之中。因此,所有医学生都应接受医学美学这门人文医学知识教育。通过医学美学教育,积极培养和提高医学生对美的鉴别、欣赏和创造力,陶冶情操,提高审美情趣,逐步形成"患者是艺术品,而医务工作者则是艺术家"的观念,使知识内化为学生的人文素质和艺术修养,培养和造就高素质医学人才。

在古代,医圣孙思邈提出了中医美学的重要范畴,他指出:行医者不仅必须具备全面、精湛的医疗知识和技术,而且还必须有一颗大慈恻隐之心、誓愿普救含灵之苦。孙氏从心灵美、行为美、技术美、语言美等方面论述了医德美,这"四美"仍是今天医务人员美育的重要组成部分。他不仅开创了较完整的传统医德思想体系,全面提出了医务人员应具备的美德,而且身体力行,在行医实践中彻底践行了自己所提出的医德规范,成为后世医家学习的楷模。通过医学美学教育,可以培养和丰富医务人员的职业情感,促进他们职业道德的形成和发展。并使这种职业道德在临床实践中得到不断的丰富和充实,形成良性循环,使医务人员的职业道德逐步迈向更高的境界。

医学实践必须以审美意识为指导,临床医学实践活动就是一种求真、求善和求美的过程。真、善、美统一是马克思主义基本审美观,这也正是医学诊疗工作的基本观。医师看病,首先是要追求真,即诊察病情力求真实,严防漏诊误诊;二是追求善,一切诊断、治疗手段及其操作,都应尽可能地做到施术和用药安全有效,对患者的健康必须有利无害,努力避免并发症与后遗症;三是追求美,包括医术操作美、诊疗效果美、医疗环境美、医护行为美等。这种真善美的统一,是医、护、药、技医学各分支学科的共性要求。因此,医学生在医学院校学习医学基础及临床理论的同时,必须将医学美学教育融入医学教育之中,这样能够拓宽视野,健全人格和增强社会责任感,也能促使医学生在毕业后的医疗实践中以医学美学的观念审视和引导医学科研和临床实践。

思考题

1. 医学美学的研究对象有哪些?
2. 医学美学的任务和作用有哪些?
3. 我国医学美学学科的发展历程是怎样的?

(罗红柳 晏志勇)

第二章　美学基础知识

学习目标

掌握：形式美构成要素的特点及形式美的构成法则。

熟悉：美的形态；美的本质。

了解：美感及审美的主客体关系。

第一节　美学与美的概念

一、美的含义

美，是人们共同的追求。自古以来，人皆爱美。美给予人的是舒畅与欢愉。美的含义分为非美学含义（日常含义）和美学含义。

（一）美的非美学含义

美的非美学含义包括以下三个方面。

1. 生理快感

用于生理需要满足时的感叹和对满足生理需要的对象的肯定性评价。例如，对食物、酒称之为美食、美酒，吃饱喝足之后情不自禁地发出"美极了"的赞语。这里的美是好的意思。美的汉字词源含义之一是"羊大为美"。日常生活中美的用法，显然是对其古代含义的一种沿袭，即把美等同于甘，指的是感官的快适。

2. 社会快感

由于社会需要得到满足而产生的快感。人的自然属性决定人有种种生理需求，而人的社会属性决定人在生理需求之外还有种种社会需求。例如，人需要友谊，需要爱情，需要肯定自己的价值。这一类需求得到满足后，同样会产生快感。

3. 伦理快感

用于伦理评价，对人的行为、思想、言论符合规范的一种赞同，这里的美是善的意思，体现了我国文化中"美与善同意"的传统观念。这里的美字主要表达对某人的品质、行为、功业的伦理赞同，如见义勇为、尊老爱幼等。

（二）美的美学含义

在美学范围内，美字多指审美对象。凡是能够使人得到审美愉快的欣赏对象都被称之为美。但围绕审美对象展开的长期讨论中,又出现了两种对立的观点。主观论把美和审美的对象看成一回事,审美对象是由于人的主观的审美感受、审美态度创造出来的。客观论则认为,一个事物能不能成为审美对象,最终还是取决于客体的审美性质(素质),所以他们把美主要作为审美性质来看待,于是产生了"美在形式"一说,此外,人们还要从哲学上探讨决定某一事物美与不美的根本属性的性质,也就是该事物之所以成其为美的事物所具有的内在品格和规律,由此美的美学含义有三个层次:审美对象、审美性质、美的本质。

1. 美作为审美对象

美作为审美对象指的是具体的审美对象,或者说就是"美的东西",如一束花、一座宫殿、一幅画、一首歌、一件文物等。它包含两个不同层次。在较低层次上,它是相对于特定时代和社会中的审美个体而言的。一个美的事物对于某一审美个体来说成不成为审美对象,需要审美个体方面的条件,再珍贵的艺术品,对于一个没有任何艺术修养的人,或没有审美心境的人来说,不成为审美对象,正如音乐对于一个失聪的人来说不可能成为审美对象一样。在较高的层次上,它相对于人类这个主体而言,不管某个特定的个体是否与之构成审美关系,只要这个美的对象已进入人类的审美领域,就已成为审美对象了。例如,尽管存在大量的失聪和无音乐欣赏能力的人,音乐仍是人们的审美对象。

2. 美作为审美性质

美作为审美性质指的是众多审美对象所具有的特征,主要是形式和形象上表现出来的审美属性。一个事物能否成为审美对象,仅有主体因素还不够,还需要客体本身具有审美性质。事物的审美性质从何而来呢? 有人认为它是事物本身的所具有的比例、对称、多样统一、黄金分割等,这些形式规律之所以能引起人们的审美愉悦,是因为它们体现了自然事物的内在本质。如果用事物本身的形式规律来解释什么是什么性质,把审美性质等同于美的客观论证,其结果往往陷入客观唯心主义的神秘目的论,而格式塔心理学派认为事物的形式结构与人的生理、心理有一种同构对应关系,外在对象的各种形式与内在的情感符合、对应,但也没有从根本上回答事物的形式规律为什么成为审美性质的问题。要想寻求事物的形式规律为什么成为审美性质或属性,既不能从本身找答案,也不能从人的心理、生理上找答案,当然更不能像柏拉图、黑格尔那样从物外的将神上找答案。它与美的本质、根源问题相关。

3. 美作为美的本质

美的本质指的是美作为美来看和美的规律。美的本质、根源是美的现象、审美对象、审美性质的深层本质,是决定事物的形式规律具有审美性质,并最终成为审美对象的根本原因。作为审美意义上的美,在实际的使用上常常是混杂多样的,指向不同的角度,如美感、形式美、美的本质、审美对象、审美标准、美的现象、审美评价、美学研究对象等。但在美学研究的范围内,概括来看,美作为研究对象,审美对象是它的第一层次,审美性质是它的第二层次,美的本质与根源则是它的第三层次。

美的上述三层美学含义是逐步深化的,我们只有深刻认识和理解美的美学含义,才能结合自己的专业特点去完成美学的三大任务:一是促进人生的审美化,这是美学在一定高度上的目标定位;二是帮助人们进行美的评价、美的欣赏和美的创造;三是运用日渐完善的美学理论和美学原理去指导各种审美实践,并提升效果。

比照审美意义上和非审美意义上的美,可以看到,它们之间往往有一种对应关系。审美意义上的美是在非审美意义上的美的基础上产生的,又把非审美意义上的美保留在自己内部。例如,美在非审美意义上表示的心理反应是生理快感和社会快感,这两者构成了美在审

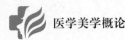

美意义上表示的心理反应——美感的基础。任何美感都伴随着一定的生理快感和社会快感。美感的分类与美感中包含的社会快感的大小、多少有密切的关系。再如，美在非审美意义上用来指善、真和事物的一些性状、特征。分开看，它们不具有审美意义，但是当它们按照一定的规律组合起来时，就有可能成为审美意义上的美。当美用来指审美标准、美的对象的特征时，都包含了这种真、善、美的统一。如果从历史发展的角度看，美最初就是在非审美意义上使用的，后来才丰富成为现在的审美意义上的美。

二、美学的形成、发展及研究对象

（一）美学及其形成和发展

我们所面对的客观世界非常丰富多彩，不仅存在各种各样复杂的事物和现象，而且每种事物和现象都具有不同的属性。在这里，我们把人与客观世界称为主体和客体。作为主体的人们的物质需要和精神文化需要又是丰富多样的，这就构成了主体和客体之间的种种关系。如实用关系、政治关系、伦理关系以及审美关系等。为了很好地把握和处理这诸多关系，满足人们日益增长的各种物质、精神文化的需求，各类别学科就应运而生了。这些学科都是为主体的社会实践的需要而创建的，都直接或间接地揭示了主体与客体之间的某种特定关系的规律，是人类认识客观世界的经验总结的知识宝库。随着社会历史的发展，人的需要越来越多样、越来越高，科学研究的分工也越来越细致，各学科理论的探讨也越来越深入。美学就是主体和客体的审美关系的产物，是一门研究美与审美及其本质和规律的科学。

美学的渊源可以追溯到奴隶社会。我国先秦时代的思想家孔子、孟子、庄子、老子，西方的毕达哥拉斯、赫拉克利特、德谟克利特和苏格拉底，特别是柏拉图和亚里士多德，都提出了独特的美学观点，发表了许多深刻的美学见解。这些美学见解和美学思想对美学的形成及发展产生了深远的意义和影响。

在古代，人们对美的认识和研究，是掺杂在宗教、艺术、哲学的种种观点中，还没有人发现人类对客观世界的研究知识体系中，竟漏掉了对人类最丰富、最绚丽的情感世界及客体关系的研究。一直到了近代，18 世纪德国的哲学家鲍姆嘉通，发现了这个问题。他认为理性有逻辑学在研究，意志有伦理学在研究，还应该有一门研究情感的感觉学。于是，在 1750 年，鲍姆嘉通出版了《美学》一书，它是美学作为一门独立学科诞生的标志。鲍姆嘉通在美学史上被称为"美学之父"。美学从哲学体系中脱颖而出，成为一门独立的学科。自此，一大批热衷于美学研究的人们纷纷从哲学研究中抽出，以极大的热情、敏感独特的思维方式、精辟深邃的理论观点，从各自不同的角度投入到对美的探讨中。他们纷纷阐述着对美的理解，诠释着美的含义，逐渐形成了不同的学术性理论体系和流派。有的站在唯心主义立场上，如康德、黑格尔；有的站在机械唯物主义立场上，如俄国革命民主主义思想家车尔尼雪夫斯基；马克思主义的辩证唯物主义和历史唯物主义为美学研究提供了新的科学的世界观和方法论。各流派代表唇枪舌剑，经过了几百年的"讨论"，掀起了一次次美学热潮，推动着美学理论研究和美学实践不断向纵深发展。20 世纪以来，美学一方面继续进行基本理论的深入探讨，尤其是对人的审美心理的探讨；另一方面，美学研究呈放射性发展，走出书斋、回归自然、投进社会、渗入艺术的各个门类，如工业美学、建筑美学、商业美学、生活美学、电影美学、舞蹈美学、景观美学、医学美学等，像雨后春笋般层出不穷，呈现出一派勃勃生机。

我国当代美学家们大都坚持以马克思美学理论为指导，主张从人对客观物质世界的实践中探索美的根源，不拘一格，在美的本质等诸多问题上也各有创意，为我国的美学理论研究和实践做出了巨大贡献。

知识链接

鲍 姆 嘉 通

鲍姆嘉通(1714—1762)主要著作有《诗的哲学默想录》《美学》《形而上学》等,鲍姆嘉通从主观、客观两方面分析审美与审美对象间的对应关系,认为美的本质是感官认识到的美,在承认美的客观性的同时,主张美不能离开主体的审美活动。他认为美学的使命在于通过具体艺术作品和艺术形式揭开艺术创作的一般规律。鲍姆嘉通不仅使美学独立于其他学科,而且他特别重视艺术的个性和形象性。他把美学对象限定为感性认识的观点,影响了欧洲美学由康德至克罗齐这一传统流派。

(二)美学研究的对象

人与现实的审美关系,决定了美学既要研究审美实践活动中的客体,也要研究审美实践活动中的主体,更要研究主体与客体之间的关系。就客体而言,美学要揭示美与丑的区别、研究美的本质与特征、美的内容与形式、美的形态等;就主体来说,美学要研究美感的本质、审美的标准、现实美的创造以及审美教育等基本问题。

三、美的本质和特征

美的本质问题,是美学理论的基本问题,是解决其他美学问题的前提和基础。美学研究中许多分歧的产生,不同美学学派的形成的主要原因之一,就在于对美的本质的不同理解。美的特征是美的本质的具体表现。弄清美的本质与特征,不仅关系到美学理论的发展,关系到美的欣赏与创造,而且还有助于整个社会与人类的进一步美化。

(一)美的本质

在日常生活中,美随处可见,人们会不假思索地对身边美的事物给予评价,比如这个人长得很美,这幅画很美,这座花园很美等。可是,如果让你回答,它们为什么美? 美到底是什么的时候,你就会发现,这的确是一个难解的理论之谜。两千多年来,无数哲学家、美学家,为了揭开美的理论之谜进行艰苦的探索,他们思索着、困惑着、争论着。探索美的途径多种多样,回答美是什么的答案更是难以计算,但是从总体来看,不外乎从以下几条途径进行研究。

1. 从主观精神探索美的本质

在西方美学史上,有一些人力图从人的心灵去揭示美的本质,他们把美看作人的主观感受,认为美在于心,根源于绝对精神、主观意识和审美感受,而客观对象无所谓美不美。他们大体上表现出这样一种趋势,即从笼统的心灵走向具体的心理形式,或感觉,或情感,或意志,或直觉,或下意识等。这类理论的代表人物有柏拉图、康德、黑格尔、叔本华、克罗齐等。

柏拉图(公元前427—前347年)是古代希腊唯心主义的美学思想的代表。他被誉为欧洲美学史上最早对美的问题进行深入的哲学思考的人,提出了"美是理念"的命题。柏拉图认为,现实中的一切事物的美都根源于美的理念,即美本身。理念的美先于具体事物的美,是不依赖于具体美的事物而独立存在的精神实体。只有这种美的理念才是真正的、永恒的,它不受任何条件的制约,是一种超时空的、无条件的美。这种美本身,加到任何一件事物上面,就使那件事物成为美的,不管是一块石头、一块木头、一个人、一个动作,还是一门学问。显然,柏拉图的观点,否认了美的客观现实的根源的基础,割裂一般和个别的关系,把人对美的事物的认识绝对化了,把人们意识中美的概念定位化、实体化。同时,他颠倒了美的具体和美的观念之间的关系,也就颠倒了哲学上一个最基本的问题,即思维和存在、精神和物质的关系,这正是柏拉图典型的客观唯心主义在美的本质问题上的具体表现。

但是,柏拉图在研究美的本质时,明确区分了"什么是美的"和"什么是美"这两个概念,还分析了美的各种定义,提出了美不是恰当、美不是有用、美不是善、美不是视觉或听觉产生的快感等,为以后探讨美的本质,在思维和认识领域中开拓了新的视野,他的美学思想在美学界影响很大,现代资产阶级美学家经常奉他为美学先祖、宗师,推崇他为史上最伟大的美学家之一。

康德(1724—1804 年)是德国古典主义美学的奠基人,代表作是《判断力批判》,他的美学是建立在先验论的唯心主义基础上的。他认为,美是和实际利害无关的超功利的,审美判断是一种情感的判断,它给予人的不是知识,而是感觉。

黑格尔(1770—1831 年)在哲学上是客观唯心主义者,他认为绝对精神是世界的本质,在他的三卷四册的美学著作中,提出了"美是理念的感性显现"的命题。

克罗齐(1866—1952 年)是意大利著名的哲学家、美学家,《美学》是他最重要的著作。他的美学建立在主观唯心论的基础上,他认为美是心灵的产物,美是心灵作用于事物而产生的直觉。这些观点颠倒了物质和意识的关系,否定了客观真实性,是主观唯心主义的美学观点。

2. 从客观现实物质属性探索美的本质

在美学史上,有一些人从客观世界的自然特征出发探索美的本质,把美的本质归结为自然事物本身的某种感性特征和属性。客观美论者认为,美在物本身,在自然物质的形式中,它是不以人的意志为转移的。玫瑰花的美,不管人们意识到与否,它都是客观存在的,这种客观存在的美,是人们主观感受上的美感的唯一来源,这类理论的代表人物有亚里士多德、狄德罗、柏克等。

亚里士多德(公元前 384—前 322 年)是古希腊唯物主义美学的代表,他的《诗学》被认为是欧洲美学史上第一部重要的文献,他本人也被誉为欧洲美学思想的奠基人。亚里士多德提出了"美的整一性"的命题,他主张从美的事物的物质属性与外在形式特征去揭示美的本质。他认为美在事物本身之中,主要是在事物的秩序、匀称与明确的形式方面,依靠事物的"体积与安排"。他说:"一个美的事物——一个活的东西或一个由某些部分组成之物——不仅它的各部分应有一定的安排,而且它的体积也应有一定的大小;因为美要依靠体积与安排,一个非常小的活的东西不能美,因为我们的观察处于不可感知的时间内,以致模糊不清;一个非常大的活的东西,例如,一个一千里长的活的东西,也不能美,因为不能一览而尽,看不出它的整一性。"美的事物的体积大小要合适,要有一定的安排,要见到它的"整一性",也就是在各部分之间要有一定的比例关系。

亚里士多德对美的观点,肯定了美在事物的形式、比例上的表现。在哲学上他虽然经常动摇于唯物主义与唯心主义之间,但在美的问题上基本遵循朴素的唯物主义观点,这种观点抓住了美所必需的特定的感性形式,而且努力在客观事物中去发现它们。但是亚里士多德把美的本质局限在形式特征方面,没有看到形式美只是美的现象存在的外部条件之一,而不是构成美的根本原因,他们一般都离开了人的社会性,不懂得社会生活在本质上是实践的,不能从主客观的实践的辩证关系中探讨的本质,具有形而上学和明显的直观缺陷。

英国美学家柏克(1729—1797 年),代表作是《关于我们崇高与美观念之根源的哲学探讨》，他认为，我们所谓的美，指物体中能引起爱或类似情感的某一性质或某些性质，美的外形很有效地引起某种程度的爱，就像水或火很有效地产生冷或热的感觉一样。他认为，美应具备小、光滑、逐渐变化、不露棱角、较弱以及颜色鲜明而不强烈等特征。英国著名画家和艺术理论家荷迦兹提出蛇形线是最美的线条。美学家奥古斯丁认为，美是秩序的精华。美学家西哈罗认为，美的一个重要条件是均衡。18世纪法国资产阶级启蒙思想家、美学家狄德罗，在他的《论美》中提出了"美在关系"的命题，这些观点虽然承认美的客观性，却认为美与人类社会实践无关，这是属于旧的形而上学的唯物主义美学观点。

俄国美学家车尔尼雪夫斯基(1828—1889年)，代表作《艺术与现实的审美关系》。他认为，美的事物在人心中所唤起的感觉，是类似我们当着亲爱的人面时洋溢于我们心中的那种愉悦，美包含着一种可爱的、为我们心中所宝贵的东西。车尔尼雪夫斯基觉得世界上最可爱的就是生活。首先是所愿意过、喜欢的那种生活；其次是任何一种生活，因为活着到底比不活好，但生活的东西在本性上就恐惧死亡，"惧怕不活，而爱活"。因此，车尔尼雪夫斯基提出了"美是生活"的命题，并对这一命题进行了解释："任何事物，凡是我们在那里面看得见，依照我们的理解应当如此的生活，那就是美的"。这里，车尔尼雪夫斯基用"依照我们的理解"，对"生活"的性质作了限定，从而使"美是生活"的定义具有更确切的内涵。也就是说，不能根据这一命题得出结论说任何东西都是美的。相反，车尔尼雪夫斯基认为，现实生活中那些畸形、丑恶的东西是没有什么美可言的。而且，不同的人有不同的审美观，他们心目中的美也彼此有异。

(1)普通人民看来美好的生活，就是吃得饱、住得好、睡眠足；但是在农民看来，美好的生活是丰衣足食而又辛勤劳动，通常农家少女体格强壮，因此长得很结实成为乡下美人的必要条件，青年农民、农家少女都有非常鲜嫩红润的面色。

(2)在上流社会中，美人则以纤手细足为美，甚至以病态为美。车尔尼雪夫斯基分析这种"美"是由上流社会人物的生活方式所决定的。因为"她的历代祖先都是不靠双手劳动而生活过来的；由于无所事事的生活，血液很少流到四肢去，手足的筋肉一代弱似一代，骨骼也愈来愈小，而其必然的结果是纤细的手足，甚至把偏头痛也当作是有趣的病态，柔弱、面部表情委顿、慵倦，是最奢侈的无所事事生活的结果，只有在上流社会人们的心目中才有美的价值"。

(3)真正的有教养的人(指知识阶层)认为"真正的生活是思想和心灵的生活。这样的生活在面部表情，特别是眼睛上留下了烙印……往往一个人只因为有一双美丽的、富于表情的眼睛而在我们看来就是美的"。车尔尼雪夫斯基的"美是生活"的定义肯定了美及其他美的范畴的客观性，从而把他的美学思想牢固地建立在现实生活的基础上，体现了鲜明的唯物主义性质。应当指出，车尔尼雪夫斯基由于受到费尔巴哈的人本主义哲学的影响，并没有对生活和艺术的本质做出科学的说明，他在强调现实美的同时，也贬低了艺术美。比如，他指出，一个塑像的美决不能超过一个活人的美，一张照片决不能比本人更美，甚至他认为艺术的形象(比如诗的形象)与现实比较是苍白无力的，是不完全、不明确的，这暴露了他的美学思想的局限性。

综上所述，一部分美学家是从精神世界去探索美的本质，把美的本质的根源归结为绝对观念，或主观意识、审美感受。他们在哲学根本问题上颠倒了物质与意识的关系。其中有些美学家的思想中包含辩证法的因素，在论述主客体的关系时抽象地发展了人的主观能动因素。另一部分美学家则从客观世界的自然特征出发探索美的本质，把美的本质根源归结为自然事物本身的某种感性特征和属性。他们肯定美在客观事物本身有其正确方面，但由于他们(包括车尔尼雪夫斯基在内)一般都离开了人的社会性，不懂得社会生活在本质上是实践的，不能从主客体在实践中的辩证关系探讨美的本质,因此存在着明显的直观的缺陷。在西方美学史上,对于美的本质问题始终存在着斗争。

3. 从马克思主义美学观点探究美的本质

马克思主义美学认为人类生活在本质上是实践的,这种实践不是精神活动,也不是个人生活实践和类似生物适应环境的活动,而是人们能动改造探索世界的一切社会性的客观物质活动。认为美是人类实践在人类生活中占有重要地位,实践是人类存在的根本方式,是人类产生、生存和活动的基本标志。美的本质是人在实践中自由创造的形象的显现。

自由创造是人区别于动物的最本质特征。马克思在《1844年经济学哲学手稿》中指出,自由自觉的活动恰恰就是人类的特征。自由自觉的活动表现在人有意识,能制造工具进行生产劳动,这就是人与动物的本质区别。诚然,动物也能够生产,为自己构筑巢穴或居所,如鸟类筑巢、蚂蚁造穴、蜘蛛织网等,但它们的生产是出于一种本能的需要,是千百万次的简单的重复,谈不上什么创新,动物的生产是无意识的,而人的生产则是有意识、有目的的生产。马克思在《资本论》中曾指出,蜜蜂建筑蜂房的本领使人类的许多建筑师感到惭愧。但是,最蹩脚的建筑师从一开始就有比最灵巧的蜜蜂高明的地方,是他在用"蜂蜡"建筑"蜂房"以前,已经在自己的头脑中把它建成了。这里生动地阐明了人与动物的根本区别,同时告诉我们,人的劳动是有意识、有目的、有计划的,并且知道怎样使自己的意志服从自己的目的,人在改变客观世界的自然形态之前,就已经在大脑中构成了一幅蓝图。人们修建一座工厂、一座高楼大厦,建造一座桥梁,或试制一种新产品,都必须有设计蓝图,虽然它们还没有实现,还不是现实,但建筑的规模、建成后的样子,大体上是知道的,正如马克思所说的,劳动过程结束时得到的结果,在这个过程开始时就已经在劳动者的表象中存在着,即已经观念地存在着。这正是人类自由自觉,有意识、有目的劳动的主要特征。

在自由创造中,自然和人的自身都发生了巨大的变化,制造工具是人类诞生的标志。工具也是改造自然的有力武器,因为它同样表现出的是一种自由自觉的活动,或者称为有意识的生活活动。恩格斯曾在比较猿的手与人的手的异同时说,骨节与筋肉数目和一般排列在两种手中是相同的,然而,却没有一只猿的手曾经制造过一把哪怕是最粗笨的石刀。人类通过制造和使用工具,从自然的奴隶,最终成为自然的主宰。面对自然界,动物只是片面、被动地适应,而不能积极地利用和改造。比如,一只海狸,它在建窝时,总要先筑上一条坝,然后再建窝。这时有人做了个实验,先为它筑起一条坝,再将海狸放入后,它竟对已筑起的坝熟视无睹,不会加以利用,仍然是先筑坝后建窝,这一实验说明,动物的生产完全是一种本能。再如大熊猫,虽然经过几万年,它们仍然生活在两千至四千米高的有竹丛的树林中,以竹类作为主要食物,当自然条件发生变化,生态平衡遭到严重的破坏,竹类没有了,熊猫只能面临濒临绝种的威胁,这说明动物只能被动地适应自然。而人则不然,人不仅会适应自然,而且还会积极能动地改造自然,使自然为自己需要和目的服务。自然界最初是作为一种完全异己的力量出现,人们同它的关系像动物同它的关系一样。随着社会实践的发展,人的自由自觉的特征就愈显著。正如恩格斯所说的,人离开动物愈远,他们对自然的作用就愈带有经过思考的、有计划的、向着一定的和事先知道的目标前进的特征。人类在改造自然和改造社会的实践中,对客观世界的必然性、规律性的认识和掌握也逐渐从低级到高级、从片面到全面发展,人在实践中不再是自然的奴隶,人在愈来愈多的领域成为自然的主宰,取得愈来愈多的自由。应该说,自由创造是人类社会存在和发展的基础。同时,自由的创造,使人本身也发生了巨大的变化,劳动创造了世界,也创造了人类自身。由于劳动,人的手脚有了分工,脑容量的增大使人的头脑有了思维的能力,神经系统逐渐复杂化,劳动的发展又促使人与人之间合作的加强,而合作的加强又导致了语言的产生,人的语言又为自己增添了社会交往的工具。这一系列超生物的生理和心理结构的形成,标志着人同动物的彻底分离,用马克思的话说,就是人本身的自然也人化了。人成了社会的人,人的自身改造包括人的感官和感觉的社会化。伴随着改造自然的实践深入,作为主体的人类在生理和心理诸多方面也同时得到丰富和发展,主体所蕴含的无限潜力逐渐发挥了出来,他们开始意识到自己所取得的成就,他们从自己打造的工具上、从捕获的猎物上,不仅看到了对象的使用价值,并且还看到自己意志的实现,看到自身的智慧、力量和技能,从而在内心引起满足、自豪和喜悦之情,中国古代神话中后羿射日、愚公移山的故事都生动地表达了这种情感,这就是审美意识的萌芽。

在自由创造中,人的智慧、勇敢、坚毅和力量等品质,都得到充分的展现。人类的每一次创造都闪耀着智慧的火花,都体现了从必然到自由的飞跃,创造不仅是智慧的花朵,同时还表现了人的坚毅、勇敢的品质,真正的创造需要勇气,创造是艰苦的劳动。所以,自由创造是人类最珍贵的特性。

▌知识链接▌

自 由 创 造

自由创造不是随便、任意的创造,也不是像西方现代某些画派随心所欲地自由创造,这里所说的自由是对必然性认识的把握。自由创造即按照人类认识到的客观必然性,也就是按照客观规律去改造世界,去征服世界。人的认识是由浅入深的,由低级向高级发展的,人的自由创造也是一步一步发展起来的,由原始社会生产的粗糙的石器,到近代生产的精美的产品,都是自由的创造。

人的自由创造是怎样成为美的呢?

人在生产过程中是按照预先想好的目的、计划去积极改造自然,使它日益符合人的意志和愿望。在被加工、被改造的自然物上,体现出人的本质力量,同时也深深打上了人的印记,表现着人的物化劳动,表现着人的目的和需要,表现着人改造自然的创造力量、智慧和才能。如拔地而起的摩天大厦,在地下飞驰的地铁列车,在蓝天遨游的宇宙飞船……在它们的外貌、特征的加工上,都打上了人的印记,表现着人类改造自然的力量和智慧,体现了人的理想、目的的实现。所以,人能在创造的对象中、产品中直观自身,也就是说,从对象那种感性形式特征上表现了人的创造活动的内容。人们从对象身上,不仅看到它的使用价值,而且看到了自己意志的实现,看到了自身的智慧、力量和技能,从而引起了人的内心的无比喜爱和愉快的情感,这时,我们从对象中感受到了美。

人是按照美的规律来塑造物体的。马克思在《1844 年经济学哲学手稿》中指出,动物只是按照它所属的那个物种尺度和需要来进行塑造,而人则懂得按照任何物种的尺度来进行生产,并且随时随地都能用内在固有的尺度来衡量对象,所以,人也依照美的规律来塑造。这句话,既说明了人类也依照美的规律来塑造的根本含义,也进一步说明了人类是怎样通过劳动来生产美的。这里提到的尺度,指的是法则或标准。由于动物的劳动是本能的,只是直接满足它的肉体的需要,所以动物并不能自觉地掌握客观事物的规律,而只能按照它的物种的本能给它规定的一种尺度进行劳动。例如蜜蜂筑巢、蚂蚁造穴,就只能按照它们物种天生的这一种尺度来筑巢和造穴,此外什么都不会了,不仅这样,而且这种筑巢和造穴,完全是不自觉的,没有任何预先的目的。因此,劳动的结果也不会为它带来任何实现了目的喜悦,无所谓美不美。而人则不同,首先,人的劳动是有意识地改造客观自然,并在劳动中自由地实现自己的目的,人知道自己的目的,并以这个目的为法则,来规定人的活动的样式和方法。其次,按美的规律造形,所谓美的规律,一是指人要懂得按照任何物种的尺度来进行生产,即不受任何限制按照客观事物的规律来生产,二是人要懂得用内在固有的尺度来衡量对象,指的是对象的内在规律和主体的内在精神需要,即按照自己的意志和目的改变对象,实现自己的本质所获得的物质上的满足带来的精神上的愉悦和享受。再次,在这一改造过程中,有意识地掌握客观世界的规律,和有意识地实现主观的目的和意图,这二者始终是统一的。当人的生产使被改变的对象成为体现自己意志、目的和全部本质力量的物质载体。人从文化的对象即自己所创造的世界中,得以直观自身,看到自己的智慧、力量、技能,从而感到审美的愉悦和快感。因此劳动,不仅改造了世界,而且也创造了美。正因为这样,人的劳动是按照美的规律来塑造物体。

(二)美与真、善

在现实生活中,真、善、美常常是结合在一起的。法国启蒙思想家狄德罗认为它们是些"十分相近的品质"。因此,它们之间的关系往往不容易弄清。人们或者认为美与真、善无关,或者认为美与真、善原本就是一回事。其实,真、善、美之间既有密切的联系,又有显著的区别。

1. 真与美

真是指符合客观事物规律性。真是美的基础,美必须以真为前提。人类要想达到预期的目的,就必须使自己的活动符合客观世界的规律,从而历史地形成了真的范畴。比如,我们要制作一个美的茶杯,你必须以对瓷土性能、成型上轴、绘制烘烤的规律的认识和掌握为前提。而美,作为人的一种本质力量,创造激情的物态凝定,正是对人的合规律性与合目的性的实践活动及其创造成果的一种肯定。因此,美必须以真为前提。法国古典主义者布瓦洛认为"只有真才美,只有真才可爱"。人只有认识和掌握客观规律才能进行能动创造,生活形象和艺术形象只有符合自然和社会的发展规律才能是美的。

真并不就是美,真是科学认识的对象。科学认识运用抽象的概念、推理、公式去把握和反映它以形成真理,它只是真,还不成其美,只有当那些客观规律在被人们把握和运用中变成具体可感的形式,表现出人的创造性的智慧和才能的时候,才能成为人们的审美对象,才能唤起人们的美感。例如,平衡、对称作为客观规律,并无所谓美丑,但当人们把这些规律运用到建筑或工艺美术作品中去,变成存在的亭台楼榭、精美的图案花纹时,就会觉得非常美了。美是欣赏的对象,它不要求人们对它进行理论的概括,而是唤起人们情感与认识相统一的审美愉悦。

2. 善与美

所谓善,是指事物对社会的功利性质,也就是指符合人的目的性。在实践中,凡是符合人的需要、目的、利益的东西,就是善,反之就是恶。从价值的角度看,善既是美的前提,又是美的归宿,因为人类改造世界的实践活动,最终都是为了实现和满足一定社会、一定阶级和集团利益。与人类的实践需要根本无关的东西,甚至与人的目的相背离的事物,也不会有肯定性的情感在对象上凝定下来,就无美可言。

善是美的前提。美虽然依赖自然界,以真为基础,但必须通过主体实践的改造,使自然满足人的需要,从而实现人的目的。美必须是善的。鲁迅在评述普列汉诺夫的美学观点时说:

"在一切人类所以为美的东西,就在于他有用——于为了生存而和自然以及别的社会人生的斗争上有着意义的东西。"显然美的事物是与社会的功利有关,与人类生活的发展进步有关,美是一种肯定的有积极意义的生活形象,合目的性是美的前提,所以美依赖善,但美不就是善。善直接与人的功利目的联系着,经常是人的欲望需要、利益对象,美与人的功利目的却无直接联系,不是一个直接满足人的某种实际需要的对象,徐悲鸿的《奔马》不能骑,齐白石的《虾》不能吃,美只是认识和欣赏的对象,美的功利性潜伏在审美的愉悦里,其主要是表现在给人以美的享受,鼓舞人向上的信心和热情,推动人更好地进行实践活动。

总之,美不能离开真和善,但又有不同。只有当掌握了客观世界的规律,也就是真的时候,并把它运用到实践中去,达到了改造客观世界的目的,实现了善,并且表现为生动的形象才能有美存在。美是以感性自由形式表现出来的真与善的统一。美不但具有真与善统一,合规律性与合目的性统一的社会内容,而且具有感性存在的、自由的、丰富多彩的形式。真、善、美的统一,其实质是人与自然和谐、交融的统一。

(三)美的特征

任何事物都有其与众不同的特点,美亦如此,美具有如下几个特征。

1. 美的形象性

凡是美的事物都以具体的感性形象出现,没有形象就没有美。无论是自然美、社会美还是艺术美,都有一种感性形象为人们的感官所感知,具体形态都是可见、可闻、可触、可感的,其内容都要通过一定的色、声、形等特质材料所构成的外在形式表现出来。自然美与形象是联系在一起的。通常说红日美,是因为它喷薄欲出的形态;说大熊猫美,马上会想到那白色毛茸茸的绒毛,黑乎乎的眼圈和耳朵,一副憨态可掬的样子;桂林山水素有"甲天下"的美誉,但如果只是读教科书上的介绍,无法引起审美感受,只有亲身荡舟漓江,观顾两岸,才会感到桂林山的奇、秀,漓江水的清、静,因为此时的桂林山水就在你的眼前,是具体可感的形象。社会美也是和形象连在一起的。心灵美本身是抽象的,但说一个人的心灵美的时候,其实指的是表现心灵的外在行为是美的。如我们之所以觉得革命者夏明翰心灵美,是因为他以自己的行为给人们展示了"砍头不要紧,只要主义真,杀了夏明翰,还有后来人"的一个视死如归的崇高形象。千家万户热情支援受灾群众的风尚是美的,这种美也表现为问饥问寒、送衣送粮、协助重建家园等一系列感人的形象。艺术美就更富于形象性了。《红楼梦》为什么具有经久不衰的艺术魅力?就是因为它给我们提供了一幅中国封建社会末期真实、具体的典型画面,创造出了几百个生活在三大家族的栩栩如生的人物形象。拉斐尔的《西斯廷圣母》为什么直到今天人们还觉得美?就是因为画家以柔和的笔调、圆润优雅的线条和色调,创造出了富有女性温柔、秀美和善良的典型形象。贝多芬的《田园》交响乐为什么至今还令人陶醉?就是因为他用独特的音符、节奏和旋律,在人们心灵的世界里展现出一幅超尘绝俗、美妙动人的林中鸟语、溪畔水流的田园风光。因此,美只能在形象中见到。

形象是具体的、生动的、千变万化的,因而美就不可能是千篇一律、亘古不变的,而是个性鲜明、绚烂多彩、异态纷呈的。美是具体可感的形象,但并不是一切具体可感的形象都是美的,美是指那些肯定了人的本质力量的形象。丑也有其可感性特点,但它们对人的本质力量不是肯定,而是否定,不是积极的,而是消极的,这种形象的内涵性质是决定美丑的分界。《红楼梦》中胸无点墨的浪荡公子薛蟠,行酒令时胡诌一套:"一个蚊子哼哼哼,两个苍蝇嗡嗡嗡",这种粗鄙的酒令虽然有形象,但其毫无美感也是人所共知的。总之,人们的一切审美感受都产生于形象,形象是审美的起点,当然形象并不为美的事物所专有,它是构成美的重要条件之一。

2. 美的感染性

感染性是指愉悦人、感染人的特性。这是因为美的事物以自由的形式肯定人的实践活动,人在对美的事物的凝神观照中,看到了自己的本质力量,心里会自然洋溢起一种难以名状的喜悦,使人精神振奋、心情舒畅。任何美的事物,绝不是以理教人,而是以情感人、激励人、愉悦人、陶冶人。试想,当我们置身于泰山之巅观日出,或在西子湖畔漫步,或在漓江之上泛舟,或在云南石林之中徜徉,怎么能不产生清新愉悦之感和对祖国美丽河山的热爱之情呢?当听到庄严悲壮的《黄河大合唱》,难道不会感到周身热血沸腾,仿佛灵魂受到了洗礼吗?当读完《欧阳海之歌》,难道不对英雄的壮举充满崇敬之情吗?这些都说明美具有强烈的感染性。

美的事物能引起欣赏者强烈的美感,而美的品级越高,其审美愉悦的程度就越强烈。因此,人们往往用对象引起的愉悦感来表达它的美。莱辛把这种手法称为从美产生的后果来表现美。例如,荷马对海伦的描写:海伦是个绝色女子,由于对她的争夺,希腊人和特洛伊人进行了一场旷日持久、灾难深重的战争。海伦的美貌荷马并没有直接描绘,而只是写当她出现在特洛伊城的长老面前时,那些尊贵的长老们窃窃私语:"特洛伊人、希腊人为她死了那么多的人,流了那么多的血是完全值得的。"通过这样的描写,海伦美的形象就跃然纸上了。

经过高度集中了的艺术美比分散的现实美具有更大的感染力。所以人们在艺术欣赏中常常获得更大的审美教育,甚至会达到忘我的境地。托尔斯泰认为艺术的作用主要就是感染作用,这道出了艺术观赏的愉悦感染性的特征,所谓"演戏的是疯子,看戏的是傻子",而人们又心甘情愿地去当"疯子"和"傻子",正是艺术美具有那种勾魂摄魄的力量所致。美的感染性是美本身固有的特点,它既不是单纯表现在内容上,也不是单纯表现在形式上,而是从内容与形式的统一中体现出来的。例如,人们喜爱莲,因为其"出淤泥而不染""中外通直""不蔓不枝"等自然属性使人联想到高雅、正直的品格。

3. 美的客观社会性

美不是主观的,它不取决于审美主体的主观意志,美是客观的,离不开人类社会生活,它是一种客观存在的社会现象。首先,美的社会性表现在它对社会生活的依赖。美虽然可以离开某个具体的欣赏者的感受而独立存在,但却不能离开社会实践的主体——人,不能离开人类社会,美只有在人类社会才有意义。山川草木、日月星辰在人类之前已经存在,但那时无所谓美丑,因为那时的自然还没有和人类组成审美关系,还不属于社会的事物。其次,美不是个别人的私有物,它应该得到社会的认可。美对全人类开放,只有在人类面前美才显露出来。某个事物美不美,并不以个人的意志为转移,而整个社会才有资格定义什么是美的,什么是不美的。比如,当我们说天安门城楼美时,不仅在于它雄伟对称的外形,更在于它是全社会公认的伟大首都的象征;当我们说五星红旗美时,不仅在于它鲜艳协调的色调,更因为它代表着光明、团结和胜利,能使人们一见到它自豪之情就油然而生。像这样的美是任何一个人都不能否定的。可见,美必须具有社会性。

4. 美的功利性

美是社会实践的产物,社会实践是有目的性和功利性的,所谓的社会功利性,是指客体对象对主体人的社会实践和生活实践有用、有益的特性,从价值论的视角来看,这里说的社会功利性,是指客体对象能够按照主体的内在尺度满足主体的某种物质需要或精神需要,对主体的发展具有肯定性的效应。恩格斯认为,每一个社会的经济关系首先是作为利益表现出来,所以,利益原则亦是探讨美的特征的重要尺度。美的社会功利性表现在"美"这个字的内涵上,它与有用、有益相连。《说文解字》一书中定义:美,甘也。从羊从大。羊在六畜,主给膳也。美与善同意。从"美"字自身结构来讲,"羊"和"大"是指躯体肥壮的羊,肉可果腹,皮可御寒;这里说的"甘",与甜无涉,主要是指肥硕的羊肉口味鲜美,给人以味觉上的美的享受。"美"字内含的最初的意思内容是:第一,视觉的,对于羊的肥胖强壮的姿态的感受;第二,味觉的,对于羊肉肥厚多油的官能性感受;第三,触觉的,期待羊皮作为防寒必需品,从而产生一种舒适感;第四,从经济的角度,预想羊具有高度的经济价值即交换价值,从而产生一种喜悦感。可见,美最初是和功利联系在一起的。从大量出土的文物和考古文献证明,人类最初的审美活动,与制造工具紧密相连。他们从制造极简陋的石器,即用于捕捉野兽和防御外族的石斧、石刀、石球、箭镞等都是出于功利目的,在此基础上逐渐追求形体的规则、有序,色彩的光洁、悦目,按照美的规律来塑造物体。不过,这种客体对象的外在形式美必须建筑在有用、有益的基础之上。

四、美感的产生及其认识论本质

(一)美感的一般概念

美感有狭义和广义之分。狭义的美感,专指审美感受,即具有一定美学观点的审美主体,在接受美的事物刺激后所引起的感知、理解、想象和情趣等综合因素的一种复杂的心理现象。广义的美感,即审美意识,包括人的审美意识的各个方面和各种表现形态,如审美情趣、审美能力、审美观念、审美理想、审美感受等。审美感受是审美意识的核心。我国著名美学家朱光潜在其《谈美》一书中谈到"对一棵古松的三种态度"时,十分形象地解释了美感问题。他认为,植物学家知觉到古松是一棵针状叶、球状果、四季常青的显花植物;木材商知觉到古松是一棵有某种用处的能值多少钱的木料;画家却对此什么都不管,只管审美,他所知觉到的只是一棵苍翠挺拔的古树。在这里,我们可以看到植物学家的态度是科学的,木材商的态度是实用的,而画家的态度是美感的。

(二)美感的产生和形成

1. 从动物的快感到人的美感

美感不同于快感。美感是人区别于动物的快感而特有的一种情感反映,但它又是由动物的快感进化而来的。因此,研究快感是研究美感的基础。快感与痛感相对应。快感是生命本能欲望的自由展现,而痛感是这种自由展现的阻碍。动物的本能欲望使之追求快感而力避痛感,快感的指向是它符合其主体的目的。如食欲促使它去寻找食物,排泄促使机体排泄废物,运动促使机体生长发育,性欲保证物种的无限繁衍。但是,快感的主体是无意识的,认识不到快感的目的。而美感主体是有意识的,它的行为不仅符合目的,也能意识到其目的。这是美感与快感的根本区别,也是从动物的快感向人的美感升华的动因。

2. 美感的形成与审美力的升华

为什么动物快感会向人的美感升华,是因为人具有动物所不具备的社会实践性和意识性,即人的本质力量。人的这种本质力量促使人在其生命历程中形成一种审美力;而美感的形成,则是其审美力升华的起点。正如马克思所揭示的,人的本质力量在其审美力升华中的能动表现,是人有感受音乐的耳朵,感受形式美的眼睛等"人的五官感觉",以及精神感觉、实践感觉(意志、爱等)的"感觉的人性"。人的本质力量的存在,"人的五官感觉""感觉的人性"

的存在是人的审美力升华的根本动因:第一是人的本质力量决定了人具有"人的五官感觉",即造就了美感和审美能力的生理学基础,这是人的审美力升华在生命活动中的最低层次的展现。第二是"人的五官感觉"向"感觉的人性"的升华,即马克思所谓的精神感觉、实践感觉(意志、爱等),这是人的物质审美需要向精神审美需要的升华。第三是意志、爱、伦理等"感觉的人性"由感性到理性、由低俗到高尚的升华,这是向审美需要和生命质量升华的最高层次。

上述审美力的层层升华,是一种由低级向高级发展的生命活动过程,这些过程是人类进化的根本标志。人类在其进化过程中,各种器官、组织、系统和性状都沿着有助于美感升华的方向发展,力避种种阻抑美感升华的器官、组织和性状的发展,并力求使之退化和消亡。正如马克思所说的:人也按照美的规律来建造,人以一种全面的方式,作为一个完整的人,占有自己的全面本质。这是人生来具有的按照美的规律来建造客观世界,也同时建造自身的一种天赋能力,即一种自然向人生成的能力。

(三)美感的认识论本质

马克思认为,美感是一种认识,是对美的认识、反映;美感认识包含情感的认识,是认识与情感的统一,理性与感性的一致。美感是一种普遍的社会心理现象,是客观存在的诸多审美对象在人的头脑中的一种创造性的反映。马克思指出,人不仅像在意识中那样理智地复现自己,而且能能动地、现实地复现自己,从而在其所创造的世界中直观自己。这里,马克思主义强调社会生活在本质上是实践的。实践,是人类特有的认识和改造外部世界的物质的感性活动。这一活动,规定着社会生活和人的本质,也必然最终规定美和美感的本质。

美感是人在社会实践中产生的,人能够在自己创造世界的过程中,同时改造自己的主观世界,人们在对客体欣赏的同时,实际上就是对自身的欣赏。与此同时,客体在人们对其不断的改造后,其性质也在不断改变,成为社会性的凝结着人类智慧和才能的创造对象。所以,美感是作为实践主体的人对自己本质力量的自我观照。美感根源于人类社会的实践,美感的本质是人在对象世界中直观自身所产生的精神愉悦。

第二节　美的基本形态与基本范畴

一、美的基本形态

美学不仅研究美的本质和特征,还要对美的形态进行进一步的研究。客观世界是极其丰富的,美的形态也千差万别。从哲学的角度看,美的形态大致可以分为两大类:现实美和艺术美。现实美包括自然美和社会美,艺术美包括各种艺术形态的美,它是现实美的一种审美反映,是思想上层建筑的组成部分。如今,科技美也成为美的基本形态之一。

(一)自然美

1. 自然美及其本质

自然美是指具有审美价值的客观自然界中自然事物之美,是自然界原有的感性形式引起的美感。如日月星辰、山水花鸟等自然景观都属于自然美的范畴。自然美又可分为两大类:一类是未经过人类加工改造的自然美,如湖南的张家界、四川的九寨沟,这部分自然景物和社会生活的联系是以自然形式美为中介的,以它所特有的自然风貌,使人得到愉悦并获得美的享受。另一类是经过人类加工改造过的自然美,它又可分为一般加工和艺术加工两种。属于一般加工的,如山川绿化、江河治理、珍禽异兽的驯养等;属于艺术加工的,有经过精心构思的园林景观、盆景、插花艺术等。这类自然对象之美,或多或少打上人类劳动和智慧的印记,其社会内容直接或间接地显露出来,因此它体现了人的本质力量。自然美是以人们的社会实践作为中介,人与自然相互作用的产物。它是人化自然的内容通过宜人的自然性的形象显现,是人化的社会性与宜人的自然性的有机统一体。

2. 自然美的特征

(1) 寓意和象征性。车尔尼雪夫斯基认为,构成自然界的美的是使我们想起人来(或者预示人格)的东西,自然界的美的事物,只有作为人的一种暗示才有美的意义。自然美具有与人类社会生活相似的一些特征,往往成为生活的一种特殊形式和表象。雪景的美离不开其自身特定的素质,它洁白无瑕,给人一种纯洁感;雪花飞舞又是多姿多态的,有时轻盈自如,有时如海浪排空、漫天翻卷。这种自然素质和人类生活发生联系,才成了人类生活的暗示和象征。宋朝诗人周敦颐赞美莲花"出淤泥而不染,濯清涟而不妖,中通外直,不蔓不枝,香远益清,亭亭净植,可远观而不可亵玩焉"。荷花这种不污不妖、清香四溢的自然特征,显示出令人神往的自然美,给人以高洁、悦目的审美感受,人们对它赋予高尚的品格并观照自身。

(2) 自然美的多变性。自然美是"自然的人化",自然物既受自然内部变化规律的支配,又受人类社会实践的影响,使自然物呈现出不同的审美特性。由于人们观赏自然物处在不同的时空条件,有远近、方位、四季、朝暮、阴晴的变化,所以对同一个审美对象就会产生不同的审美感受。我国古代画家从不同季节观察山、水、云、木的变化,总结出不同的美感。例如,山景四时是"春山淡冶而如笑,夏山苍翠而如滴,秋山明净而如妆,冬山惨淡而如睡"。水色是春绿、夏碧、秋青、冬黑。云气四时是春融怡、夏翁郁、秋疏薄、冬暗淡。林木四时是春英、夏荫、秋毛、冬骨。自然美的丰富多彩,还可以从自然物与人的不同联系去分析,同一自然物,由于人们的欣赏角度不同,获得的美感也不同。

总之,由于自然事物的运动变化,自然对象与人的不同联系,表现出丰富多彩的自然美,给人不同的审美感受。

自然美的两重性是由于自然事物反映社会生活的不确定性,决定了同一自然对象具有美和丑的两重性,这是自然美的一种特殊审美特性。以青蛙为例,车尔尼雪夫斯基在《生活与美学》中写道:蛙的形态就使人不愉快,何况这动物身上还覆盖着尸体上常有的那种冰冷的黏液,因此蛙就变得更讨厌了。但是在我国诗人和画家笔下,青蛙却成了青衣绿体、活泼可爱的艺术形象。宋代大诗人辛弃疾在《西江月·夜行黄沙道中》有"明月别枝惊鹊,清风半夜鸣蝉。稻花香里说丰年,听取蛙声一片"的传世佳句,可见,他是把蛙与蝉、鹊并列,把蛙作为审美对象写入诗词中的。蛙的美丑判定,是由于它的多种属性和人类社会生活发生的不同联系,它的黏液使人想到尸体,它的鸣叫使人想到丰收,它的活泼体态又与人活跃敏捷的动作相似,所以仁者见仁,智者见智了。即使是同一自然物的同一属性在不同条件下也可以出现差异。如老舍的小说《月牙儿》中,同一个我,在同一个院里看月牙,由于月色和心境的不同,所看到的月牙儿的美就不同。有时看到的是"一点点微弱的浅金光儿";有时看到的是"老有那么点凉气,像一条冰似的";有时看到的是"比什么都亮,都清凉,像块玉似的";有时看到的是"清亮而温柔,把一些软光儿轻轻送到柳枝上"。自然事物的美丑两重性根源于人类社会生活的多样性。由于自然属性在人类社会中作用不同,从而产生不同的审美评价。如果脱离了自然与人类社会生活的联系去理解,就失去了客观依据。

侧重于形式美是自然美的重要特征。审美对象都是内容和形式的统一体,但是自然美具有形式胜于内容的特点。自然美的内容一般比较模糊,只有在特定情况下,人们才能明确道出它的内容和意义。相对于它的内容来说,自然美的感性形式却往往给人以清晰、鲜明、深刻的印象,人们从自然物的色彩、线条、形体、声音等形式美中得到美的享受。如观赏旭日东升、霞光万道、夕阳西下、落霞满天的景色,别有情趣;倾听瀑落深潭、惊涛击岸、泉水叮咚、雨打芭蕉、幽林鸟语、寂夜虫鸣等大自然的声音,都给人以音乐般的享受。所以人们在欣赏自然美时,往往侧重注意其形式,而把功利放在次要的地位。猪虽然全身是宝,但是人们都不以为美;虽然蝴蝶的幼虫对农作物危害很大,但由于蝴蝶那斑斓的外形却成了人们赞美、欣赏的对象。

当然,自然美以形式取胜,侧重于形式美,也有一个发展的过程。在人类发展的初期,自然美的内容往往胜于形式。在原始人看来,只有那些能够给人带来直接的物质利益的自然事物才是美的。显然,自然美的内容价值就是它的物质功利性。但是,随着社会生产力的发展,随着人类物质文明和精神文明的提高,自然美越来越成为人们独立观赏的对象,人对自然美的欣赏渐渐抛弃了以内容为主的观点,转向以形式为主,凡是形、质、色、声等符合形式美的,人们就认为它是美的,很少考虑它的社会物质功用。人们欣赏花(如玫瑰、百合、君子兰等)的美并不考虑其使用价值,而往往是由于它们具有绚丽的色彩、宜人的芳香,人们侧重于从形式上鉴别,品评自然美,这是人类物质文明、精神文明发展的必然结果。

总之,我们判断某个自然现象美不美,其内容常常是次要的,而重点考虑它的形式是否美,把注意力集中到形状、线条、比例、对称、色彩、声音等自然属性方面。

▌知识链接▌

自然的人化

"自然的人化"是马克思在《1844 年经济学哲学手稿》中提出的一个深刻思想,是马克思美学思想的基石。马克思认为,当现实的、有形体的、站在稳固的地球上呼吸着一切自然力的人通过自己的外化把自己现实的、对象性的本质力量设定为异己的对象时,这种设定并不是主体,它是对象性的本质力量的主体性,因而这些本质力量的活动也必须是对象性的活动。显然,马克思在这里强调:在"自然的人化"过程中,一方面,客体自然成为人的自然,成为一种社会存在,自然实现着人的目的,体现着人的本质,自然感性形式积淀了社会理性内容,这时便成了美;另一方面,人类自身五官感觉的人化,形成人所特有的美感能力。是在人类社会劳动实践过程中和客体人化的交融产物。总之,"自然的人化"不仅是指对客体的改造,也包括对主体的改造,是同步进行的双重历史实践进程。"自然的人化"造就的是具有社会客观性的"人化的自然",而绝不是客观世界的主观化。

3. 自然美的欣赏

人类对自然美的欣赏,从我国历史来看,大致经历了实用、"比德"和"畅神"三个阶段。

(1)实用阶段:说明人们最初对动植物的爱好都是从实用功利出发考虑的。善与美不分,是人类初级阶段的审美现象。

(2)"比德"阶段:"比德"审美观的出现,说明人们已开始摆脱直接的物质功利观,而把自然美的形态同人们的精神生活、道德观念联系起来,在审美历史长河中,这是一次飞跃。屈原的《橘颂》对橘树质朴无华、坚挺独立的特征进行了生动传神的描绘,作者借喻它,对人的高尚情操进行了赞颂。

（3）"畅神"阶段:"畅神"就是人们通过观赏自然美达到精神愉悦,这是人们对自然对象审美认识的又一次飞跃。我国魏晋南北朝时期,人们认为自然美的魅力不仅在"比德"上,更在于能陶冶人的情操,使主体精神愉悦、心情舒畅。所以,在这一阶段,人们把自然山水作为独立的审美对象,涌现出大量的山水诗画。

对自然美的欣赏,可以丰富知识,开阔眼界,增添生活的情趣,充实人的精神生活,增进身心健康。通过欣赏大自然的美,可以激发我们对伟大祖国的热爱,在美育教育中,自然美是一个重要组成部分。

（二）社会美

1. 社会美及其本质

社会美是指社会事物、社会现象和社会生活中的美。它来源于人类社会实践。人们在向自然界索取物质资料的过程中,不仅和自然界发生关系,而且人与人之间彼此结成一定的社会关系,所以人类社会实践既是改造自然的生产活动,也是改造社会的社会活动。在这一过程中人的本质力量得到充分显现,从而创造出社会美。社会美的本质是人的本质力量对象化在所创造的社会事物上。在现实美中,社会美是美存在的最直接、最多的形式。

社会美表现在人类活动的许多方面,但社会美的核心是人的美。劳动不但创造了世界,同时也创造了人本身。人是劳动的产物,人的美也就成了人们审美对象的一个重要方面。人的美包括外在美和内在美两部分。

外在美是指人的外形美。包括人的形体、相貌、服饰、行为和风度等。人体美介于自然美和社会美之间,就人体的生理形态,如相貌、形体、肤色等,基本上属于自然美的范畴;而就人体所体现的主体性格、精神状态而言,又属于社会美范畴。但由于人体所能体现的思想性格因素毕竟是有限的,所以,人体美基本上属于自然美,是自然美的一种高级形态。人体作为自然对象比较集中地体现着比例、均衡、对称等形式美因素。人体姿态动作美也是人体美的重要表现,人的动作和情态是相互联系的,人的一生除卧床外,都是在坐、立、行走中度过的。坐、立、行走的姿态影响着人的健美体态的形成,关系着各组织器官的正常发育,也是人的外表仪态的具体表现。装饰美是在人体自然因素基础上的修饰加工,装饰有发饰、面饰、手饰、服饰等。人们在修饰加工时,要根据每个人的特点扬长避短,注意装饰的自然性、整体性、时代性和民族性。人们修饰打扮的目的,在于弥补不足,突出优点,使人更加健美。风度美是指人的风采气度,是人们对人体形态、举止、言谈、装饰的一种肯定的审美尺度。风度美在形态上也是多种多样的。不仅因时代、阶级、民族而异,也因人而异,不同职业有不同风度。风度美并非单纯的外在美,它比外在美要含蓄,它能够呈现一个人的精神世界,是人的精神状态、个人气质、品德和文化素养的综合表现,是人的外在美的高级表现形式。在现代社会中,人们比较普遍重视风度美,这是文明的表现,是人们在完善自我方面向着更高层次的追求。

内在美是指人的内心世界的美,是人的思想品质、道德情操方面的美,也称心灵美、精神美或人格美。内在美是人的美的本质和精髓。人和动物不同,人可以根据客观规律进行自由的创造性劳动,人还有自己特有的精神生活,有思想、有理想。心灵美集中地体现了人的本质力量,显示出人在自由创造中的智慧、才能及勇敢、刚毅的品德。心灵美通过社会实践表现为具体的感性存在,并被人所感知。它表现在个人和国家关系上就是热爱祖国,维护国格、人格、民族气节的尊严。在处理个人和集体关系时,要热爱集体,遵守纪律和社会公德。在处理人与人之间关系时,要诚实正直、宽以待人、光明磊落、胸怀坦荡。在个人修养方面要严于律己、言行一致、奋发图强、自尊自重,还要有高尚的审美理想和审美情趣等。

人的外在美和内在美是相互联系的,两者之中,内在美是最根本的。罗丹认为,一个人的形象和姿态必然显露出他心中的感情,形体表达内在的精神。人的相貌姿态虽然属于外在美,但并非与内在美无关,人的表情、动作、语言往往是人的内在精神世界的反映。

2. 社会美的特点

（1）社会美侧重于内容。社会美的特点是相对于自然美而言的,它们的最大区别是自然美侧重于形式,社会美则侧重于内容。社会美与人类社会的联系最直接、最密切,是对人类社会实践的积极肯定,从而最能体现人的本质力量。所以,考察社会美时,主要看其内容是否合乎社会发展的规律性。在生产斗争和科学实验中,凡符合规律性的社会事件和行为都是美的。社会美重在内容,但要正确的把握这一特点仅靠感官去感知是不够的,必须通过理性思维去揭示社会具体形象中所包含的社会理想的美。

（2）社会美具有显著的社会功利性。社会美是以善为前提和基础的。善是指客观事物与主观目的相符合,凡符合大多数人的利益,对人类社会进步有积极意义的便是善。善是在道德领域内判断好坏的尺度,但是善不等于美,因为抽象的道德无所谓美丑,只有体现在具体的行为中才表现为美的形象。雷锋的言行很平凡,但他那种助人为乐、艰苦朴素、言行一致、公而忘私的行为是善的,因而雷锋精神也是美的。

（3）社会美还具有相对稳定性和确定性。自然美有易变性。社会美则不同,社会制度具有相对稳定性,因而与社会制度相适应的社会美德的变化也就比较缓慢。在社会生活中美丑是并存的,既有舍己为人、浴血奋战的英雄人物,也有贪生怕死的小人,美丑极其分明,表现了社会美的确定性和相对稳定性。

（4）社会美还具有时代性、民族性和阶级性。车尔尼雪夫斯基告诉我们,每一代的美都是而且也应该是为那一代而存在的;它毫不破坏和谐,毫不违反那一代美的要求;当美与那一代一同消逝的时候,再下一代就将会有它自己的美,新的美。随着社会实践的发展,现代人的审美观发生了变化。非洲本戈部族的女子在鼻端穿个孔,戴上沉重的铁环以此为美,现代人则不但不视为美,反而感到愚昧和残忍。社会美渗透在人与人的关系之中,在阶级社会中受到阶级关系的制约,因此它和一定的阶级社会的伦理道德相联系,判断美丑的标准也就不同。我国封建社会以女子缠足、男子梳辫为"美",正是封建社会畸形审美观的反映。不同历史时期审美标准也不一样,我国春秋战国时期看重的是妇女的线条美,以"窈窕"作为美的标准;而盛唐时的妇女形体以丰满为美,"丰肌秀骨"是女性人体美的标准。

总之,社会美是以人的美为中心的一种美的形态。社会实践的主体是人,没有人的美也就没有社会美,因此,人的美是社会美的最高体现。再进一步讲,没有人的存在,也就没有自然美和艺术美,所以人的美是美中之精华。

（三）艺术美

1. 艺术美的本质及其根源

艺术美是指艺术作品之美,它是艺术家按照一定的审美理想、审美观念、审美趣味,对现实生活中的自然事物和社会事物进行选择、集中、概括,通过一定的物质材料和艺术技巧,将头脑中所形成的审美意象物化出来,成为艺术美。艺术美是美的重要存在形态。人对现实的审美关系是美学研究的根本问题,美是美学研究的基本范畴。人对现实的审美关系,集中反映在艺术美中,所以,艺术美是美学研究的主要对象。

艺术美来源于社会生活，艺术家进行艺术创作，首先要从社会生活中提炼素材，社会生活是艺术创作的前提和基础。艺术家从社会生活中吸取的营养越丰富，艺术的构思和想象就越自由，越富有创造性。艺术美并不是生活形象的简单再现，而是在艺术作品中渗透了艺术家的激情。艺术家激情的源泉还是来自社会实践。我国著名音乐家冼星海，早年在巴黎留学时曾谱写过《风》的乐曲，《风》的演出受到人们的称赞。当时他被生活逼得走投无路，住在巴黎的一间破旧不堪的房子里，巴黎的冬天相当寒冷，由于没有棉被无法入睡，猛烈的寒风穿过残破的门窗，使他全身颤抖，他的心也跟着猛烈撼动，此时，一切人生的、祖国的苦、辣、辛、酸都涌现出来，于是借风述怀，完成了这个作品。可见，艺术家只有在实践中有强烈的激情，才能创造真实感人的作品。艺术家的技巧，也要随着社会生活的发展变化而不断提高。

2. 艺术美的特征

艺术美是美的典型形态。典型性是艺术作品通过个别艺术形象表现出某些普遍性、代表性的东西，借助于典型达到对事物本质规律的把握。典型化过程实际是对掌握的素材进行提炼、概括、加工的过程。一方面把分散的美的要素集中起来，使之表现更加强烈；另一方面把与美混杂在一起的多余的杂质去掉，使之更加纯净。鲁迅说他的人物，没有专用过一个人，"往往嘴在浙江，脸在北京，衣服在山西"，是一个拼凑起来的角色。艺术的典型性说明艺术中的美要比生活原型更美，更富有理想性，因此具有更高的审美价值。

（1）艺术美不受时间和空间的限制。现实美总是处在活动状态中，其中自然美对环境的依存性就更大。牡丹花开之时清香四溢，艳丽多姿，但是花期一过就枯萎凋零；昙花贵在一现。而艺术美则不然，它经过艺术家的加工使现实美凝固在艺术作品中，成为具有固定形式的艺术形象。牡丹经过艺术家的笔墨呈现于画面，人们可以随时欣赏，不受时间限制。艺术美在空间上更具有普遍性，人们可以从艺术作品中欣赏不同时代不同地域的生活美。我国宋代风俗画《清明上河图》可以使我们观赏到清明时节宋代都市生活的典型风采。艺术美不受时间和空间的限制，所以可以久远流传下去。

（2）艺术美是主观和客观的统一。我国美学界很早就提出"意境"说。"意"是指作者的情趣哲理，"境"是指外界环境、景象，意境即是情与景、心与物的交融与统一。画家在创作时，必然在作品中渗透着主体的丰富情感。在意境形成过程中，境是基础，意和情是主导。画家作画要以自然景色、生活的原型为基础，但是艺术作品中出现的景，已是反映作家特定情感的景或情中之景了。石涛用李白的《黄鹤楼送孟浩然之广陵》的诗句作画，展现在我们眼前的画面是景中有情、情景交融的艺术境界。这幅充满送别时情感的景，表现了对挚友的思念，使欣赏者从中获得美的享受。

（3）艺术美比生活原型更富有理想性和创造性。艺术家在创作中充满对生活理想的追求和向往，如文艺复兴时期拉斐尔创作的《西斯廷圣母》中塑造了一个世俗圣母的形象。把神人格化，曲折地表达了画家对那些为正义事业不惜牺牲自己的人的颂扬。我国的《梁山伯与祝英台》中两人生前未能结为夫妻，死后化为蝴蝶比翼双飞，说明了艺术作品的理想性。艺术美还体现出艺术家特有的风格、独到的见解和新颖的构思。毕加索名画《格尔尼卡》是作者用变形手法描绘德国法西斯轰炸西班牙小镇的惨景，控诉了法西斯的暴行。人们看到这幅画会产生恐怖、阴森、痛苦、愤怒的情感，这正是作者独特构思要达到的艺术效果。

现实生活中既存在着美，也存在着丑，人类社会就是在美和丑的相互对立的矛盾中前进的。作为反映社会现实的美的艺术，要歌颂美的事物，但对丑的事物也不能回避，生活中丑成为艺术描写的对象，要通过对丑的事物的揭露、鞭挞达到对美的间接肯定，使现实丑转化为艺术美,让人们在丑的形象中感受到美。艺术家表现生活中的丑不是赤裸裸地展现,而是通过典型的手法,经过一定的艺术加工,化丑为美,或用美丑对照的方法,以丑衬美,否定丑,肯定美。化丑为美,是艺术家用美的理想去描绘丑的事物,用艺术的手法使丑的形象成为艺术形象。我国昆曲《十五贯》中的娄阿鼠,是个鼠盗之辈,但是通过艺术家精湛的表演,把鼠盗的形象活灵活现地表现出来,给人以美的享受。所以,丑在艺术美中并不是个讨厌的角色,我国有"无丑不成戏"之说,传统戏剧中丑角有一套唱腔、脸谱、身段及舞蹈动作把丑角表现得淋漓尽致。用美丑对照来表现丑、肯定美,也是艺术家常用的方法。在雨果《巴黎圣母院》中,一方面揭露克罗德丑恶的心灵,另一方面衬托出卡西莫多品质的高贵。就卡西莫多本人来说,也是采取美丑对比方法,他长得极其丑陋,但是心地善良,作者通过他外貌的丑,衬托出他心灵的美,从而收到极好的艺术对比效果。

总之,生活中的丑虽不能激起人们的美感,但可以成为艺术描写的对象,获得和谐优美的艺术表现形式,构成具有审美价值的艺术品。

(四)科技美

科学技术作为第一生产力,从整体上改变着人与自然的关系,带来了生活方式的深刻变化。近代以来,人类的科学和技术活动创造了无数奇迹,伴随人类大踏步地从农业时代经过工业时代而进入信息时代。在此过程中,科技逐渐地进入审美视野,动摇了传统美学的既成规范,提出了崭新的美学课题。

科技美的含义和特点如下。

科学、技术是人们认识自然、改造自然的特殊产物,也是人类智慧水平与文明状况尺度。就其本质而言,它们体现着人类生活实践的本质力量,标志着人类对自然规律的认识及运用,通过生活实践实现自己的目的以获得自由的程度。从这个意义上说,科学、技术的本质与美的本质是一致的,科学技术领域也是美的领域。

科技美包括科学美和技术美。人们在进行科学研究和技术革新的时候,其目的不仅在于求真,而且包含求善、求美。科学美是人类的科学活动及其成果呈现为审美对象的结果,主要表现在科学研究的过程之中和科学研究的成果之中,特别是科学理论和公式之中。科学美具有真理性、简约性和体系性三个特点。技术美是人类社会实践特别是工业生产的产物,是人们在物质生产和产品设计过程中,运用科学知识和艺术手段对客体进行加工所形成的审美形态。从一定意义上说,科技美是美本质的典型体现,是在更深层次上的人类按照自己的目的驾驭客观规律的伟大自由创造。

1. 科学美

科学美是从美学与科学相结合的角度,将美学应用于自然科学领域。最早提出科学美概念的是法国科学家彭加勒。他认为,科学家研究自然,并非因为它有用处,而是因为它是美的。这种美不是浅层的质地之美或者表象之美,而是比较深奥的美。科学是一种理性之美,是在探究自然界深层规律和内在本质中所显现出来的美。也就是说,科学美来源于自然美,它的实质在于反映自然界的和谐。科学美与艺术美一样都是构建于自然美基础之上的,是美的一种高级形式,是人类按照美的规律创造的成果。

科学美从形态上可分为科学事实美、科学理论美和科学实验美三方面。

(1)科学事实美。科学事实美是自然界和谐的结构和运动形式等客观存在着的科学研究对象的美。它是一种内在的美,常人也许并不能轻易地感受到,而科学家却能感受到它的迷人之处。比如,物理学家研究针尖上原子的排列,昆虫学家分析蚊子眼睛的结构,都能感受到对象身上的一种对称美。

（2）科学理论美。科学理论美是以尽可能少的基本假设,运用明晰而严密的逻辑工具推演出具有普遍深远意义的结论,得出简单、对称的方程和公式,做出精彩的科学预见。比如,古希腊欧几里得平面几何学可以说是科学理论体系美的典范。

（3）科学实验美。科学实验美是科学实验设计及其实施过程中的科学美。这种美让人体会到严谨、准确、简洁、有序的艺术魅力。如李政道、杨振宁的"在弱相互作用下宇称不守恒"假说的实验就是一个精彩例证。

从以上科学美的分类中可以总结出如下几点科学美的特征。①和谐:科学美的实质是反映自然界的和谐。看似纷繁复杂的自然界,实质上是有规律可循的。自然界的基本特点是形式多样性与本质的统一性,外在的复杂性和内在的单纯性。科学研究就是要力图把握自然的统一与和谐,那么它既是真的,也是美的。科学的最高境界就是真与美的统一。比如,欧几里得的几何学、爱因斯坦的相对论、普朗克的量子假说等都被人们称为"科学的艺术品"。②简单:自然事物与现象总是纷繁复杂的,但其规律与本质是相对简单的。事实分解得越简单、越清晰,越容易使人从总体上和规律上把握自然,因此,在某种意义上科学致力于追求"简单性"。③对称:自然物质形态及其运动图景具有广泛的对称性,自然界的原子、分子、生物结构都具有对称美。这种美给人以均衡、稳定的美感。如空间对称、形状对称、守恒对称等,还有生物学上的遗传与变异、化学上的合成与分解、物理上的电场与磁场等都因美的形式而受到赞赏。④新奇:科学理论在原则上是向人们提供关于自然界的新知识,如果科学理论阐明了人类知识背景所没有的知识,提出了前所未有的科学假说,并能在前人基础上获得新的成果,那么,这种重大的新奇理论将推动科学向更高一级发展,其审美价值就更大了。

2. 技术美

技术美是人类社会实践特别是工业生产的产物,是人们在物质生产和产品设计过程中,运用科学知识和艺术手段对客体进行加工所形成的审美形态。技术美是技术美学的最高范畴,它是技术活动和技术产品所表现的审美价值,是一种综合性的美。关于技术美,李泽厚认为,前进的社会目的性成了对象合规律的形式,如飞机有气势,大桥造得巧,飞机和大桥是为人们服务的,但它的建成,却是符合规律性的,这就是技术美。

技术美通常指机械工业技术产生的美。其产品特征主要表现在以下方面。首先,技术美是实用价值对外化。这种外化表现为,产品通过功能效果使人在生理及心理上感到愉悦。同时,通过自身色彩、质感和造型等外观物质手段来满足人们的审美要求。也就是说,产品的外观物质是产品自身功能决定的。其次,技术美是功能与形式的统一。意大利建筑家奈尔维认为,一个技术上完善的作品,有可能在艺术上效果甚差。比如,20世纪50年代日本索尼公司生产了"G"型磁带录音机(图2-1),在技术上这件产品无疑是相当先进的,但乍一看,就像是实验室的原型机,那么,这样的产品当然没有技术美可言了。还有,同一件技术产品随着时代的发展,人们对其审美要求也会不同。比如,20世纪80年代和20世纪90年代的电视机,其技术含量差异不大,但后者的产品造型更能满足人们的审美情趣。再次,技术美是一种最普遍的共同美。技术美是一种技术手段在对象上的反映,是以实用为目的的产品在使用过程中发挥功能并自然流露,被人们感受,符合秩序、规律的审美愉悦,其具体表现手段主要是通过产品造型、色彩质感等方面。工业产品的批量化生产使技术的体现更加广泛,使更多人能够感受到先进技术的发展,这也是一种人文美学的体现形式。人性化设计是现代工业产品设计的出发点,因而,人性化永远是技术美的灵魂。

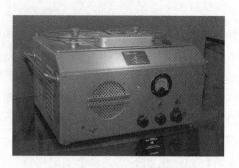

图 2-1 "G"型磁带录音机

人们对审美形态即美的产品的需要可以形成人的行为的内在动机,成为人们从事审美创造的动力。客观世界的审美创造是人的审美教育的前提和物质基础,促进人的审美理想朝着真、善、美相统一的新境界不断升华。

二、美的范畴

美的事物与现象都有着无限多样的表现形式。关于美的基本范畴,一般归纳为优美、崇高、悲剧性、喜剧性等形态。

(一)优美

1. 优美的本质特征

优美,是审美主体在观照具有审美价值的客体对象时,主客体之间所呈现出来的和谐统一的美。是美的基本范畴之一。一般来说,美有广义和狭义之分,广义的美泛指具有审美价值的客体对象,狭义的美是指相对于崇高的美的范畴,即优美,是美的一种存在形态。

优美,又称秀美,在我国古典美学中亦称阴柔之美,其客体对象所蕴含的理性内容,呈现为合规律性与合目的性,即所谓真与善的和谐统一;其客体对象外在感性形象上,则体现出均衡、比例、对照、呼应、秩序、节奏、多样统一等形式美的法则。里普斯认为,凡不是猛烈的、粗暴的,而是以柔和的力侵袭我们,也许侵入得更深些,并抓住了我们内心的一切,便是“优美的”。翻开中国或西方美学史,中国古代或西方中古时期的美学家很少使用优美这一美的范畴,直到18世纪英国美学家柏克才首次把优美作为一个美的范畴,并论述了优美的本质和特征。尽管如此,在人类最初的审美实践活动中,最早发现和把握的具有审美价值的客体对象则是优美,在美学编年史上,美学家最初探讨美的本质特征,则多限于狭义的美,即优美。

2. 优美的存在形态

优美,作为一种美的存在范畴,有不同的层次和类型。

自然界中的优美,是以客体本身的外在形式美呈现出来的。千姿百态的自然景观,以其自身的形、色、光、声等表现出实践主体“无目的的合目的性”的活动与自然规律的和谐统一,使人感受到大千世界的优美。如我们在游览长江三峡时会看到:八公里的瞿塘峡两面巨岩倒影如墨;中间曲曲折折,却像有一条闪光的道路,上面荡着细碎的波光;近处山峦碧绿如翡翠。长江三峡的优美景色使人感到赏心悦目、轻松愉快,对大自然的赞叹油然而生,它是以其形式美来感染审美主体的。

社会领域中的优美,则是以真与善的和谐统一为特征,它侧重于内容。人是社会领域中主要的审美实践对象,一个人只有当内心世界与外在形体之美达到和谐统一时,才是一个优美的人。德谟克利特就曾指出,身体的美,若不与聪明才智相结合,就是某种动物性的东西。

艺术中的优美,是现实生活中具有优美价值的客体对象,经过艺术家按照美的规律进行提炼、加工、改造,塑造出更为集中、更为精练、更具有意味的优美作品。在艺术创作过程中,艺术家的审美理想、审美观念、审美趣味渗入作品中,艺术理想的本质就在于这样使外在事物还原到具有心灵性的事物,因而使外在的现象符合心灵,成为心灵的表现。正因为既表现人们的感情,也表现人们的思想,所以艺术中的优美更具感染性,给人以更强烈的美的享受。

优美与崇高不同,它不是以一方的胜利、一方的失败而告终,而是呈现为矛盾双方交融无间、浑然一体、和谐统一的状态。这种和谐体现在主客体的关系中,表现为二者的浑然交融。如古希腊的雅典娜神像,提香和鲁本斯的形体画,莫扎特、舒伯特的乐曲,无不显示着人类的本质力量,精神和情感的和谐统一,体现了完美化与理想化交融一体的柔性美。

(二)崇高

1. 崇高的本质特征

崇高,是与优美相对应的另一种美的存在形态,是美学的基本范畴之一。表现为观照主体在与客体对象动态对立、冲突和抗争的实践活动中,预示着善将战胜恶、真将战胜谬,主体与客体、内容与形式、真与善最终趋于和谐统一,是一种动态的美。

崇高美的一种具体形态,也是人的本质力量的对象化,不过,与优美相比较,具有崇高价值的客体对象所显现出来的人的本质力量,是人类与客体对象斗争的艰苦性、意志的坚韧性和不屈不挠的显现。而且人类在实践活动中遇到的考验越是严峻,经历越是艰难,其奋争的程度越是严酷、激烈,就越能激发和表现出人类自身的本质力量。崇高,正是人的本质力量与外在客体对象在抗争、冲突中的感性显现。尽管客体对象规模庞大、力量强大,暂时压倒主体,给主体以巨大的威胁,但实质上主体面对具有崇高价值的客体对象,能调动自身内在的本质力量,与其拼搏、抗争,在人类改造、征服客观世界的实践活动中,使真与善、内容与形式实现和谐统一。

崇高的产生有其历史要求和历史条件,即作为社会实践活动的主体,首先要理解现实客体的历史要求,其次还要征服和掌握它,而且这种要求必将趋于实现。崇高以现实客体压倒实践主体为特征,当受到压制的实践主体充分激发起其本质力量,进而征服、掌握客体时才产生。因此,崇高不是主客体的和谐统一的静态美,而是双方在对立、冲突之中趋向统一的动态美。

2. 崇高的存在形态

崇高这一美的范畴的表现形式,通常保留着实践主体与审美客体之间艰巨曲折斗争的印记,它同优美一样,也存在于自然领域、社会领域和艺术领域之中。

自然领域中的崇高在社会发展早期,人类对于风雨雷电、火山地震、海啸山崩、狮蛇虎豹等自然现象无不感到惊奇和恐惧。那时由于人类还无法理解这些自然现象,更谈不上作为审美对象来看待,只好当作神灵来膜拜。只有当人类的实践发展到能够征服和掌握这些自然现象时,原本令人畏惧的事物才可能转变为人们的审美对象。虽然,崇高的对象被人们在一定程度上所征服和掌握,但它们还以其巨大的体积和几乎不可抗拒的力量与人类抗争,从而引起人们惊叹和崇敬的情感。例如,高山、大海、荒漠、火山、滑坡等在人类长期实践中被逐步认识、掌握和战胜,但在征服的过程中,保存和表现着人类与其斗争和抗衡的痕迹与印记。即便那些尚未被征服的自然现象,由于存在着终将被认识、被征服的必然趋向,在某种意义上也间接地显示出人类的本质力量,从而成为具有崇高品格的审美对象。

社会生活中的崇高,是崇高领域中的首要内容。辩证唯物史观认为,社会生活在本质上是实践性的,其本身就是人们改造现实的艰巨斗争过程。因而在社会生活中,崇高主要体现着实践主体的巨大力量,更多地展示人类征服和掌握客体的矛盾和冲突。那些体现着历史前进的进步力量及其代表人物,正是社会崇高的本质所在。社会进步力量要想取得胜利必须经过反复、曲折的斗争,甚至要付出生命的代价。恰恰在这一过程中,表现出了实践主体力量的现实的或潜在的威力以及终将获胜的必然性。在这里,英勇、豪迈、伟大、英雄主义等,成为崇高的同义语。敌人越是凶险,胜利便越光荣;只有遭到反抗,才能显出力量。我国《山海经》中记载:夸父与日逐走,入日;渴,欲得饮,饮于河、渭;河、渭不足,北饮大泽。未至,道渴而死。弃其杖,化为邓林。夸父的形象是崇高的,因为他的追求体现了人类征服和支配自然的内在要求和本质力量,同时又通过艰巨而严酷的斗争表现出来。

社会生活中的崇高,与自然领域中的崇高有着不同的美学特征。在严峻的实践斗争中,由于矛盾的激化,造成斗争的艰巨性,人的实践也在这种条件下显示出极其伟大的力量。这种崇高对于提升人们的精神境界,提高人们在实践斗争中的信心和勇气具有重要的意义。

艺术中的崇高是观念形态的美,是第二性的,它是对社会生活中的崇高和自然界中的崇高进行加工、改造,按照美的规律进行再创造的产物。所以,艺术中的崇高较之社会生活中的崇高和自然界中的崇高更集中、更典型、更具有普遍性。如 1830 年 7 月复辟的法国波旁王朝被人民推翻了,人民的英勇行为深深打动了画家德拉克洛瓦,他于当年就完成了公认的优秀作品《自由引导人民》。这幅画面上,一个寓意性很强烈的形象——举着三色国旗的半裸的"自由女神",鼓舞大家迎着风暴前进。整个画面虚实、动静掩映,再加上烟雾弥漫的背景产生了一种悲壮气氛:既有战场的现实感,又借助人物的动作和高涨的奋战情绪,展示遍地烽烟的宏大气魄,反映出这场革命的进步性质。

总之,崇高是受压抑的实践主体面对与之相冲突的客体对象,激发出巨大的本质力量,在征服、把握、驾驭客体对象的动态过程中,呈现出来的一种力量与气势的美。

(三)悲剧性

1. 悲剧性的本质特征

悲剧性又称悲或悲剧。作为审美范畴中的悲剧,并不仅限于戏剧类型,还存在于正剧、喜剧,以及小说、诗歌、绘画、雕塑、音乐、电影等其他艺术样式中,也广泛存在于历史和现实的社会生活之中。亚里士多德认为悲剧性的特殊效果在于引起人们的怜悯和恐惧,唯有"一个人遭遇不应遭遇的厄运",才能达到这种效果;黑格尔认为悲剧的特性根源于两种对立理想和势力各自凭借足以自我辩护的理由所展开的冲突,这种冲突以同归于尽的结局达到在"永恒正义"前的和解;车尔尼雪夫斯基在现实生活中考察悲剧性,认为悲剧是人的伟大的痛苦或者是伟大人物的死亡;鲁迅认为"将人生的有价值的东西毁灭给人看"是悲剧性;恩格斯认为悲剧性冲突的实质是"历史必然的要求与这个要求实际上不可能实现"。悲剧性的美学本性,在于体现人的本质力量的实践主体暂时被否定,而最终被肯定。根据马克思主义关于悲剧性的观点,悲剧性的定义可概括为:客观世界中作为实践主体的肯定性社会力量在斗争实践中遭受到失败甚至毁灭,集中反映了社会冲突及其结局的一种特殊表现形态;冲突的最终结果是悲剧性的,美与善的力量遭到挫折,但由悲剧性结果所引起的心理效果却不是消极的,而是积极的。

作为审美范畴的悲剧美虽然来自生活,却是艺术家审美意识的物化形态,是艺术加工的结果。总之,悲剧性是指正面人物和积极的有价值的事物,在社会历史的必然性的冲突中受侵害,被毁灭,这个过程及其结果使人产生强烈的痛苦,但又被正面人物的牺牲精神、斗争勇气与理想力量所折服,被更强烈的历史感与宇宙感所征服,因而由痛感转化为快感,引起情感深层的激荡、振奋所出现的一种特殊形态的美,即悲剧美。

2. 悲剧性的存在形态

悲剧性的存在形态虽然多种多样,但美学家们曾进行了各种不同的划分。从悲剧艺术的角度来考虑划分为命运悲剧、性格悲剧和社会悲剧。此外,有的把悲剧性存在形态分为神秘悲剧、宗教悲剧、英雄悲剧、道德悲剧;有的则分为启真悲剧、扬善悲剧、壮美悲剧。通常根据悲剧性矛盾冲突的特点把悲剧性区分为旧事物的悲剧性、新生事物的悲剧性和普通人物的悲剧性三种。

(1)旧事物的悲剧性。当一种社会力量和社会制度开始与社会历史进程相矛盾,但又尚未完全丧失其存在的条件时,它的代表人物也就具有一定的悲剧性。这是旧事物悲剧性的一种表现。马克思主义认为,当旧制度本身还相信而且也应当相信自己的合理性的时候,它的历史是悲剧性的。当旧制度作为现存的世界制度同新生的世界进行斗争的时候,旧制度犯的就不是个人的谬误,而是世界性的历史谬误。因而旧制度的灭亡也是悲剧性的。旧事物的悲剧性,产生于现存传统制度内部的矛盾冲突之中。拉萨尔所作的《济金根》中的代表人物济金根,作为封建旧制度内部骑士阶层的代表,主张德国统一,这与 16 世纪德国的历史必然要求——摧毁封建诸侯割据、统一国家是相一致的。但是由于历史条件的限制及自身的局限性,他们得不到新的社会力量的支持,而且他们由其本质所决定的不愿意与新生力量联合起来进行斗争,导致最后的失败。

(2)新生事物的悲剧性。①代表着历史进步必然要求的新生事物在诞生时一般还不够强大,不能立即实现其理想和要求;②由于新生事物或新生力量本身还缺乏经验,存在错误和缺点。在这两种情况下,新生力量在社会斗争中往往会被旧势力摧毁或压倒,形成丑恶压倒美善的悲剧性。在这种悲剧性冲突中,尽管新生事物的代表在一定历史条件下被毁灭了,付出了惨重的代价,但最终结果不是消亡而是增强了新生事物终将取得胜利的信念,激发了人们推动人类社会不断前进的乐观愿望。新生事物的悲剧性通过丑对美的暂时性压倒,突出地展示了美必然最终胜利的客观规律。这种悲剧性的审美特征是一种崇高美。

(3)普通人物的悲剧性。普通人物既不是新生力量,也不是旧制度的代表者,而是社会中最广泛存在的所谓的"小人物"。他们缺乏反抗旧制度、进行社会变革的勇气和理想。"历史的必然要求"表现为劳动人民对劳动生活的正当要求,但在旧制度中,这些"小人物"的合理要求得不到实现,普通人物的悲剧性由此产生了。其结局多为不幸、苦难或死亡,通过这些悲惨的结局,使人体验到"小人物"的悲剧性,因而给人以深沉的悲悯、同情心,激发强烈的苦、愁、仇的情感交织。这种悲剧性是三种悲剧性中最普遍、最常见的,它通过"将人生的有价值的东西毁灭给人看",从而揭示了这种悲剧性的真正内涵。像《祝福》中的祥林嫂、《外套》中的小官吏、《骆驼祥子》中的祥子等就是这种悲剧性的典型人物。

(四)喜剧性

1. 喜剧性的本质特征

喜剧性作为美学范畴,亦可称为滑稽。它的典型形态是艺术中的喜剧、漫画、相声等。有的以喜剧包含滑稽,有的以滑稽来包容喜剧,实质上二者都以可笑为特征,作为美学范畴中的一类,在审美本质上是统一的。

喜剧性的本质特征是侧重于在对丑的直接否定中突出人的本质力量的现实存在。当实践主体在矛盾斗争中已经居于主导地位,而已经失去存在根据的事物仍然坚持要以往昔的强大威严的外观而存在,就以其触目的不协调的形式引人发笑,从反面肯定了实践主体的胜利,也即是以其独特的形态显现了人的本质力量。喜剧的审美特征,是引发人们在恶的渺小、空虚和善的优越的比照中,看到自身的胜利和威力,引起一种对于对象轻蔑嘲笑的审美愉悦。喜剧所引起的审美效果具有鲜明、强烈的娱乐性。

2. 喜剧性的存在形态

喜剧性的存在形态是多种多样的,作为具有审美价值客体对象的喜剧性,广泛地存在于社会生活和艺术领域中,其表现形态大致可分为喜剧、闹剧、滑稽、幽默、谐谑、揶揄、打诨、讽刺、冷嘲等。下面简要评述喜剧、滑稽、讽刺、幽默等几种喜剧性的存在形态。

(1)喜剧。喜剧同悲剧一样,体现的冲突、矛盾都具有社会性。它通过对陈旧的或过时的生活方式的揭露、批判,用使人发笑的方式来体现历史发展的过程。喜剧包括下列几种类型。

①肯定型喜剧。肯定型喜剧是对于自身的或正面事物的非本质的丑的嘲笑,直接显示现实对实践的肯定,肯定了生活中的美和美的思想。例如《阿凡提的故事》通过刻画阿凡提一系列滑稽可笑的言谈举止,反衬出阿凡提的聪明、智慧和灵活机智。②否定型喜剧。否定型喜剧是通过对旧事物丑的本质的揶揄、嘲讽和彻底揭露,间接地显示出现实对实践主体的肯定。它的特征是把丑的内容用美的形式掩盖起来,像《钦差大臣》中的主人公、《儒林外史》中的严监生等形象,都是通过对丑的否定而产生喜剧性效果。无论是肯定型喜剧还是否定型喜剧,都是社会生活各个方面的矛盾及相互作用的特定表现形式,都是人的本质力量在社会实践中的特殊形态的感性显现。它们都以内容与形式的尖锐矛盾及形式的虚假性而引人发笑,从不同的方面表现着喜剧性审美现象的共同本质,即以对丑的否定来肯定美。

(2)滑稽。滑稽的主要对象是人,而不是物或自然界。滑稽对象往往以违反常规、形式怪异、形态扭曲、举动乖戾等引人发笑。人们是从美与丑、善与恶的对比中,感受到自身的力量,从而产生对滑稽对象的无比优越感,引起对滑稽对象的轻蔑和嘲笑,并在这种笑声中获得审美愉悦感。丑是滑稽中的一个不可缺少的基本元素。车尔尼雪夫斯基认为,丑是滑稽的根源和本质。这说明丑确实与滑稽密不可分。卓别林的喜剧《大独裁者》中的独裁者的滑稽,使人们认识了他妄想称霸全球的丑的本质。这是一种滑稽,即丑的事物极力表现为美的东西。另外一种滑稽是将美的事物中非本质的丑表现出来,这种滑稽有着歌颂、赞美和肯定意味。《淘金者》中的淘金者的滑稽表现了生活的情趣和劳动的艰辛,使人产生同情、认可的审美效果。

(3)讽刺。讽刺是以真实而简练的手法,把社会生活中丑、恶的东西无情地揭露出来,使人们在否定丑、针砭丑的过程中得到情感和精神的愉悦。其中有两种不同性质的讽刺应该分清楚。第一种是对敌人的揭露和批判,第二种是对人民内部的缺点和错误的批判。第一种通过对腐朽、丑恶的事物进行辛辣的讽刺,撕掉它们伪装的假面具,暴露其丑恶的本质,起到教育人民、打击敌人的作用。如鲁迅把反动文人讽刺为"媚态的猫""丧家的资本家的乏走狗",是身兼帮凶、帮闲的"二丑",毫不留情地撕破丑态伪装,激起人们对丑恶东西的蔑视、仇视,从而产生斗争的激情。第二种则主要是为了帮助被讽刺者改正错误,提高认识。一般侧重于说服教育,而不是丑化,大多采取善意、热情友好的态度。比如有一幅漫画《对自己和对别人》,画中人手持鸡毛掸子,对自己是满面春风,用有毛的一端轻轻拂拭;对别人则是面带怒色,挽着袖子,用掸子另一端来重加苛求,活脱脱地刻画出一种对人对己持不同态度的不良现象。

(4)幽默。幽默与讽刺在实际社会生活中难以严格区分,但是幽默仍有其特点。一般来说,讽刺侧重于对社会否定性现象的揭露、批判;而幽默则在反映生活中的否定现象的同时,也反映生活中的肯定现象。它比讽刺显得轻松、活泼、风趣,更带有愉悦、娱乐的色彩,或带一点淡淡的苦涩。笑是幽默的效果,幽默可以使人产生会心的微笑,也可以使人产生同情的苦笑或戏耍的讥笑。在社会生活中,特别是在艺术作品中,人们往往把幽默作为开发喜剧性内容的一种特殊手段。艺术家常常采用双关语、反语、暗示、对比、隐喻等修辞法来加强幽默效果,从而在创造喜剧性效果、深化主题等方面发挥积极的作用。例如:萧伯纳是个出名的瘦个子,有一次,一个胖资本家嘲笑他说:"一见到你,我就知道世界上目前正在闹饥荒。"萧伯纳笑了笑说:"而我,一见到你,就知道世界上目前正在闹饥荒的原因。"一句话,就一针见血地揭露了资本家的剥削本性。

在现实生活中,美的范畴远不止优美、崇高、悲剧性、喜剧性这四种基本形态,而且各个美的范畴之间又有着内在联系,相互渗透,相互转化,有时悲剧性中含有喜剧性因素,有时优美又可转化为崇高。所以在学习、把握美的基本范畴的时候,既要注意具有审美价值的客体对象整体性和多样性的特征,又要注意它们之间的内在联系,既要分而视之,又要合而审之。

第三节　形式美及其法则

形式美法则是人类在创造美的形式、美的过程中对美的形式规律的经验总结和抽象概括。主要包括对称均衡、整齐一律、调和对比、比例协调、节奏韵律和多样统一。研究、探索形式美的法则,能够培养人们对形式美的敏感,指导人们更好地去创造美的事物。掌握形式美的法则,能够使人们更自觉地运用形式美的法则表现美的内容,达到美的形式与美的内容高度统一。

一、形式美的概念

形式美是指构成事物的物质材料的自然属性(色彩、形状、线条、声音等)及其组合规律(如整齐一律、节奏韵律等)所呈现出来的审美特性。

(一)美的形式与形式美

形式美是一种具有相对独立性的审美对象。它与美的形式之间有质的区别。美的形式是体现合规律性、合目的性的本质内容的自由的感性形式,也就是显示人的本质力量的感性形式。形式美与美的形式之间的重大区别表现在:①它们所体现的内容不同。美的形式所体现的是它所表现的那种事物本身的美的内容,是确定的、个别的、特定的、具体的,并且美的形式与其内容的关系是对立统一、不可分离的。而形式美则不然,形式美所体现的是形式本身所包含的内容,它与美的形式所要表现的事物美的内容是相脱离的,而单独呈现出形式所蕴含的朦胧、宽泛的意味。②形式美和美的形式存在方式不同。美的形式是美的有机统一体不可缺少的组成部分,是美的感性外观形态,而不是独立的审美对象。形式美是独立存在的审美对象,具有独立的审美特性。

(二)形式美的特征

1. 形式美具有相对独立性

人们对美的感受都是直接由形式引起的,但是在长期的审美活动中人们反复地直接接触

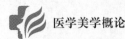

这些美的形式,从而使这些形式具有相对独立的审美意义,即人们只要接触这些形式便能引起美感,而无须考虑这些形式所表现的内容,使人们往往暂时"忘掉"它表现的事物的内在本质意义,甚至"忘掉"事物与人的功利关系,仿佛美就在形式本身。如有些美的对象形式胜于内容,人们通常把这类美作为形式来欣赏。自然美就具有形式胜于内容的审美特征,有些艺术表演也侧重于形式,如花样滑冰、花样游泳,俗称为冰上或水上芭蕾,一般来说它们并不表达什么十分确定的内容,而是表演者的舞姿、旋转、跳跃等优美动作,使人们倾倒,这里人们主要欣赏的是动作与力的美,并不刻意追求其中蕴含的意味。又如有些美的形式相对突出,而美的内容较为朦胧、模糊时,审美主体也可以不去深入追究美的内容实质,而只鉴赏其美的形式。对我国传统戏曲中的趟马、起霸、走边、亮相等程式化的舞蹈动作的鉴赏就是如此。还有些艺术作品是从具体物象中抽象化了的形式美,如一些装饰性的绘图、花边,建筑物上的飞檐斗拱、雕龙画凤、装饰图案、玉石栏杆等,都是经过长期的历史积淀,它原来包含的社会观念已不为人们所注意,而成为一种供人们独立鉴赏的特殊的审美对象。又如波浪形的线条,人们既看不到汹涌的波涛,也没有看到层层涟漪,然而人们在它们那些有组织、有层次的连续结构关系中,仍然能够欣赏到它的图案美。另外,还有一些美的对象,内容与形式不一致,内容不但无益甚至有害,而人们却把它作为美的对象来欣赏,例如,蝴蝶常常被人们视为美的化身,其实蝴蝶幼虫是农作物的害虫,但靠着蝴蝶华丽的外表,成为人们普遍公认的美。

形式美之所以具有相对独立性,其因素是多方面的。从美的客体对象来看,一般来说,美的客体对象,其内容总是处于主导地位,内容决定其形式,形式要受内容所制约。但是,内容对形式的制约关系,并非时时处处都那么直接。从一般意义上说,只要形式不损害内容,形式就可以有多种多样的存在方式,这就是形式的相对独立性。从审美的主体方面来讲,一个美的对象之所以会具有巨大的感人力量,其主要原因在于内容感人至深。但是,从人们对一个对象的欣赏过程来看,人们首先接触到的却是客体对象的形式,然后以形式为中介进而去感受它的内容。如一个人的美总是包含心灵美和形体美两个方面,而人们对这个人的感受,最先总是从这个人的形体开始的,第二步才接触到心灵。对艺术的欣赏也是如此,人们看到一个艺术作品,最先进入审美视野的是其色彩、形体等外在形式的美。然后才深入领会作品的内容。正因为形式美在人们欣赏美的客体对象中,有这种特殊的作用,所以形式美具有相对独立性的审美特征。

2. 形式美具有抽象性

形式美是人们从众多美的形式中抽象概括出来的某种共同特性,一般只具有朦胧的审美意味。因为形式美独立地成为人们的欣赏对象,经历了一个从美的形式逐渐脱离美的内容而独立发展的过程。在这一过程中使人们在头脑中形成了某种特殊的形式感,这种形式感又反过来促进形式的特性和规律摆脱具体的事物而获得更自由的表现,从而使事物的具体形式逐渐演变为抽象形式,如图案化、格律化、规范化的演变,都是具体形式向抽象形式的演变。原来属于具体事物的形式,变成了单纯的色和线等形式因素的有规律的组合,这种色和线的有规律的组合,相对于具体事物的形式来说,就是抽象的,如鱼纹和鸟纹图案,人们很难确认它们是哪种具体的鱼和鸟的形状。还有最明显的、最为人们所熟悉的中国现代的文字,也是象形文字逐渐抽象化的结果。

正因为形式美具有抽象性的美学特征,给审美主体带来的审美感受具有不确定性,人们欣赏形式美时,不像欣赏一个具体的美的事物那样,能给人一种比较确定的意味,如人们对红色为主的图案,一般会产生一种热烈而兴奋的情绪,但这种情绪是不确定性的,只有当这种红色处在一定的环境中表现在某一具体事物上时,它的审美意味才是确定的。如红旗、红花、红灯、红衣服等。然而,正因为形式美具有抽象的特性,因而使它具有极大的适应性,适应表现各种事物的美。

3. 形式美具有时代性

形式美的各种表现并不是凝固不变的,时代的发展变化总是不断赋予它新的因素,它总是不断地随着时代的变化而变化,不断地汲取时代的养料,适应内容的变化而进行形式上的更新,这就使形式美成为时代精神的集中体现,体现出时代的灵魂。如环肥燕瘦、三寸金莲两个词反映了不同时代人们对人体美的不同标准。再如,在我国,黄色从唐代起便作为帝王专属的颜色,是一种高贵身份的代名词,而现在,黄色在某种特定情况下可能代指那些不正当的现象。所以说,形式美在不同时代、不同民族、不同社会中存在差异和变化,会随着时代而发展,时代会赋予其新的内涵。

二、形式美的构成要素

形式美的构成需要有一定的自然物质材料,否则人们无法感知它的存在。一般说来,这些物质材料是指社会生活、自然界中各种形式因素(色彩、形体、声音等)的自然属性以及这些因素组合的规律(整齐一律、对称均衡、调和对比、比例协调、节奏韵律、多样统一等)所呈现出来的审美特性。作为人们可感知的具有审美意义的器官主要是眼睛和耳朵。视觉和听觉就是一定的客观物质对象作用于人们的眼睛和耳朵而产生的。视觉和听觉所感知的都是波动,眼睛所感知的是光波,由不同波长的电磁辐射所引起的反射,使我们感受到不同的色彩,由于物体不同表面上反射和透射不同光波的作用,人们还可以感知事物的不同形体。耳朵可以感知的是声音,声音是声波作用于耳内引起鼓膜的震动,通过听觉神经传导到大脑的一种信号。所以色彩、形体、声音具有独立的审美意义,是形式美构成的自然物质因素。

(一) 色彩

色彩是构成美的客体对象不可缺少的因素,也是形式美的重要物质因素。人们对色彩的辨别是认识世界的重要依据。色彩还能向人们传达一定的感情意味,引起人们情感的反映。但是作为审美对象的色彩,却不在于它的自然属性本身,它的物理本质是电磁波,人眼能感知的光波范围是 $390\sim770$ nm 之间的电磁波,由于不同波长的电磁波作用于人的视觉,遂使人们感受到不同的色彩。色彩有红、黄、蓝三种基本色(俗称三原色),再经过这三种基本颜色相互调配,可以调配出各种各样的色彩。色彩是构成美的世界的主要因素,马克思曾说过,色彩的感觉是一般美感中最大众化的形式。

色彩在形式美中的作用如下。

1. 具有视觉效果

色彩是人们辨认客观事物的重要依据。人们可以根据不同的色彩将各种事物区别开来。如当我们看黑白照片或黑白电视时,就很难将一些食品识别出来,而看彩色照片或彩色电视时,就容易识别出来。另外,色彩对传递信息起着重要的作用,信号灯、指示标志等就是靠某种特殊的色彩来传递信息的,如红绿灯、红色消防车、绿色邮车、红牌警告牌,以及在一些现代化工厂中把色彩标志作为一种通过视觉来传达某种指令的信号等。除此之外,不同的色彩往往给人以冷暖、轻重、宽窄、大小、厚薄、远近、动静等不同感受。如:红色、橙色、黄色给人以温暖、热烈的感觉,称为暖色;绿色、蓝色、紫色被认为是冷色;黑色、灰色、橙色给人以重的感觉;白色、绿色、蓝色给人以轻的感觉。深色给人以狭小的感觉,浅色给人以宽大的感觉。深色使人感到厚、近,浅色使人感到薄、远。在绘画中就经常通过色彩的运用造成不同层次的视觉效果。如远山灰,近山青;前山深,后山浅。色彩还有质感和量感效果,用不同的色彩可以表现出不同质地的服装穿着,用不同的色彩可以表现物品不同的重量,用不同的色彩还可以表现光线的明暗等。

2. 具有情感效果

色彩给人以情感的感染,不同色彩的刺激往往会使人产生不同的情绪,但是人们对色彩的感受往往带有很大的主观性(或叫个性),即便是同一色彩,因主体的气质、性别、年龄、地区的不同而有明显的差异。一般来说,女性喜爱红色,男性偏爱蓝色;少年喜爱鲜明单纯的三原色,少女喜爱白色或桃红色;老年人喜欢灰、棕色。西方人认为黑白色是高级颜色,拉丁民族爱好暖色,日耳曼民族爱好冷色。但是,由于长期历史形成的民族心理、文化积淀和传统习惯,又往往使人们对色彩的感受具有某种共同性。如一般人都认为红色代表热烈、庄严、兴奋,黄色代表明朗、欢快、活跃,绿色代表安静、自然、稳定,蓝色代表忧郁、忧伤、冷清,白色代表纯洁、淡雅、自然,黑色代表沉闷、厚实、紧张等。

3. 具有象征效果

由于不同的颜色使人们产生各具特色的联想,如红色使人联想到火和血,感受到热烈和兴奋;黄色使人想起灿烂的阳光,感受到明朗和温暖;蓝色使人联想到天空和海洋,感受到和平和宁静;绿色使人联想到绿色植物,感受到生机盎然、欣欣向荣;白色使人联想到雪,感受到纯洁、凉爽。因此,人们在传统习惯中形成了将某种颜色与特定的内容相联系,使色彩获得一定的象征意义。红色象征着忠诚和喜庆,象征着革命,但在某些情况下也表示危险信号;粉红色在西方象征着健康;黄色在中国是帝王之色,象征着皇权的高贵,而在欧洲黄色是下等色,因为基督教中黄色为出卖耶稣的犹大的服装色,不过,黄金作为金属又具有价值,因而金色是财富的象征;白色象征着投降;黑色象征着悲哀;蓝色在西方既是幸福色,又是绝望的色彩,"蓝色的音乐"就是悲哀的音乐;绿色象征着和平、青春、繁荣;紫色象征着清爽和温柔,深紫色是僧侣服色,象征着高贵。我国自古以来有色彩象征方位之说:东蓝、南红、西白、北黑、中央黄色,称为方位色。我国京剧脸谱中不同的色彩赋予人物性格特定的含义:红脸表示忠义;黑脸表示憨直刚正;绿脸表示鲁莽英雄的本色;金脸、银脸是神圣的象征。色彩的象征效果受各国不同的社会因素影响,象征效果也不同,如绿色在大多数人眼中是和平色,而法国人最讨厌墨绿色,因为这曾是纳粹的服装色。正因为色彩具有上述视觉(心理)效果,因此它在引起主体的形式美感方面,起着极其重要的作用,色彩是引起人们美感中最大众化的形式。

(二)形体

任何事物都在一定的空间存在着,因此都具有一定的形体,形式美中所讲的形体是指事物的具体可感的外在形态。形体是构成美的客体对象不可或缺的感性因素,亦可成为独立的审美对象,引起人们的审美感受,是人的视觉所能感知的空间性的美。但是它的美并不在于形体本身,构成美的客体对象外在形态的基本元素包括点、线、画、体,这些基本元素是物体在空间的存在形式。三维物体的边界是由二维的面围绕而成的,二维物体的面又是由一维的边线围绕而成的,而线则是点的移动的轨迹。所以,人们对客观事物形体的感知或对事物形式美的感知,都离不开对点、线、面、体这些形体元素的认识。

1. 点与形体的构成

点是形体要素中最基本的元素。它在空间中起标明位置的作用。它与几何学中的抽象图形不同,几何学中的点没有大小、形状的抽象概念,而作为形式美中的点,不但有大小,而且还有形状,实际上它就是一个面。如一个圆形物体,远看为点,近看则为面。人们只是凭具体的视觉效果把它同圆和面大致地区别开来。点可以组成线或面,并有疏密、聚散等方式。不同的组成方式给人不同的视觉效果。一个点有收敛集中的效果,可以成为画面的焦点,将视线全吸收过来;画面上有两个孤立的点,是不稳定的,如果两个点之间有线连接,它们之间就有张力感;画面上有三、五、七个点,就会形成视觉平衡中心,而产生稳定感。点的聚散可产生闪光的视觉效果,图案中的雪花点,可以给人以柔和、轻盈的感觉,在画面上用少量点作点缀,可使画面活跃起来。在造型艺术和表演艺术,特别是在装饰艺术中,点的运用是极为普遍的,往往将中心人物和突出重点之处,都放在聚光点上,使之成为视觉的中心。

2. 线与形体的构成

线是点的移动的轨迹,起着贯穿空间的作用,形体的轮廓是由线来表示的,所以在构成物体形式美的诸多要素中,线占有特殊的地位。线的美是一切造型美的基础,或者说线是物体造型中形式美的基本要素。凡在形式美占有突出地位的艺术中,如建筑、雕塑、绘画、装饰、化妆、整形等,线条的运用往往是最普遍、最基本的艺术手段。造型基准线的流动、停顿、起伏波折、平行、垂直、倾斜,往往决定产品的基本结构和风貌。实践证明,任何一种艺术造型都离不开构图,而构图又都离不开线。线有直线、曲线、折线、交错线、放射线,线的形态也不尽相同,有粗有细、有曲有直、有虚有实、有断有续等。线一般可分直线、曲线、折线三大类,它们的审美特性各不相同。

(1)直线表现刚毅、挺拔、坚强、单纯。其中,粗直线有厚重、强壮的感觉,细直线有明快、敏锐之感;水平线给人平静、安稳、庄重的感受;垂直线给人一种紧张、兴奋、突破、动势和倾倒的感受。

(2)曲线表示优美,给人以柔和、轻盈、优雅、流畅的感觉,双曲线有对称美的流动之感,其曲率的不同变化,给人的感受是千差万别的,曲线美在一般线条中具有特殊的审美意义和价值。

(3)折线实际上是直线的转折,有直线和斜线的性质,往往给人一种动态感和灵巧感,折线形成的角度则给人以上升、下降、前进等方向感。英国著名画家和美学家荷迦兹在《美的分析》中提出:蛇形线(亦称波浪线、"S"形线)是最美的线条,它引导着眼睛做一种变化无常的追逐,由于它给予心灵的快乐,可以给它冠以美的称号。这些都在绘图、雕塑、舞蹈、摄影、书法、化妆和美容整形中有着广泛的应用。我国绘画、书法艺术中常常利用线的造型来传达情意,绘画中用线表现的人体、发式、衣褶、衣纹、动作姿态等都有栩栩如生之感。在美容实践中线对五官、面型及隆胸、丰臀的造型设计也起到重要的作用。

3. 面与形体的构成

面的主要功能是表现物体的形状,通常说的三原形为圆形、方形、三角形,就是指物体的平面图形,不同形状的面,能给人不同的视觉效果,产生不同的心理反应。圆形或由圆形演化而来的图形,给人柔软、温和、富有弹性的感觉,因而具有一种柔性美。舞蹈基本动作就是一个又一个的圆的诠释,在雕塑、绘画、建筑中,圆也应用得非常普遍。有些人认为椭圆比圆更美,因为椭圆在圆中又有变化,比圆形更富于动感。方形一般给人方正、平实、坚强、安稳的感觉,有一种刚性美。圆形和方形交错使用,可收到刚柔并济、相得益彰的美。三角形的各种变化形态,对于人的心理往往也产生不同的感应:正三角形具有稳定感,倒三角形具有倾危感,斜三角形则具有运动感或方向感。

体(或称立体型)是点、线、面的有机结合,体同面的关系最为密切,面通过移动、堆积、旋转就成为体。在现实中存在的物体大部分是体,人们观察一个物体,直接作用于视觉的是面,但是,人们通过不同角度的观察,事物的体表现的视觉效果和给人们的心理反应大致上同面是相似的。体可分球体、方体和锥体,即相对于面的圆形、方形和三角形,只是体给人的感觉比面更强烈、更具体、更确定。

(三)声音

1. 乐音的构成

声音是声波通过听觉所产生的印象,它同色彩、形体一样也是事物的一种自然物质因素,是借助听觉来达成的自然物质因素。声音的美产生于物体的振动或碰撞,它的物理属性是振动。听觉是声波作用于人的耳膜的结果。声波是由物体振动的频率、幅度和声波形状决定的,频率、幅度和波形就成为声波的三要素。耳朵能接受的振动频率为 20～20000 Hz。声有自然声,即物体发出的声音,如雷鸣、鸟叫、兽吼和人自身发出的声音,还有乐器声。人所听到的声音,绝大多数是各种不同频率的纯音组成的复合音。复合音可分为乐音和噪声,歌唱家的歌声和各种乐器演奏的乐声都是乐音,和谐有规律的乐音使人感到悦耳,有益于人的身心健康,使人愉悦。频率不规则、非周期性的声波组成的是噪声,噪声使人感到嘈杂刺耳,引人反感。长时间处于噪声环境会影响人的健康和寿命。近代实验美学家通过仪器测验证明,声音不仅会影响人的神经,而且对血液循环、脉搏的跳动等都有一定的影响。

2. 声音的作用和审美特征

声音的作用具体表现在以下方面。第一,人们可以凭借声音获取信息。人们不仅凭借声音(语音)来表达自己的思想情感,而且可根据声音的不同,判断外物的性质、远近和方位。第二,优美的声音能够直接引起人听觉的快感:如蓝天云雀的歌喉——清脆美,令人心旷神怡;秋夜蟋蟀的低吟——纤弱美,催人安然入眠;古刹拂晓的钟声——浑厚美,震撼人的心扉;清晨军营的号声——高亢美,令人精神振奋。声音作为形式美具有情感性。一般来说,高音使人情绪高昂,低音使人悲伤,轻音乐给人舒畅、柔和之感。以声音为自然媒介的音乐艺术,是一种表现和激发人的感情的艺术。音乐在表现主体的内心情感和情绪方面,有其他艺术所不能及的优越性。声音所引起的人们生理和心理的反应,比色彩、形体更为强烈。

三、形式美的法则

构成形式美的自然物质材料,虽然本身具有一定的审美特性,但是只有按照一定的规律组合起来,才能形成有一定审美特性和具有独立审美价值的形式美,杂乱无章是无法构成形式美的。人们在长期的实践中,按照物质材料的组合方式及其相互关系,总结出各种不同形式美的法则。从事物各部分之间的组合关系来看,其法则主要有对称与均衡、比例与匀称、节奏与韵律等,从事物的总体组合关系来看,其法则主要有整齐一律、多样统一、调和对比等。形式美的发展是从简单到复杂,从低级到高级的过程。形式美的法则有以下几种类型。

(一)对称与均衡

1. 对称

对称是体现事物各部分之间组合关系的最普遍的法则。对称是指两个以上相同或相似的事物按照对偶性排列。一切生物体的常态几乎都是对称,对称是生物体结构的一种规律性的表现。

人体的眼睛、耳朵、鼻孔、四肢就是左右对称的,有些动物的角、翼、腿是对称的,植物的叶脉也是对称的。之所以对称是美的,就是因为它体现了生命体的正常发育状态。所以,对称的形态在视觉上有自然、安定、均匀、协调、整齐、典雅、庄重、完美的朴素美感,符合人们的视觉习惯,从而使人在心理上感到愉悦。相反,残缺和畸形是不对称的,会使人产生不愉快的感觉。正因为这样,人们在描绘、书画和制造工具时很注意对称性,如人类制造的很多生产工具、用具和各种器械等在形体结构上都是对称的,这不仅反映了人们对于形态美的追求,而且对称的工具、器械在使用中易于保持平衡,能够提高工作效率。在建筑艺术中也很讲究对称,天安门前的华表、石狮,人民大会堂等建筑均为对称布局,使主体部分更突出。在文学艺术作品中也经常运用对称的手法,如在诗、词、对联中就很讲究对称,杜甫的"两个黄鹂鸣翠柳,一行白鹭上青天"。其中"两个"与"一行"是量的对称,"黄"与"白"、"翠"与"青"是色彩的对称,"鹂"与"鹭"、"柳"与"天"是物的对称,"鸣"与"上"是动态的对称,这种词与词、句与句的对偶、排比组成了整齐和谐的语言美,诵吟时朗朗上口,回味无穷。对称的构成最突出的是秩序,如采取对称法则来配色,则能产生均衡、整体统一的感觉,反之则增强不动感。不具有对称关系的物体,称为不对称,在现代建筑或造型艺术中,常出现不对称的现象,具有强烈的动态感和现代感。在这种情况下,为了取得视觉上的均衡,必须有效地运用色彩的诉求力。这都说明对称作为形式美法则的意义。

2. 均衡

均衡是对称的一种变态。对称是一种机械的均衡,均衡是对对称的破坏,是指对应的双方等量而不等形,即对应双方左右(上下)在形式上虽不一定对称,但在分量上是均等的。均衡是静中有动的对称,最明显的就是杆秤式对称,平衡点是固定不变的,但两边平衡物体的距离则随平衡锤的移动而不同,使重量平衡。作为形式美的一种法则的均衡在艺术表现中得到广泛运用。古希腊雕塑家谈到人的最优美的站立姿势是应该把全身的重心落在一条腿上,使另一条腿放松,这样为了保持人体重心的稳定,整个身体就自然而然地形成了一个"S"形。这以后,几乎所有的雕塑,不论是《维纳斯》《垂死的奴隶》,还是《泉》等,都是采取均衡来塑造的。绘画中的布局、舞蹈中的动作更讲究均衡,在建筑设计中既要求对称,又要求对称中有变化的均衡。使人看了既感到生动活泼,又不拘泥于机械的排列。

(二)比例与匀称

比例是事物形式因素部分与整体、部分与部分之间合乎一定数量的关系。比例就是关系的规律,凡是处于正常状态的物体,各部分的比例关系都是合乎常规的。合乎一定的比例关系,或者说比例恰当,就是我们平常所说的匀称。具有匀称的比例关系的物体,其形象具有工整、和谐的美。严重的比例失调,就会出现畸形,而畸形在形式上是丑的。我国木工中"周三径一,方五斜七"的口诀,就是制作圆形或方形物件的大致比例。古代画论中有"丈山尺树、寸马分人"之说;人物画中有"立七、坐五、盘三半"之说;人物面部五官分布有"三庭五眼"之说。我们平常称赞一个人面貌美为"五官端正",就是指五官之间比例适合。这些都体现了各种景物之间和人体结构以及人的面部结构的匀称比例关系。

世界上万事万物的形式是丰富多彩的,因而关于形体的比例也是多种多样的。最常见的一种恰当的比例关系是古希腊毕达哥拉斯学派提出的黄金分割,就是将整体一分为二,二者大小(或线的长短,或面的大小)之比等于大小之和与大者之间的比例,列为公式即 A∶B＝(A＋B)∶A,按计算得出两段比例为 3.82∶6.16,其近似值为 2∶3、3∶5、5∶8、8∶13、13∶21、21∶34……,数学家得出结论:长段与短段之比为 1.618∶1,德国数学家阿道夫·蔡辛断言:宇宙之万物,不论是树木花草,还是飞禽走兽,凡是符合黄金分割的总是最美的形体。

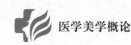

黄金分割不仅为建筑、工艺、绘画、雕塑等造型艺术广泛采用,而且日常生活中的物品(如报纸、杂志、邮票、照片和各种器皿等)也大多采用。摄影艺术中讲究将一张胶片分为九个黄金格,中间一格的四角为四个黄金点,相片主体位置在黄金点上或越靠近黄金点,其主体越鲜明,形象越突出,有鲜明的开放性。有人分析了许多著名音乐作品,发现乐曲中高潮的出现,大多与黄金分割点相接近。现代科学还发现,当大脑呈现 β 波,其低频率与高频率之比是0.618∶1的近似值(8 Hz 与 12.9 Hz 之比)时,人的身心最具快感。此外,当大自然的气温(28 ℃)与人的体温(37 ℃)之比为 0.618∶1 时最适宜人的身心,最使人感到舒适。黄金分割被人们确认为美的比例关系,是长期社会实践和文化积淀的结果,也是符合人的生理特征——眼睛横向生长有关。但是不能把这种匀称的比例关系硬搬到一切事物的造型中去,也不能把黄金分割的比例关系绝对化。因为人们确定事物间某种比例关系,主要是受到人的实用目的所制约,如设计门窗时,很自然地要考虑到人的活动的需要,剧院的门、礼堂的门、厂房的窗等往往是宽度(或者高度)大大超过它的高度(或者是宽度),只有这样才方便人群出入、采光和空气的流通。只有在实用、方便的基础上正确运用形式美的比例关系,否则华而不实也不能算为美了。

(三)节奏与韵律

节奏是指客观事物在运动过程中出现的有规律的反复。客观事物的运动表现为两种相关的状态:一是时间上的延续,指运动过程;二是力的变化,指强弱的变化。事物运动过程中的这种强弱变化有规律地组合起来加以反复,便形成节奏。这里所说的节奏,是泛指形式美中具有普遍性的法则,而不是仅指声音或音乐艺术的形式因素,音乐艺术中的长短音的交替、强弱音的反复,使节奏更加分明。在客观世界中,无论是声音、颜色、形体或动作,以大体相等距离的时空重复出现,都会产生节奏。

节奏是客观世界物质运动的一种规律性的表现方式。昼夜交替、日出日落、月圆月缺、四季更替等是时间变化的节奏;潮起潮落、山脉蜿蜒、峰谷相间等是空间变化的节奏;人体的生理活动和心理活动也有周期性,心脏每分钟约跳动 75 次,呼吸约 4 秒钟 1 次。现代科学实验证明,人的体力、情绪、智力也有周期性的变化,体力以 23 天为一周期,情绪以 28 天为一周期,智力以 33 天为一周期,每个周期都有高潮和低潮。人类在日常生活中,起居有序,日作夜眠,一日三餐,工作中的动静、张弛、徐疾、进退等,正是这样一种有节奏的生命过程。世界上一切运动变化的过程都是有一定节奏的。在艺术活动中,节奏性表现得更明显。节奏是音乐、舞蹈和诗歌共同具有的基本要素。在音乐中由音响运动的轻重、徐疾所形成的节奏是音乐的本质。舞蹈是最富有节奏感的艺术,舞蹈的节奏主要表现在形体动作上,舞蹈的特质是动作的、节奏的调整。在诗歌中节奏主要体现在音韵(押韵、平仄)上,韵律是诗歌中的声韵和节奏。

韵律是在节奏的基础上形成的,但又比节奏的内涵更丰富,它表现出一种特有的韵味和情趣,是一种富有情感色彩的节奏。在节奏的基础上赋予一定情调的色彩便形成韵律。一般是指诗词中的声韵和节奏,表现为音响运动中抑扬顿挫的和谐流动。韵律是在节奏的基础上形成的,但又比节奏的内涵丰富得多,表现出一种特有的韵味和情趣。我国古典诗词押韵、平仄、对仗构成了诗的韵味。中国绘画中也十分讲究韵味,画家的线条勾勒无不下笔有神,气韵生动,一波三折,有起有伏,强调色、线、形的统一和有序的排列组合,使画面富有韵律感。韵律不仅存在于诗歌和绘画中,在音乐、舞蹈、建筑中也都普遍存在。它更能给人以情趣,满足人的精神享受。在生产劳动中节奏性的动作和有韵律的劳动号子,能起到减轻疲劳,提高劳动效率的作用。乔治·卢卡契曾指出:在劳动中形成的节奏是人的生理条件与最佳劳动效率的要求两者间相互作用的产物。

(四)整齐一律与多样统一

整齐一律或称单纯齐一、整一、秩序,是一种最简单的形式美,是各种物质材料按相同的方式排列而形成的单纯的反复。无论形体、色彩、声音或动作单纯一致,见不到差异和对立的因素,给人一种秩序感。在形式上有简单的反复和从错杂中见反复两种方式。前者如检阅中的列队,横竖成行,方阵相同,人员服装、步伐、动作、口号都一致,表现出一种整齐一致的美,这是反复的最简单形式。后者如马路两旁的树木、电线杆间距相等排列成行,建筑物的规格、长宽、高矮都一致,所有这些,每一组形成一个层次,各层次形成反复,表现整齐划一美,就是从错杂中见反复。从色彩来看,某种单一色,如蔚蓝色的天空、绿水碧波、白雪皑皑、金黄麦浪、一片葱绿丛林等,也是错杂中见反复。单纯能使人产生明净、纯洁的感受。齐一是一种整齐美,同一形式连续出现的反复也属于整齐的范畴,反复是就局部的连续再现,但就各个局部所结成的整体来看,仍属整齐的美,如各种各样连续的花边纹饰。齐一反复能给人以秩序感,在反复中还能体现一定的节奏感,但是整齐往往有一个缺陷,即对人的感受如果持续太久,缺少变化,则易流于钝滞、呆板。

多样统一是形式美的最高法则,又称和谐。多样是指构成整体的各个部分形式因素的差异性;统一是指这种差异性的彼此协调,其中包括整体各个部分之间的对称,均衡、比例、匀称、节奏等。所以又可以把多样统一视为形式美的基本形式。多样统一体现了自然界和社会生活中对立统一的规律,整个宇宙就是一个多样统一的和谐的整体。多样统一就是寓多于一,多统于一,一中见多,既不能为追求"一"而排斥"多",也不能为追求"多"而舍弃"一",而必须把两个相对立的方面有机地结合起来,在丰富多彩的表现中保持某种一致性。多样统一是客观事物本身所具有的特性,如形有大小、方圆、高低、长短、曲直、正斜;质有刚柔、粗细、强弱、润燥、轻重等;势有动静、疾徐、聚散、抑扬、进退、升沉等。这些对立的因素统一在具体事物上面,就形成了和谐。艺术形式中的"多""不一",正是以客观事物本身的"多""不一"为根据的。但是,仅仅有"多""不一",并不等于美,杂乱无章、光怪陆离只能使人头晕目眩、眼花缭乱,根本算不上美。"多""不一"并不意味着可以冲破和谐,乱作一团,而是要乱中见整、异中求同、寓多样统一于"不一"中见出"一"。因此,艺术家总是追求一种"不齐之齐",在参差中求整齐。现代画家黄宾虹曾说,竹画应使其不齐而齐,齐而不齐。此自然之态,入画更应如此。这些论述都体现了在变化中求整齐的道理。音乐中的节奏、旋律也不能离开这个法则,《乐论》中有"曲折不乱、周旋有度",就是指乐曲要达到统一的意思。我国书法艺术中的篆体,提倡"整中有乱""和而不同",而草体则以"乱中见整""违而不犯"为上。在日常生活中,如一条领带,是由形体、色彩、花色和质地构成的,各部分不相同,给人的感受也不尽一致,该领带美不美,在于各部分是否协调一致。不过,作为服装的一部分来佩戴的时候,领带又连同西装、衬衣、帽子和鞋,变成整体中的一部分。这时,它与穿着者的容貌、体形结合在一起,必然构成与服装相一致的整体美。

多样统一包括两种基本类型:一种是各种对立因素之间的统一,谓之对比;一种是各种非对立因素之间相联系的统一,谓之调和。对比与调和反映了矛盾的两种状态,对比也称对立,或称尖锐的差别,即在差异中倾向于"异"(对立)。是美的事物各部之间具有明显差异的因素相互组合在一起,使人感到鲜明、醒目、振奋、活跃。如色彩的浓与淡、冷与暖,光线的明与暗,线条的粗与细、曲与直,体积的大与小,质量的重与轻,位置的高与低、远与近,声音的长与短、

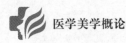

强与弱等,有规律地排列组合,就会相互对照、比较,形成变化,又互相映衬,协调一致。这种对立因素的统一,可收到浓淡适宜、明暗有致、长短合度、大小协调、强弱相济的相反相成的效果。"接天莲叶无穷碧,映日荷花别样红""黑云翻墨未压天,白雨跳珠乱入船",这是色彩的对比;"蝉噪林愈静,鸟鸣山更幽",这是声音的对比。寂静的环境是靠声音来烘托的。形体的对比,如"大漠孤烟直,长河落日圆"等都是把两个明显对立的因素组合在一起,收到相反相成的审美效果。这种由对立因素的统一构成的形式美、一般属于阳刚美,它把艺术作品中所描绘的事物和现象的性质及性格的对立十分突出地表现出来。以便更鲜明地刻画这些事物和现象的特点。在艺术创作中,经常运用对比可对增强艺术效果起到很好的作用。如杜甫的"朱门酒肉臭,路有冻死骨",寥寥数字,就把封建社会的贫富差距揭露得淋漓尽致。小说《红楼梦》中,一边是林黛玉焚诗断痴情,"香魂一缕随风散,愁绪三更入梦遥",一边是贾宝玉与薛宝钗洞房花烛,金玉良缘。这种以喜托悲的烘托手法,也是对比原则的具体运用。调和是在差异中趋向于"同"(一致),是把两种或多种非对立因素互相联系的统一,形成不太显著的变化。色彩中红色与橙色、橙色与黄色、黄色与绿色、绿色与蓝色、蓝色与青色、青色与紫色、紫色与红色都是相似色,但又有浓淡、深浅的层次变化。这种相似或相近的色彩相互配合,在变化中保持大体一致,给人一种融和、协调、宁静的感觉。音乐中的和声,声乐中的二重唱、四重唱,都使人感到融和、协调。这些由非对立因素的统一形成的形式美,一般属于阴柔之美。无论是对比或调和,其本身都要求有变化,在统一中有变化,在变化中求统一,方能显出多样统一的美来。

通常研究形式美,是为推动美的欣赏、美的创造,使美的形式与美的内容更好地统一起来,以便美的形式更充分地表现美的内容。但是,形式美的法则不是固定不变的,随着美的事物的发展,人类审美领域的不断扩大,审美能力的不断提高,形式美的法则也会不断发展,因此我们在运用形式美的法则时,也应有所创造和发展,使形式美更好地为人类审美活动服务。

第四节　审　　美

一、审美的概念、特征及功能

(一)审美的概念

审美是人类的特殊意识活动,具有审美意识的人成为审美的主体,而一切与审美主体发生联系的为审美的对象,就成为具有审美特征的个体、物质和现象,即审美客体。审美主体与审美客体的互动、交错和影响,使审美活动变得丰富多彩,而人们也通过审美活动获得审美的愉悦。审美是指主体对客观事物的能动反映,是人们在社会实践中逐步形成和积累起来的审美的情感、认识和能力的总和,它是人类区别于动物的重要特征之一。

(二)审美的特征

审美除了具有一般实践活动的客观性、能动性、社会性、历史性等特点外,还表现出其他人类实践活动所没有的特征。

1. 直觉性

审美的直觉性是审美主体对审美客体表现出来的一种最原始而又最直接的心理意识形

态。在审美实践中,审美主体通过对审美客体的声、色、形等形象的感知,形成对审美客体的感性直觉,表现出直接的感性领悟和理解。另外,审美主体与审美客体相互之间的交流、交融,伴有浓厚的情感色彩,使审美具有丰富的情感性。审美主体不仅认识、欣赏、感受审美客体,而且能动地表达愉快的情感,不断地丰富、影响、创造着审美客体。显而易见,"审美的直觉性是充满了感情流动的直觉领悟过的活动",是形象性、情感性和创造性的和谐统一。

2. 流变性

审美的流变性不是说审美是不可捉摸的,而是特别强调审美作为人类的意识活动,在一定条件下审美主体与审美客体之间呈现交互作用的动态特征。一方面,它显示了审美客体无论是动态的还是静止的,都要连续地展现给审美主体,而审美主体的心理活动不管是感受、认识、体验还是丰富和创造,都处于变化发展中。另一方面,从审美关系来看,审美客体引起了审美主体的注意,审美主体因此而受到感染,主客体之间交互感染,循环往复,使审美活动处于流动和演变的过程之中。

3. 普遍性

审美的普遍性特征是指审美使人们走出个人狭小的审美天地,审美活动成为具有人类共同意义的创造性活动。审美的生命本能,把人类带入了广阔的审美乐园,任何健全的人都会积极投入审美的怀抱,让审美荡漾在生活的每一个角落,而审美活动又会反过来影响人类的参与、欣赏和创造。从一定意义上看,审美活动体现人类情感的纯洁性,并不带有直接的功利作用,人们的审美情感通过审美对象的价值体系,凝聚人类智慧、力量和创造力,并超越审美活动的民族、阶级、等级、时代等客观属性,使审美对象的美学特征在人们的心目中形成普遍的美感。

4. 差异性

审美的差异性是审美活动个性化的体现,这是由审美的本质所决定的。审美意识是客观存在的审美对象在人们头脑中能动的反映,由于审美主体是有差异的,审美客体更是千差万别,即使是面对同样的审美对象,也会欣赏出不同的美感来。审美的差异性,反映了审美的广泛、复杂和无限,使审美活动呈现多姿多彩的局面。

(三)审美的功能

1. 调节功能

审美的调节功能是审美主体的自我调节活动,主要包括两个方面:审美主体自身的调节活动和审美主体与审美客体之间的调节活动。在审美活动中,人与自身、人与自然、人与社会,会出现许多失衡、失谐、失调等心理状态。审美的调节就是通过一定的审美诱导、宣泄、转移等心理过程,调理审美主体与客体的关系,使之趋于缓和、和谐、平衡。

2. 美育功能

审美的美育功能是指通过一定的方式和设施,为培养人们正确、健康的审美观点和审美情趣,提高认知、欣赏和创造美的能力所进行的审美活动。美育功能主要表现在净化、促进、养成和娱乐等功能上,通过美化人们的心灵,培养良好的行为,促进人们身心愉悦。审美的美育功能,其特点是寓教于美的形象之中、于娱乐之中、于享受之中。

3. 激励功能

审美的激励功能是通过审美活动激发人们的内在潜能,促进审美追求,从而增强自我超越的勇气,达成创造美的愿望。审美的激励作用,不仅唤醒人们内心沉睡的审美能力,而且能够激励人们认识、追求、鉴别真善美,从而不断地丰富审美的内涵。

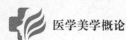

二、审美的主客体及其关系

审美关系是审美活动实施的前提和基础,它由审美主体、审美客体和审美实践三要素构成。审美主体和审美客体构成审美关系的两极。审美实践决定审美主客体之间关系的方式。要研究审美关系,首先必须对审美关系中的主客体内涵及本质特征进行深入探讨。

1. 审美主体

审美主体就是审美行为的承担者,具体是指具有内在的审美需要、具备审美结构功能并与客体构成一定关系的人。审美主体是构成审美关系的主要方面。没有审美主体,审美关系就无以构成。审美主体之所以成为审美主体在于其具有区别于其他事物的内在机制。健全的审美主体是一个复杂的"生理-心理-社会"的有机结构,必须具备以下三个方面的条件。

(1)必须具有完善的社会化审美感官和正常的心理机制。审美主体完善的社会化审美感官主要指欣赏形式美的眼睛和感受音乐美的耳朵及其他感觉器官。正常的生理机制主要指审美主体对外界刺激产生正常反应的神经系统和内分泌系统,这些是审美主体具有审美能力的最基本的物质条件。应当指出的是,任何审美感官和生理机制都不是单一的,而是一种集体文化的历史积淀的功能,都蕴涵着普遍性和社会性的内容,长期的审美实践以及一定的教育和训练使人类历史的审美成果转化为个人的审美能力,使审美主体在感受直观美的形式时便能体会到丰富的情感意义。

(2)健全的心理和丰富的情感。审美是审美主体在充分调动感知、想象、情感、理解等各种心理能力的基础上,形成对审美对象的全面情感体验,因此审美主体必须具有健全的美感心理,以及感情的能量和自觉。如果审美主体情感世界残缺、畸形,没有强烈的审美需求和审美理想,不能对有丰富形式美的审美对象做出迅速的情绪反应,审美过程则不可能发生。

(3)理性思维能力和一定知识储备。审美活动既是一种心理过程,又是一种间接的认识活动,直觉中的理解,受理性选择、诱导和规范,因此抽象的思维能力和必要的知识储备是审美对审美主体的内在要求,同时审美往往表现出不同的层次,如果没有更深层次的认识活动参与渗透,审美就不可能在热情中保持冷静,在直观中保持理智,从而也不可能达到更深层次的美的感受。

2. 审美客体

审美客体即审美对象,它是指和审美主体处于审美关系中,被审美主体欣赏的客观事物,是与审美主体相对应的美学范畴。审美客体包括自然美、社会美、艺术美、科学美等审美对象。审美客体具有内在规定性。马克思认为,对象如何成为其对象,这取决于对象的性质及其相应的本质力量的性质,因为正是这种关系的规定性,造成了一种特殊的、现实的肯定方式。审美客体的内在规定性表现为以下三个方面。

(1)对象性。并非一切对象都能进入到审美视野,只有被审美主体所感知并与审美主体兴趣相契合的对象,才成为审美客体。也就是说,只有审美主体选择的对象才是审美客体。同时,只有被审美主体体验的审美客体,其审美价值才能得到体现。

(2)被体现性。审美客体必须具有审美潜能、审美属性,具有潜在审美价值。它必须是原本可以供人直接观照的,或经过加工后可以直接观照的具体、可感的形象,具有被体验的表现特征,在形式上能为人们的感官所感知,而不是概念或思想的抽象物。它占有一定的时间和空间,具有形状、颜色、音响、质地等自然属性,并成为刺激的信息,直接作用于人的听觉、视觉等感官,引起人们的审美活动。

（3）多样性。审美对象的本质不是固定不变的，而是根据不同的审美主体、不同的审美兴趣和不同的审美方式显示出不同特征。同时，随着主体对象活动范围的不断扩大，内容不断丰富，程度不断加深，而尚未被人们发现的自在之物，也将会越来越多地成为人们的审美对象。

三、审美标准的特征

我们在各种各样的审美活动中，都会不自觉地运用某种规则或尺度去评价和衡量事物和现象，这种用来评价、衡量事物审美价值的规则和尺度，就是审美标准。审美标准具有以下特征。

1. 民族性和地域性

审美标准存在着民族、地域的差异性。不同的民族由于地理环境、语言、经济及历史传统文化的不同，对美的评价标准也不同，审美标准的民族性是由某些民族的伦理道德、风俗习惯、艺术风格、社会风尚等因素形成的。民族性与地域性紧密联系在一起，每个民族都是在一个相对稳定、集中的地方区域和环境下共同生活，在同一种社会政治、经济体制中，审美标准经常表现为一种社会潮流和社会风尚。我国古代对美女的标准是"窈窕淑女""杨柳细腰"，在西方，古希腊的美女标准则是健壮、活泼。最明显的是建筑艺术。中国传统建筑艺术讲究与雕刻艺术融合一起，常表现为"雕梁画栋"，大门口喜欢放两个大石狮子，如故宫的太和殿、中和殿、保和殿前置有铜狮等雕塑，殿顶重檐歇上和层顶上，还雕有龙、凤、鱼、神等装饰物。这在追求几何图形的西方建筑中是绝无仅有的。

2. 社会性和时代性

美总是存在于一定的社会环境中，随着人类社会的发展不断丰富、扩大，具有社会性和时代性。我国古代女子以缠足作为女子美的一个标准延续了上千年，现在人们很难相信历史上曾经存在的这种"美"。女子缠足是在女孩五六岁时在没有麻醉药和止痛药的条件下，强行把脚指头折断，用布裹住，休养后，站起来就成了用脚跟走路的"美女"了。现在还有落后地区的女孩以脖子长为美，她们把一个个的金属圈套在脖子上，使颈椎拉长、变形。以上这两种美的标准违背了真（人类的生理客观规律），破坏了善（社会实践活动），是一种畸形的"美"。审美标准的时代性还表现在同一地域不同时期的差异上。如我国 20 世纪 50 年代的青年人学习保尔，积极响应党的号召，到边疆去，到祖国最需要的地方去，形成一种美好的社会风尚。某种审美标准一旦被承认，就具有了个体难以抵挡的社会性和时代性的强大力量，因此，审美标准是否符合历史发展的客观规律，是否符合人类创造的目的，是一个至关重要的内容。

3. 审美的个性和天赋

美的欣赏活动，是通过个体的直接感受和情感反应实现的，不可避免地带有个人的主观倾向性。当然，这种审美个性无法摆脱社会性和时代性的影响，与审美主体的年龄、生活环境、文化底蕴、爱好习惯等有关，与审美意识的多样性和主观差异性有直接关系。在现实生活中，人们在社会潮流中相对自由地选择自己生活范围内的活动方式，如对于家庭居室的装饰和摆设，机关人员喜欢表现庄重、精干；知识分子追求淡雅、矜持；艺术家喜欢不拘一格、独特、浪漫；暴发户喜欢铺金贴银、金碧辉煌；工人、农民喜欢朴实、整洁。青少年是最易接受新鲜事物的人群，在追求美的过程中表现为无拘无束、朝气蓬勃、清纯、勇敢、执着，所以也经常带有盲目性，特别容易受各种文化宣传媒体的正面或负面的影响。青少年个体之间的相互影响力也比成年人迅速、强烈，所以，加强对青年学生的审美教育，提高他们的审美能力是非常有必要的。

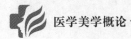

思考题

1. 西方美学史上关于美的本质的主要理论及其代表人物有哪些？

2. 美的本质及美有哪些特征？

3. 优美和崇高、悲剧性与喜剧性的联系和区别是什么？

4. 什么是社会美？社会美有哪些特点？为什么人物形象的美侧重于内容？

5. 什么是自然美？自然美有哪些特点？自然美在审美中有什么积极意义？

6. 艺术美有哪些特点？如何欣赏艺术美？

7. 科学美的种类及其特征分别是什么？

8. 什么是技术美？技术美的特征是什么？

9. 形式美的构成要素是什么？各有什么特征？

10. 什么是形式美的法则？在美容医学实践中如何灵活运用这些法则？

11. 什么是审美？怎样理解审美的特征？

12. 美感是什么？为什么说劳动创造了美？

（王　丽）

第三章 人体美学与医学人体美学概论

学习目标

掌握:人体美的特征及表现形式;医学人体美的概念及特点;人体的黄金分割(12个黄金点,8个黄金矩形,4个黄金三角和6个黄金指数);人体曲线美的特征;健康的新概念。

熟悉:人体美的概念;黄金分割的概念;人体美中的$\sqrt{2}$规律;曲线给人美感的原因;疾病和心理状态对人体美的影响。

了解:医学人体美学的研究方法;黄金分割的由来及求取方法;黄金分割的美学内涵;曲线与曲线美的定义;人的生命活力美的相关表现。

第一节 人体美与医学人体美的概念

人体是自然界的一种客观存在,体现了形式美。人体既是审美主体,又是审美客体,历来被人们作为美的对象来研究、认识、表现。叔本华认为,"任何对象都不能像最美的人面和体态那样迅速地把我们带入纯粹的审美观念,一见就使我们充满了一种不可言语的快感"。达·芬奇也表明,"人体是大自然中最完美的事物"。我国医学美学学科创始人之一的彭庆星教授认为,达·芬奇只说到了一半,应该补充另一半,即"而且是社会存在物中最真最美的形态。"

一、人体美的概念、特征及表现形式

(一)人体美的概念

人体美是一种独特的、将人体作为审美对象具有的美。人体美是人对自身的深层次的认识,是人对美的自我欣赏和追求。从古至今,从中到外,人类对人体美的赞美不绝于耳,古希腊人认为,之所以用人的形象来代表神,因为世界上没有比人更美的形式。莎士比亚说"人是宇宙的精华,万物的灵长"。

一般人们常说的人体美,是狭义的人体美,主要指人的形体和容貌的形态美,如英俊、靓丽等词汇形容的美;从广义上说,人体美不仅包括人的身材、相貌、肤色、发式、体态、装饰的美,还包括人的风度、举止、言谈所表现出来的一种精神风貌和内在气质的美。

（二）人体美的特征

人体美是介于自然美和社会美之间的一种美。英国学者莫里斯认为，人体既是生物体也是文化现象。就人体美产生的生理形态而言，基本上属于自然美范畴；但人体美的形体和面相作为人的生存状态的感性体现，必然反映着经历、品质、性格，故有着深刻的社会内涵，它又属于社会美的范畴。因此，人体美表现在人体本身的和谐统一，有对称的造型、均衡的比例、柔和的线条、富有弹性的肌肉、光洁的皮肤、顾盼的眼神、灵活的动作、高雅的气质、不俗的风度等。总体可以归纳为以下三个方面。

1. 身材相貌，比例协调、匀称

中国战国时代的宋玉在《登徒子好色赋》中写道："东家之子，增之一分则太长，减之一分则太短；著粉则太白，施朱则太赤。"古希腊的医学家噶伦认为身体美确实在于各部分之间的比例对称。这都说明了人体美的重要因素是人体各部分之间的比例协调。亚里士多德认为，美要依靠体积安排，太长、太大不能一览而尽的东西不会是美的；太小、难以感动的东西也不会成为美的东西，只有大小适度且能认识其整一性才是美的东西。人体就是各个不同形状和功能的部分结合而成的统一体，它的长短、大小与欣赏者相等，最便于建立和谐的对应关系。现代美学研究证实健美的人体是多种黄金分割的集合，在人体上，可以认识到上下、左右、前后的整体关系，可以理解整体与局部的协调统一，可以感受到曲与直、方与圆、软与硬的对比和和谐产生的韵律节奏关系。人体，尤其是人体的曲线之美，使人类对人体形成了以"S"形曲线变化为核心的共同审美情结。

2. 姿态动作，自然、和谐、庄重、优美

人体美多会通过姿态动作而表现出来，一般分为静态和动态两部分。静态是人体在一定时间内的相对静止状态；动态是人体在各种活动中交换的不同姿态，静态是动态的转换形式。中国古代有一种具有东方特色的，关于人体动作姿态美的审美要求，即"坐如钟、站如松、行如风。"近代以来，西方也十分崇尚姿态美。如英国哲学家培根就认为，在美的方面，相貌的美高于色泽的美，而秀雅合适的动作美又高于相貌的美。无论静态还是动态，作为美的人体，在体形的变化与动作协调中都能产生节奏、韵律、力量、幅度、速度等，使人体具有灵巧性、稳定性、协调性、准确性、柔韧性等优美而和谐的动作姿态。

3. 气质风度，雅而不俗

气质风度是人的各种姿态长期形成的较为稳定的个体心理特征和精神风貌。所谓气质就是一个人通过其职业形象、生活态度、言行举止、兴趣爱好和情绪性格等行为方式，综合反映出来的其特有的天赋智慧、文化素养和思想品质。人的气质蕴涵在形体之中，又通过形体、动姿和神态表现出来。它是人的生理素质与社会实践相结合的产物，是人的灵与肉的统一性表达。美的气质风度，不是一朝一夕形成的，而是长期生活的积淀、结晶，它是内秀与外美的有机结合，是个体和环境的相互适应。美的气质风度应该是热情而不趋于轻浮，豪爽而不落于粗俗，潇洒而不流于傲慢，文雅而不失于做作。

（三）人体美的表现形式

无论是形体和容貌，男性、女性的人体美都有明显的差异。女性美注重肌肤圆润而有光泽、面容姣好而鲜嫩、身体灵活而匀称，以及隆起而富有弹性的乳房具有作为生命之母的形体的恰当和谐。男性美则表现为面部轮廓清晰分明、体格和谐匀称、肌肉结实、胸廓宽阔厚实、步伐矫健坚定。

此外,人体美还表现在外在美和内在美的形式上。

1. 外在美的表现形式

人的外在形态的美,常常使人第一眼就感觉愉悦,能够形成良好的第一印象。《红楼梦》里描写林黛玉初进贾府见到迎春、探春姐妹的情形:"第一个肌肤微丰,合中身材,腮凝新荔,鼻腻鹅脂,温柔沉默,观之可亲。第二个削肩细腰,长挑身材,鸭蛋脸面,俊眼修眉,顾盼神飞,文彩精华,见之忘俗。"

外在美通常表现在容貌美、形体美、举止美和服饰美上。容貌美在人的外在美中占据重要地位,是美的集中表现,眉清目秀、明眸皓齿、端庄秀丽可以直接体现出一个人的活力和美感。形体美要求人体各部分比例和谐、适中、对称,并且皮肤光洁、肤色健康、秀发亮泽。举止美要通过形体的静态变化和协调、准确、灵巧的动态动作,显示出人的力量、柔韧、造型的优美和节奏、速度、机智,富于感染的个人魅力。服饰美则要根据合体、整洁、实用的原则,通过色彩、款式充分体现个性,适应服饰潮流和时代特点。

2. 内在美的表现形式

内在美是指人的内心世界的美,是人的思想、品德、情操、性格等内在素质的具体体现,所以内在美也称为心灵美。正确的人生观和人生理想,高尚的品德和情操,丰富的学识和修养,构成一个人的内在美。人是万物之灵,是有思维的动物,这是人体美区别于世间万物的根本所在。保加利亚伦理学家瓦西列夫认为,美绝不单纯是作为具有各种生理特点的物质结构的男性或女性的身体,它也包括社会因素和精神因素,审美化总是把身体和意识、身体素质和精神品质结合起来,美仿佛是发自体内的光。所以,内在美是可以通过一个人的气质风度、性格品质、心智才情等折射出来的。

值得思考的是,人体美一般来说是内在美和外在美的和谐统一体,但确也存在某些外形美而内心丑陋或内在美而外形丑陋的割裂现象,这应属社会美学研究范畴。由于外在美的反映是直接凸显的、可客观评判的,而内在美常是间接隐蔽的、不易评判的,所以人体美学更多地从外在美而不是内在美的角度进行评价。

二、医学人体美的概念和特征

(一)医学人体美的概念

人体美学研究人体美及对人体美感受和创造的规律,在不同的学科领域,由于不同的审美主体和目的,形成了不同的学科内容。如在艺术领域和文学创作领域形成了艺术人体美学,在医学界,将人体作为医学的审美对象,形成了医学人体美学和医学人体美的概念。

我国学者彭庆星教授从"生物-心理-社会医学"模式的角度和美学的角度综合分析、评价人体美,由此提出了"健美的人体"或医学人体美的概念,即医学人体美是指人在正常状态下的结构形态、生理功能、心理舒适和社会适应等层面上的,全方位合乎目的的协调、匀称、和谐和统一。这是人的全面本质在人的生命活动中的显现,是自然进化与劳动实践相结合的产物,可以说人的生命活力美是医学人体美的核心,医学人体美是医学美的核心,也可以说是医学美学的核心范畴。

医学人体美作为一个多层次的整体概念系统,它内含一系列成对存在的特殊的子概念,如现实人体美与标准人体美、体形美与结构美、功能美与生命美、体魄美与智能美、动姿美与气质美、外在美与内在美等。

1. 现实人体美与标准人体美

现实人体美是指进入人类社会以来一直存在于现实生活中的有血、有肉、有情感、有思维的人体之美。它是一种具有人的生命活力的、生机勃勃的人体美，它是人在自然进化与生产实践相结合的漫漫历史长河中，按照美的规律改造客观世界的同时也改造自身而形成的一种自身之美。标准人体美是艺术家和医学家通过不同的渠道和方式，对现实人体美进行探索、研究、提炼和追求的"产品"，是可供人们欣赏的关于人体美的"艺术作品"。后者从现实人体美中提炼的"产品"则有先后两代：一代是关于人体美的标准参数，这是一种医学美学理论产品，即所谓标准人体美；第二代是再运用标准人体美的科学理论于维护、修复和塑造现实的人体美，以激发其生命活力之美，达到现实人体美的再现和升华的目的。这就是人体美在医学美学和美容医学实施中与标准人体美相辅相成的双向关系。

2. 体形美与结构美

体形美是指人体的形态之美，它是形式美法则在人体美中的集中表现，所以它又被称为人体的形式美。人体的生理结构美从宏观和微观两个方面来看：宏观结构美，即人体的整体美及其各部位之间的均衡、匀称、协调之美，可通过框架比例匀称的骨骼、肌肉表现出来，也可通过色调和谐的皮肤、指（趾）甲和毛发等反映出来；微观结构美，即体内细胞、染色体和 DNA 双螺旋等微细结构之美。

3. 功能美与生命美

功能美是人体的生理功能美的简称。上述人体生理结构美是为了承担人的生理功能重任而存在的。不同的结构承担着不同的功能任务，而且不同的功能任务也决定着不同的生理结构。人体生理功能的常态也是一种自然美，一种自然有机状态的美，即人体的生理功能美。人的生理功能美，使人的体形美和结构美呈现出一种生命活力美，即生命美。人的生命活力美，是人的生理结构美和功能美的体现，也是人的全面本质的集中反应。

4. 体魄美与智能美

体魄美，即体魄强壮之美，是人的体形美、结构美、功能美和生命美在同一个体中高度统一的表现。体魄美以健康为基础，以强健、丰腴和结实为特征，男性表现为魁梧、粗犷、雄健、豪放和挺拔的阳刚之美；女性表现为苗条、丰满、圆曲、红润、细腻和富于弹性的阴柔之美。人作为万物之灵，人体美的支柱也是这个"灵"，即是人区别于动物的一种本质特性——智能美。所谓智能，是指人类能动地认识世界和改造世界（含自身）的才智和本领，是人的认识能力和行为能力的总和，它是人的思维素质、社会影响（含教育）和个人勤奋三大因素相互作用的产物，其核心是思维。思维和智能之美以体魄美为基础，是体魄美的升华和进化，使人的生命美成为大自然中至高无上的奇迹和造化。马克·吐温认为"构成生命的主要成分，并非事实和事件，它主要的成分是思想的风暴"。这无疑是"人化自然"的最高产物。

5. 动姿美与气质美

动姿是指人的动作和姿势。动姿美是躯体各部分配合协调的表现。人的一举一动、一颦一笑都是协调的。气质是指一个人通过其职业形象、生活态度、言行举止、兴趣爱好和情绪性格等，所反映出来的特定的天赋智慧、文化素养和思想品质的总和。气质是人的高级神经活动在行为活动中的表现，是人的生理素质与社会实践相结合的产物。古希腊医师希波克拉底创立气质学说，将人分为多血质、黏液质、胆汁质和抑郁质四型，巴甫洛夫则按高级神经活动状态将气质分为强而平衡灵活型、强而平衡不灵活型、强而不平衡型和弱型四型。在现实生活中，极少有人只具有某单一气质类型，多数人是以某种气质为主兼有其他类型气质的特点，并且,一个人越是聚集多种气质特点就越富于美感和魅力,越趋于人体美的完善,这就是气质美的特点。一个人特定的气质美,往往决定其特定动姿美,并以动姿美为其特定的外化形式,一个人的行为美则是其动姿美与气质美相统一的表现。

6. 外在美与内在美

外在美,如上述体形美、体魄美和动姿美,为表层之美;内在美,如结构美、功能美、生命美、智能美和气质美,为深层之美。内在美与外在美的和谐统一才能反映人的全面本质的人体美,其和谐统一的程度越高,美的素质也就越高。

（二）医学人体美的特征

医学人体美与一般人体美相比较,具有如下特征。

1. 人体形式美的和谐统一

人体形式美是形式美法则在人体美中的集中表现,所以又称为人体形态美。

（1）人体形式美表现在人体生理结构客观与微观的完整统一。

人体作为生命的载体具有生理结构之美,医学人体美首先通过人体生理结构的形式美表现出来。世间万物,只有人体天然地汇聚了所有形式美的法则,对称、匀称、均衡、整体性、节奏、主从、和谐、对照、黄金分割、多样统一等,形式美的法则全方位地反映于人体,从而使人体美成为大自然中至高无上的奇迹与造化。从客观的生理结构来看,人体美是整体美及其各部分之间的均衡、匀称、协调之美。这种美既通过色调和谐的皮肤、毛发、指（趾）甲等反映出来,也通过骨骼、肌肉和五官体现出来。从微观结构看,体内细胞、染色体和 DNA 双螺旋等也展现出不凡的人体形式美。客观结构与微观结构的和谐统一,构成了人体的血肉之躯的整体美,即人的体形美。

（2）人体形式美表现在人体运动中韵律与节奏的和谐统一。

健美的人体即使进行最大限度的动作时,也有一种平衡感,就像钟摆一样总能够重新回到固定的重心,从而给我们以均衡的印象。人体的每一块肌肉的活动与整个人的动作存在着和谐的关系,并有一种形体不断变化的微妙连贯性。形体的高低、起伏、转折所形成的轨迹具有韵律感。人体动态线的长短、强弱、急缓、疏密产生节奏。运动的人体作为一个整体,其形象和运动中潜藏着韵律和节奏的律动。和谐、韵律和节奏在人体运动中与变幻体形不断交互、融合,表现出动中有静、物物相应的均衡。

2. 人的心理与躯体的和谐统一

医学心理学认为,一个完整的人体应包括心、身两部分,两者相互影响,任何心理反应总伴随着一定的躯体变化,任何躯体的变化也总是伴随着相应的心理反应。审美活动对人的肉体感官产生着相当重要的作用,塑造着人的精神世界,医学人体美应是"灵"与"肉"的有机统一体。

人的容貌体形和生理结构是先天的,而气质风度作为人体活动的一种内心体验和精神实质,是后天习得的一种心理现象。

3. 人的自然美与社会美的和谐统一

人即是自然的人也是社会的人,人体的美也是介于自然美与社会美之间的一类特殊形态的美。就人体美产生的生理形态来说,人体美属于自然美范畴;但人体美作为人生存状态的一种感性体现,反映着个体的经历、品质、性格,同时反映着深刻的社会内容,这时人体美又属于社会美范畴。处在一定社会关系中的医学人体美是自然性与社会性的统一,具体表现在以下几个方面。

（1）人类的自然进化是以种族社会的生存有益发展进行选择的。远古人类为了生存和发展，会以比例对称、均衡、灵活等特征为美，并在种族繁衍过程中通过自然选择得到巩固和完善。因此，人类保留了祖先对某些色、形、音及一定组织方式天然美的爱好，同时又增加了某些社会性原始美的内容。例如，澳洲原始部落中盛行科罗薄利舞，男舞者面对女舞者矫健地狂舞，越是发育良好、矫健灵活，越容易被异性接受，而留下更好的后代。

（2）劳动创造人类，劳动创造美。劳动使人最后脱离一般动物，使猿脑进化成人脑，脑容量的扩充使人额隆起，头颅变圆，而猿类的头顶是扁平的。人在社会劳动中形成的直立，不仅塑造了人的躯干和肢体之美，也塑造了眉、眼睛、耳朵、牙齿、颈、下巴、嘴唇、两颊和鼻子等各器官之美，可以说一个最普通的现代人与猿类相比是更"眉清目秀"的。劳动是社会现象，因此，人的身体一半是自然的杰作，一半是社会的产物。

（3）不同时代、不同社会群体对人体美的标准不同。车尔尼雪夫斯基对此进行了细心的观察和精当的分析，他认为，乡下的普通农民以青年农民或农家少女拥有非常鲜嫩红润的面色为美的第一个条件，而弱不禁风的上流社会美人断然是不漂亮的。在我国，相传春秋时代以细腰为美，便有"楚王好细腰，宫中多饿死"之说，而唐代则相反，崇尚丰满而不崇尚纤弱，以妇女丰腴为美。因此，不同阶层和不同时代的人的身体总是感性地呈现着不同社会本质。

4. 人的普遍性与差异性的统一

把人体当作一个"类"来与大自然中其他"类"相比较，人体这个最美的"类"具有普遍性，普遍的标准由形式美法则来决定，一般表现为左右对称、比例均衡、线条柔和、体形匀称、动姿协调、眼神炯炯等美态。达·芬奇通过研究发现，人体结构中许多比例关系接近0.618（黄金分割），说明人体本身是黄金分割的杰出样本。例如，对断臂维纳斯进行测量，以肚脐为界，其上、下半身之比，头顶至咽喉与咽喉至肚脐之比，脸部的宽长之比，躯干的宽长之比，乳房所在位置的上、下长度之比等，都近似黄金分割。

但是，人体美的普遍性并不意味着就是"千人一面"，人与人是有差异的。一般美貌人群的容貌比例也有差异，一般差异仅在5%以下，若超过这个比例，就可能形成脸部魅力的异化；若差异比例超过10%，脸部的吸引力就会大大降低。随着差异比例的增大，美就逐渐向丑转化，转化到一定程度就出现畸形状态。人体美是普遍性与差异性的统一，人体的普遍性与差异性主要表现在以下几个方面。

（1）不同性别的差异。

由于生理上的明显差异，男女无论是体形和容貌都有不同的审美标准。男性强调"阳刚之美"，体现为雄伟矫健，体型呈倒三角，上宽下窄，不平衡，宜于动；女性侧重"阴柔之美"，体现为温柔典雅，体型呈正三角，上窄下宽，较为稳定，宜于静。因此，在塑造人体美时，必须遵循男女有别的原则，避免"男子女性化"或"女子男性化"的现象。

（2）不同年龄段的差异。

人在少年、青年、中年或老年时期，由于发育和生理心理不同，表现出不同的审美特征，人体美应与人的年龄相适应。青春期时人体发育达到成熟阶段，此年龄段体格发育迅速，身高、体重的变化使男性青年显得强壮有力，肩宽腰粗，下肢细长，而女性青年则上身细窄下肢丰满，充分表现出人体的健与美。同时，由于性功能趋于成熟，性激素分泌量增多，男孩开始长出胡子，喉头突出，体格变得高大；女孩则乳房隆起，声调变高，皮下脂肪增多，体态丰腴。处于青春期的男女表现为精力充沛、身强力壮、朝气蓬勃。人进入中年以后，随着年龄的变化，机体渐渐衰老，皮肤张力和弹性降低而松弛，额前部出现皱纹，鼻唇沟加深，毛发稀疏、变白等。因此,在修复、塑造人体美时,必须考虑不同年龄段的审美特征。

（3）不同种族、不同地区的差异。

人类在发展进化的过程中,由于不同地区大气中的各种物理参数,诸如气温、气压、温度以及日照、降水等差别较大,为了适应当地的自然环境,在自然进化的历程中潜移默化,形成了不同人种,根据皮肤颜色、头发颜色和状态,以及眼睛颜色,人类学家将人类分为黄种人、黑种人和白种人等多种人种。在欧亚大陆,可以明显看出,越往南走,人的皮肤颜色越深,反之则皮肤颜色越浅。

生活在赤道附近、热带地区的为黑种人,由于光照强烈,紫外线强、气温高,人的皮肤多为黑色。黑种人肤黑,发短而呈螺旋状,唇厚凸,鼻宽而扁,口裂宽。黑色皮肤可以抵挡强烈的阳光损害,有着积极抵御非洲酷热气候的能力;宽而扁的鼻子和厚凸的嘴唇便于散热;手掌和脚掌发达的汗腺有利于排汗降温。有趣的是非洲人几乎都是卷发,每一卷周围都留有空隙,当炽热的阳光向头顶投射时,这种卷发恰似一顶凉帽。

生活在寒带及温带高纬度地区的为白种人,他们肤白,金发、蓝眼,头发呈波纹状,唇薄、鼻高,个子高大。由于他们生活的地区气候较寒冷,阳光稀少,紫外线弱,因此人们的皮肤颜色浅淡,易于吸收弱的紫外线,有利于身体发育;较高的鼻梁和长鼻孔道,吸入的冷空气经过长长的鼻孔道有一个"预温"过程,有利于人体恒定体温。

生活在气温温和的低纬度温带的为黄种人,特点介于上述两者之间,肤黄、发直、黑发、黑眼,颧骨高,面部较扁平。中国各民族人群大都属于黄色人种。然而中国地域辽阔,南方和北方日照气候差异大,故可见我国南方人身材较矮小、肤色较深,北方人身材高大、肤色较浅。

（4）同一个体不同情绪状态的差异。

情绪的产生是大脑皮质边缘系统、丘脑、脑干网状结构共同活动的结果,它必然影响内分泌功能、神经调节功能和免疫功能,对身体状况产生影响,并通过神态肤色的变化反映出来。当人高兴时,心情愉悦,大脑内神经调节物质乙酰胆碱分泌增多,体内会产生有利于血液通畅、皮下血管扩张的物质。血液涌向皮肤时,面色红润,容光焕发,给人以精神抖擞、神采奕奕、充满自信的感觉。反之,当人过度紧张、情绪低落时,体内肾上腺分泌增加,使动脉血管收缩,供应皮肤的血液骤减,面色会显得苍白或蜡黄,给人以晦气十足、缩手缩脚的感觉。如果一个人长期郁郁寡欢、焦虑愁闷,会使神经内分泌功能失调,上皮细胞合成过多的黑色素,堆积在皮肤细胞之中,皮肤变得灰暗无华。忧愁苦闷还可导致神经衰弱、失眠,也影响到皮肤的血液供应,使眼圈发黑、肤色黯淡无光泽。

三、医学人体美学的研究方法

医学人体美学的研究方法涉及人体解剖学、人体形式美学、体质人类学、文化人类学等许多领域。它与艺术人体美学的研究方法虽有渊源,但两者无论在研究的内容还是手段上均有明显的区别。艺术人体美学主要应用有关形式美学研究方法,而医学人体美学除了应用有关形式美学外,更注重定量的方法,从而极大地增加了医学人体美学研究方法的科学性,使医学人体美学既建立在科学研究方法的基础之上,又有别于一般艺术的人体美学。

医学人体美学研究方法主要有观察法、测量法、人体解剖学方法、体质人类学方法、计算机图像处理方法以及科学抽象思维方法六种。

（一）观察法

观察法是研究者采用直观形式,有意识、有目的、有计划地对人体美的各个侧面或整体进行的一系列感性研究活动。通过大量收集其感性材料,用以系统描述人体美特征的一种经验研究方法。

在医学人体美的观察法实施过程中,研究者要全面运用自身感官来直接感知各种具体的人体美,包括个体的或群体的人体美,从而获得丰富的感性材料,进而形成概念,并加以判断推理,以达到对各种人体美特征的概括性认识。其方法可分为以下三种。

1. 个体观察

个体观察适用于对美貌个体的个案性研究,对现实生活中某一特定的典型个体之美进行局部或整体的观察,从而认识其美貌特征。

2. 群体观察

群体观察范围可以是一个家庭、一个学校、一个村庄、一个城市或一个地区,是对一定范围内社会人群的美学共性特征的观察。

3. 分类观察

分类观察是指根据观察的需要,将社会人群划分为不同类别以比较、观察其美的共性和差异性,如按性别、年龄、地区、种族、国度等进行观察。

(二)测量法

本方法主要适用于医学人体形态美的研究,主要有直观计量法和影像测量法两类。

1. 直观计量法

直观计量法主要采用各种传统计量工具对人体不同部位进行直线、弧线、角度、弧度、面积、重量等点、线、面之间比例关系的测定。一般常用的工具有直角规、弯角规、人体测高仪、三角平行规、量角器、卷尺、秤等。

2. 影像测量法

影像测量法主要是运用各种影像技术来研究人体形态美的方法,目前主要用于容貌美的测量。常用的有照片测量法、立体摄影法、X线头影像测量法和云纹影像测量法等方法。

(1)照片测量法。此法主要价值是依据照片对被测对象的面部在整体认识的前提下,研究面部各部分比例及形态结构的特征。优点是资料获取容易,软组织结构显示清晰。缺点是不能显示出软硬组织关系,更不能提供三维结构信息。

(2)立体摄影法。此法是立体摄影技术在人体形态美研究中的应用,但设备昂贵,未成为常用研究方法。

(3)X线头影像测量法。此法主要是X线测量头颅定位照相所得的影像,将牙、颌、颅面各标志点描绘出一定的线、角并进行美学方面的测量分析。该项技术首先由美国正畸专家Broad Bent于1931年创立,并在应用中得到发展。一般包括X线侧位片和正位片的测量分析。前者可揭示面部两侧的对称性、中线切牙关系和面宽,从而为头面部的研究提供三个平面的信息。此法经过数十年的发展,现已作为口腔正畸医生和正颌外科医生进行临床诊断和治疗设计的常规手段之一。

(4)云纹影像测量法。此法是我国医学美容界广泛应用的一种方法,优点是其为非接触性测量,测量方便、迅速,便于信息存储和再测量。此方法是1970年由英国学者Meadous和日本学者高崎宏创立的方仪测量法——莫尔云纹法,又称立体测量法或方仪影像法,基本原理是利用光线通过基准光栅投射在凹凸不平的物体表面上而产生的一种变形光栅,这种变形光栅能反映物体表面的三维立体结构的信息。

（三）人体解剖学方法

人体解剖学方法是通过人体解剖学方法来研究人体美，我国学者王志军、高景恒关于国人面部浅层肌膜系统（SMAS）解剖学的美学研究成果即属此类研究方法。此法最早由欧洲文艺复兴时期达·芬奇使用，其在使用过程中发现了人体美的诸多数据，并认为自然中最美的研究对象是人体。

（四）体质人类学方法

体质人类学是研究人类体质及其类型在各历史阶段变化与发展的过程及其规律的学科。体质人类学中的人种学与人体测量学的结合可用于医学人体美研究。19世纪以来，西方即有人将此法用于研究人体美。在我国，由学者何伦首先提倡将体质人类学方法用于医学人体美的研究。

（五）计算机图像处理方法

随着计算机应用的发展，采用最新现代技术图像的计算机数字处理也逐渐应用于临床。结合微计算机技术进行图像处理技术是20世纪70年代初遥感图片和生物医学图片分析两项应用技术取得成效后才开始迅速发展起来的。目前数字图像以其快速、精确、可控性等特征已在医学诸多领域中受到重视并取得成果。颜面整形、正颌整形、美容外科等领域的专用图像处理及其应用软件也相继建立。在医学美学、美容的测量研究和综合分析水平上迈出新的步伐。例如MR-9C彩色计算机美容整形显像系统，适应了我国医学美容事业的迅速发展。该系统融计算机图像处理技术与现代美容技术为一体的真彩色专用医学图像处理系统，可实现美容手术方案设计、整形效果术前模拟、模型参数自动测量、图像存储美学分析等功能，可对各种先天和后天的缺损、肥大以及形态、面容、体型进行精确术前模拟，为临床研究形态学和定量修复提供了先进、可靠、精确的科学分析手段。

（六）科学抽象思维法

人体美研究不仅靠感性方法，还要靠理性方法，从抽象到具体的方法，即从感性和具体出发，通过分析，由感性具体上升到理性思维的抽象，然后再通过综合，由思维的抽象上升到思维的具体方法。医学人体美研究正是从现实人体美入手，通过各种科学实验手段和社会调查方法，从众多人体美中能动地、科学地抽象出其美学参数和规律，认识人体美的标准，构成一种关于人体美的科学观念，反作用于现实人体美，科学抽象思维法成为维护、修复和塑造现实人体美的重要环节。

（刘　波）

第二节　医学人体美学的基本规律

一、人体的黄金分割美

黄金分割（golden section），又称黄金律、黄金比或黄金段，是指事物的形式各部分之间的一定数学比例关系，它是一个无理数，约为0.618033988…，它不但在数学中扮演着神奇的角色，而且在建筑、美学、艺术、军事、音乐等方面都可以找到这个神奇数字的存在。彭庆星教授曾提出"人体美是黄金律的天然集合"的论点。在人体美学设计中,黄金分割对确定人体器官及部位间的最佳比例数值具有重要的参考意义和应用价值。

(一)黄金分割的由来

黄金分割是在两千多年前(公元前 6 世纪)由古希腊著名数学家、哲学家毕达哥拉斯所发现。相传,毕达哥拉斯有一次经过铁匠铺时,听到了极为清脆悦耳的打铁声,随后便仔细测量了铁锤和铁砧的尺寸,发现两者之间的比例关系为 1:1.618。随后他用木棒反复实验,将一根木棒分成两段,当较短一段与较长一段之比恰好等于较长一段与全长之比,即为 1:1.618时。毕达哥拉斯学派研究过正五边形和正十边形的作图,即有关黄金分割的问题。到公元前4 世纪,古希腊数学家欧多克索斯第一个系统地研究了这一问题,并建立起比例理论。直至公元前 300 年前后,欧几里得撰写的《几何原本》中,才系统论述了黄金分割,成为最早的有关黄金分割的论著。这个神奇而美丽的法则,被古希腊美学家柏拉图赞誉为黄金分割律,简称黄金律。

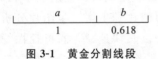

图 3-1 黄金分割线段

黄金分割是个含有无理数在内的数字,如果取至小数点后第三位时,则为 0.618,即将一整体一分为二,较大部分与较小部分的比,等于较大部分与较小部分之和与较大部分的比。设 $a > b$,则 $a:b = (a+b):a$,其结果为 1:0.618(图 3-1)。

在线上求得黄金分割点的方法有很多,最常用的方法是根据勾股定理利用尺规作图的方法。

(1)在纸上画一条线段 AB。在点 B 上作 AB 的垂线 BC,其长度为 $BC = AB/2$(用圆规截取),连接 AC(图 3-2)。

(2)用圆规以点 C 为圆心,以 CB 的长度为半径画弧,交 CA 于点 D(图 3-3)。

(3)再用圆规以点 A 为圆心,以 AD 的长度为半径画弧,交 AB 于点 E,则点 E 为线段 AB 的黄金分割点(图 3-4)。

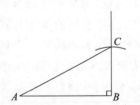

图 3-2 求黄金分割点步骤一

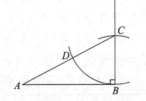

图 3-3 求黄金分割点步骤二

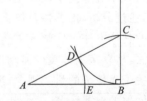

图 3-4 求黄金分割点步骤三

此外还有黄金矩形(图 3-5),即其宽与长的比恰好为黄金分割比 1:1.618,可用下面的方法求得。

(1)先作一个边长为 1 的正方形 $ABCD$,并连接一组对边的中点,即点 E 与点 F,把正方形左右均分。

(2)再以点 F 为圆心,以 FC 的长度为半径画圆弧,交 FD 延长线于点 G。

(3)过点 G 作垂线,交 EC 延长线于点 H,则矩形 $ABHG$ 为黄金矩形。

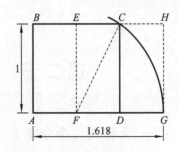

图 3-5 黄金矩形

数千年来,人类对这一神奇的数字不断进行着追求和探索,人们发现,1 除以 1.618 恰巧等于 0.618,因此,黄金分割的比值是 1.618(长段:短段)或 0.618(短段:长段)都是正确的。

更奇妙的是,1 与 0.618 的差值 0.382 除以 0.618 也等于 0.618。数学家们还发现 2∶3、3∶5、5∶8 等都是黄金分割比值的近似值,并以分子、分母之和为新的分母而递增,即 3/5、5/8,8/13,13/21,21/34,34/55,55/89…。数字越大,其分子、分母的比值就越接近于 0.618,数学上将此称为弗波纳奇数列。根据这个数列规律,又可以从线段黄金分割求出面积黄金分割。

(二)黄金分割的美学内涵

黄金分割以严格的比例性、艺术性、和谐性,蕴藏着丰富的美学价值。以黄金分割创造出来的建筑和雕塑等艺术形式都被认为是美的表现。19 世纪德国著名数学家阿道夫·蔡辛断言,宇宙万物,凡符合黄金分割的,总是最美的形体。纵观世界文明,黄金分割被运用到建筑、雕塑、绘画、音乐等各领域,如古埃及的大金字塔、雅典的巴特农神殿,文艺复兴时期的艺术品,米开朗琪罗的雕塑《大卫》、达·芬奇的画作《蒙娜丽莎的微笑》,贝多芬、莫扎特、巴赫的音乐里也流动着黄金分割的完美音符。达·芬奇通过研究发现人体结构中很多比例关系都接近 0.618,说明人体本身就是黄金分割的杰出样本。对这样一个具有美感的比例数字的研究,成为人们探索美产生的重要途径,体现了人们对美的渴望和追求。

在现实生活中,黄金分割也被人们运用到书法、绘画、摄影等方面,连日常生活用品的设计也近似于 0.618 的比例,力求美的外观符合黄金分割,如电视屏幕、冰箱、书本的设计等。人们还发现下列情况都体现着黄金分割的神奇。

(1)人体感觉身心最舒适的环境温度是 22~24 ℃,这是因为人的正常体温 37 ℃ 与 0.618 的乘积(约 22.8 ℃)恰恰位于这个温度范围之内,这是机体的新陈代谢、生理节奏和生理功能均处在最佳状态的温度。

(2)科学研究证实:每天 7.5 h 是最理想的睡眠时间(通常应不多于 8 h 且不少于 6 h),长期以这种方式睡眠的人大多都既健康又长寿。这个时间正好符合夜晚 12 h 的黄金分割(7.416),即近似 7.5 h。

(3)人体的血压是生命的基本标志之一,由于舒张压是在一次心跳时,心脏舒张压末期动脉血压下降所达到的最低值,即血液灌注到全身各个器官所需的最低的压力值。如果此值位于收缩压的 0.618 倍以上,恰与下半身长度(以脐为界)为全身的 0.618 吻合,这样才能保证距离心脏最远的下肢末端得到充分的血液供应。它的生理意义在于消耗最小的能量而能满足机体的需要。

(4)美国生理学家的研究表明,当人们无论看到什么物体,其形象都是通过视神经传入大脑,从而产生 α、β、γ 等五种脑电波,当人们受到美的形象刺激时,所测得的多为 β 波,而 β 波的低频与高频的比值十分接近 0.618,这就是人类对审美中黄金分割的思维反应,是人类在审美中产生黄金分割美所特有的生理学基础。

(5)研究证明,一年中 7—8 月两个月间,人体血液中淋巴细胞最多,能生成抵抗微生物的淋巴因子,此时人的免疫能力最强。

(6)人体的很多重要穴位也与黄金分割有关,如头顶至后脑的 0.618 处是百会穴,手指到手腕的 0.618 处是劳宫穴,脚后跟到脚趾的 0.618 处是涌泉穴等。

(7)人们觉得长方体比正方体好看,尤其当其宽边与长边之比接近于 0.618 时,最能引起直觉美感。

(8)有经验的歌唱家、报幕员、乐器独奏者,都站立于舞台的黄金分割点,这会使他们看上去更和谐,更具有欣赏美。

综上所述,黄金分割是人类探索自然美与医学美学的一条新途径,当然,黄金分割不是美的绝对比例,其他比例也可以构成美,如天鹅颈长尾短、中国石狮子头大身小也是美的,因此,美的创造也不能机械地受黄金分割的限制。

(三)黄金分割与人体美

人类最早的审美客体就是人类本身,这可以从最早发现黄金分割的古希腊民族崇尚人体美的记载中找到依据。自那时起,人们对人体美进行探索,发现人体美是大自然无数美好事物中最杰出的典范,人体到处存在着黄金分割这个绝妙的比例。

我国学者对人体黄金分割的研究也有较大进展,彭庆星教授认为,人体美是黄金分割的天然集合。健美的人,其容貌和形体结构有许多与黄金分割相关的点和指数,大致可归纳为12个人体黄金分割点,8个人体黄金矩形,4个人体黄金三角和6个人体黄金指数。

1. 人体黄金分割点 （图 3-6 和图 3-7）。

线段的长段与短段的比值等于或者接近于 1 : 0.618。

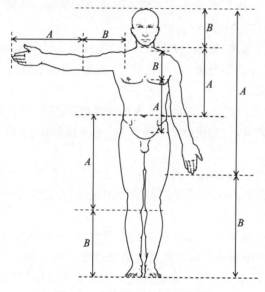

图 3-6 人体黄金分割点(身体)

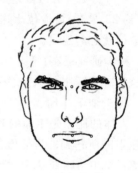

图 3-7 人体黄金分割点(面部)

(1) 喉结:喉结为头顶至脐的黄金分割点。

(2) 乳沟:乳沟为乳头垂直线上,锁骨至腹股沟的黄金分割点。

(3) 脐:脐为头顶至足底的黄金分割点。

(4) 风市穴:风市穴为双手自然下垂时,中指指尖所处的部位,是足底至头顶的黄金分割点。

(5) 膝关节:膝关节为足底至脐的黄金分割点。

(6) 肘关节:肘关节为肩峰至中指终点的黄金分割点。

(7) 眉峰点:眉峰点为眉毛长度的黄金分割点。

(8) 眉间点:眉间点为发缘点(前额发际中点)至颏下点连线,上 1/3 与下 2/3 的黄金分割点。

(9) 鼻下点:鼻下点为发缘点(前额发际中点)至颏下点连线,下 1/3 与上 2/3 的黄金分割点。

(10) 颏唇沟正中点:颏唇沟正中点为鼻下点至颏下点连线,下 1/3 与上 2/3 的黄金分割点。

(11) 口角点:正面观,口角点为上、下唇移行口角外侧端相连的面部横线,左(右)1/3 与对侧 2/3 的黄金分割点。

(12) 口裂点(上、下唇闭合时口裂的中点):口裂点为鼻下点至颏下点连线,上 1/3 与下 2/3 的黄金分割点。

2. 人体黄金矩形(图 3-8)

黄金矩形,即宽与长的比值等于或近似于 0.618 的长方形。

(1) 头部轮廓:头宽(两颧突出点)为宽,头高(颅顶至颏点)为长。

(2) 面部轮廓:眼水平线的面宽为宽,发际点至颏点间距为长。

(3) 外鼻轮廓:鼻翼为宽,鼻根点至鼻下点间距为长。

(4) 口唇轮廓:静止状态时,上、下唇峰间距为宽,两口角点间距为长。

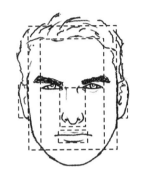

图 3-8 人体黄金矩形

(5) 上颌前牙轮廓:切牙、侧切牙、尖牙最大远近中径为宽,牙面长为长(左、右各 3)。

(6) 外耳轮廓:对耳轮下脚水平的耳宽为宽,耳轮上缘至耳垂下缘间距为长。

(7) 手部轮廓:手指并拢时,掌指关节连线为宽,腕关节至中指尖端为长。

(8) 躯干轮廓:肩宽与臀宽的平均数为宽,肩峰至臀底间距为长。

3. 人体黄金三角

黄金三角是指三角形的腰底比等于或者近似于 0.618 的等腰三角形,其内角分别是 36°、72°、72°。

(1) 外鼻正面观的三角形。

(2) 外鼻侧面观的三角形。

(3) 鼻根点与两侧口角点组成的三角形。

(4) 两肩端点与头顶点组成的三角形。

此外,一个体型匀称的人,其体重与身高比、三围比例也都接近于黄金分割。

4. 人体黄金指数

黄金指数是指两条线段的比例等于或者近似于 0.618。人体面部、躯干、四肢中有许多线段存在着这样的比例关系。

(1) 目面指数:两外眦间距与眼水平线面宽之比。

(2) 鼻唇指数:鼻翼宽度与口裂长度之比。

(3) 目唇指数:口角间距与两眼外眦间距之比。

(4) 上、下唇指数:面部中线的上、下唇缘高度之比。

(5) 切牙指数:下颌切牙与上颌切牙远近中径之比。

(6) 四肢指数:肩峰至中指尖端间距(上肢长)与髂嵴至足底间距(下肢长)之比。

二、$\sqrt{2}$ 规律与人体美

$\sqrt{2}$ 是一个无限循环小数,它是一个无理数,约为 1.414,$\sqrt{2}$ 规律也是一种比例美,并与人体美有着非常密切的关系。Nakajima 对 7 名日本女性的面部进行测量后发现,以虹膜为基

数,从水平和垂直方向测量鼻部、唇部、眼部、面部位置都存在$\sqrt{2}$规律,即面部各部分比例接近1.414及其数列。

面部水平测量时,设虹膜宽度为1,则内外眦间距为$\sqrt{2}$;外眦间距为$\sqrt{2}$;中线至鼻翼点间距为$\sqrt{2}$;鼻孔外点间距为$\sqrt{2}$;鼻宽度为$\sqrt{2}$;面宽亦为$\sqrt{2}$。

面部垂直测量时,设虹膜宽度为1,眉至下唇缘间距为$\sqrt{2}$;鼻尖至口角间距为$\sqrt{2}$;鼻尖至下唇缘间距为$\sqrt{2}$;鼻尖至颏下点间距为$\sqrt{2}$;上唇缘至颏点间距为$\sqrt{2}$;上、下唇缘间距为$\sqrt{2}$。

我国学者殷新民还发现,上前牙宽度与各面部器官间距之间也存在$1:\sqrt{2}$的比例关系。如上前牙总宽度:瞳孔间距:外眦间距$=1:\sqrt{2}:2$。临床上当全口义齿选择人工牙大小时,计算公式为:上前牙总宽度=外眦间距$\div 2$。

三、曲线与人体形态美

构成人体形态美的基本要素之一是人体的线条,人体的线条有直线、折线、曲线三种基本类型,每一类线条都有各自的审美属性,其中曲线与人体美的关系最为密切,是人体美重要的表现形式。曲线是构成人体表面轮廓、形象的基础,它组成了多姿多彩的人体体表构象,人的体形线条醒目地表现了这种曲线美,尤其女性体态起伏流畅、内涵饱满的曲线特征,是人体曲线美最完美的体现。

（一）曲线与曲线美

曲线是点在空间逐渐变换方位运动的轨迹。曲线的类型非常多,有波纹线、螺旋线、抛物线、双曲线、横曲线、竖曲线、圆曲线等。曲线是表达美的一种常用形式,与直线相比更能体现出形式美的多样统一的基本法则,给人以流畅、变化、柔和、轻巧、柔美的美感。

曲线美的概念,最早是由英国著名美学家、画家荷迦兹提出的。他在《美的分析》一书中指出,一切由所谓波浪线、蛇形线组成的物体都能给人的眼睛以一种变化无常的追逐,从而产生心理乐趣。因此,他认为美最大限度地蕴藏在精确的曲线中。

现代医学从人体生理的角度进行研究发现,眼球看横线比看竖线时省力,而看曲线时比看竖线时更省力,特别是当曲线遵循一定的规律分布时(如抛物线、反向双曲线、对数及指数曲线),眼部肌肉的运动自然且有规律,可进一步上升到知觉,产生主观的快感和美感。人体表面许多曲线都是规律分布的曲线,这就是人体曲线产生美感的物质基础。

曲线是表现美的一种形式,但并不是所有的曲线都能够产生美感,只有合乎一定美学规律和与一些数学公式相关的曲线才能使人产生美感。相反,杂乱无章的曲线则是一种干扰,毫无美感可言。可以引起美感的曲线主要有抛物线、椭圆曲线、双曲线、"S"形曲线、渐变的曲线以及法国曲线(一类基于对数或指数规律的曲线,这类曲线按一定的比率逐渐变化,能极大地愉悦人的眼睛)等。

（二）曲线美与人体曲线美的内涵

我国学者林茂昌认为,完整的人体与局部器官的轮廓线均由曲线构成,而且常常是由合乎一定数学和美学规律的曲线构成,如椭圆形的脸、腰与臀的反向双曲线、唇与额的自然放射曲线等。但当这些曲线遭到破坏,人体美也必然会丧失。

1. 曲线给人以美感的原因

（1）曲线是美的多样统一,即和谐。

这是形式美的最高形态,曲线美的内涵无论在广度和深度上都符合这一形式美的基本特征。因此,美国著名美学家威廉认为美蕴藏于 S 状曲线之内。

美的曲线多种多样并趋于统一,它不是杂乱无章的。如水的波纹状的横曲线、蘑菇云状的竖曲线,如蜡梅枝条状的斜曲线、明月状的圆曲线等,变化丰富,共同创造了一切美丽的事物。

人的曲线更是多样而趋于统一的。随着人类的进化,人的肌肉和骨骼的协调形成了一种特有的曲线美:对称弯曲的双眉,炯炯有神的双眸,启闭自如的眼睑,微微上翘的睫毛,高而笔挺的鼻,尖尖的下巴,形似飞燕展翅的唇弓等,面部轮廓的高低起伏,以及丰富多彩的表情变化无不蕴含着曲线之美。西方最负盛名的艺术女神维纳斯,她那富于魅力的"S"形曲线,也是人类女性曲线美的典型展现。

(2) 曲线具有强烈的动态感。

波浪的起伏、鱼儿的游动、白云的舒展等,这些处于运动中的曲线,都能使人产生美感。即使静态的曲线物体也蕴含着动态美感。如一直屹立的连绵起伏的群山,倘若注意到其曲迁蜿蜒的态势,也能体会到一种静中有动的动态美。毛泽东同志的"山舞银蛇,原驰蜡象"正是对这种动中有静的曲线美的最好描述。

人的表情的展露,如双眉的舒展、笑靥皓齿的显隐、朱唇的启闭,以及女性行走的风姿都体现着动感的曲线美。

(3) 曲线能给人以联想、满足和快慰。

曲线以它的无比多样的变化形式、蜿蜒多姿的流动线条唤起人们在情感上的跳跃,及其各种各样的推测、联想,给人以满足和欢快之感。

富于感情的面容、灵巧自如的双手、浑圆舒展的臂膀、修长健美的大腿,光泽柔韧富于曲线的身体,尤其是女性身体能体现出多层次、多线条交融在一起的和谐曲线美,我们可以说人体是"造化的登峰造极之作",曲线美在人体中得到最完美的表现,认识和欣赏人体曲线美无疑给人以最美的享受。

(4) 曲线具有修饰、软化其他线条和角形的作用。

曲线可以使两条对立的线条和一些不和谐的线条和谐起来。如一横一竖两条直线,形成直角,两条直线完全对立,显得呆板。若在它们之间画上一条曲线,经过曲线的修饰,他们之间的对立状态就会大大减弱,从而和谐起来,增添美感。

人体的面容和躯体并不完全由曲线构成,但由于有多样而趋于统一的曲线的修饰,因而呈现出整体的和谐之美。

(5) 人类从曲线联想起自身的线条特征。

曲线是构成人体各部分轮廓的基础,它在人体结构形态中到处可见。人类在长期生活中逐渐形成了对人体自身美的审美观念,尤其是曲线美。在所有曲线中人类的容貌和体型曲线是最美的,人体以生动、柔和、对称、和谐的曲线轮廓显示出特有的人类动态和静态、局部和整体之美。

对于人体曲线而言,女性和男性是不同的。女性以娇柔为美,故女性体型以柔润、曲线分明、凹凸有致为美,胸围、腰围、臀围都有不同的美学尺寸,这些美学尺寸的比例形成了女性特有的"S"形曲线;而男性则是以阳刚为美,故男性以体型健壮、富有肌肉、轮廓清晰、刚硬为美。

2. 人体曲线美的特征

(1) 连续性。人体表面是由无数连续的曲线组成的不规则曲面,这种体表曲线的连续性在面与面的交界处显得尤为重要。光滑、圆润的过渡,使面与面的连接体现美感,如手掌、手背的过渡,耳前、耳后的过渡等。正是这些美的过渡使人体美于任何几何体。

(2)多样性。人体各组成部分的结构、功能及其间连接方式的不同,造成了人体表面的多样性。如肩关节与髋关节因结构、功能的不同,躯干的连接曲线亦不同。体表曲线的多样性是"形态服从于结构与功能"的具体表现。另外,也正是由于体表曲线的多样性,在某些区域形成人类所特有的曲线美,如腰与臀的反向双曲线,唇、额部的放射曲线,眼部的指数曲线等。

(3)对称性。人体体表存在着许多对称部位,在其表面对应区域的曲线也存在着对称性,如双侧上下肢、双耳、躯干等。这种对称性对保持均衡所带来的美感至关重要。破坏了此种对称性,势必会破坏局部人体的曲线美,如上睑下垂、面神经瘫痪所引起的面部不对称。

(4)和谐性与统一性。凡是美的事物都是和谐的、比例适度的,人体曲线美同样遵循这个规律。体表任何区域的曲线与其毗邻区域总是和谐统一的,这也许正是人体表面采用曲线而非其他形式的原因,另外,人体曲线美的和谐性与统一性也来源于其种属的普遍性,以及人类长期以来形成的审美观念。

(刘 波)

第三节 健康与医学人体美的关系

一、健康是人体美的基础

人体美与一般美的事物不同,不具有超功利性。人体之所以美,是因为它在符合美的规律基础之上还可以行使正常的生理功能。也就是说人体美脱离不了人体健康的功能。

(一)健美人体的内涵

健康作为人体美的首要条件,在人体美中占有举足轻重的作用,而健美是健康人体美建立在健康基础之上符合美的形式法则的一种美的最高形态。彭庆星教授认为,健美的人体是指在健康状态下的形式结构、生理功能、心理过程和社会适应等层面全方位合乎目的的协调、匀称、和谐和统一的人的有机整体。世界卫生组织(WHO)定义了健康的新概念,即健康不仅是人体的生理健康,而且必须使人体当时的心理状态和社会环境都处在一个极完美的状态。在制定的十条健康标准中,有六条属于身体健康方面,四条属于心理健康与社会适应能力方面。所以美是健康的外在表象,只有健康的美才能充满活力,只有健康的美才是真正的美。也可以说,医学美学中的健美概念是健康概念的进一步引申与说明,是对健康的升华,提升了医学的目的。

(二)健康与美的关系

彭庆星教授主要从四个方面总结健康与美的关系。

1. 健康使人体美增艳

一个健康的人首先必须具有健全的身体结构,各器官系统具有健全的功能。健全的神经体液调节功能,能够调节、代偿和适应人体内、外环境的变化。一个具有充沛、蓬勃生命力的人才能为人体美增艳,并且充分展现健康的人体美。

2. 疾病和衰老使人体美减色

疾病是机体与外界环境间的适应性被破坏所造成的特殊状态。它的发生、发展使得机体的脏腑结构和功能发生异常变化从而损坏人体美。如破坏形体的均衡匀称,影响正常的生活节奏,神志的异常改变导致审美心理扭曲。衰老也会使人失去健美的风姿。人体进入衰老期之后,各种生理功能逐渐衰退,新陈代谢逐渐下降,肌肉松弛,体型发生变化,或趋于肥胖、或趋于消瘦,相比之下使得原有的健美体型减色。

3. 死亡使人体美消失

死亡是人体生命活动的终结。"健"与"美"都失去了存在的基础,原先在其生命活动中闪光的人体美,随着生命活动的终结而消失了。

二、疾病对人体美的影响

任何疾病的发生,不仅会在不同角度和不同程度上影响人体的健康,同时也会在不同角度和不同程度上影响人体美。

疾病影响人体美主要表现在以下几个方面。

1. 破坏机体的和谐统一

机体的和谐与统一,是人体美的基本特征之一。任何一个人患有某种疾病,其机体原有的和谐统一就遭到了破坏。通常情况下,疾病破坏机体的和谐统一的主要方式有破坏局部与整体之间的平衡。美容常见的损美性疾病如雀斑、黄褐斑,由于面部出现色素沉着性斑片或斑点,使得患病部位与整体之间失去了正常的色泽平衡美;破坏局部与局部之间的平衡,如面神经瘫痪,使脸部两侧明显不对称,外观上因局部与局部之间失去平衡协调从而破坏了人体美;破坏机体与环境之间的平衡,人体由于各系统器官的健全和功能的完整,使得机体能适应各种不同的环境,和外界环境之间始终处于平衡状态。但由于某些器官的功能失常或不全导致机体与外界环境失去平衡,如过敏性体质的人,会对花粉、尘埃等物质过敏从而引起哮喘、喷嚏、皮肤瘙痒等。

2. 损害形体的均衡匀称

健康形体美主要体现在均衡和匀称上,但有些疾病却直接损害了人体的均衡和匀称。如满月脸、水牛肩、腹水患者的蛙腹、重度脱水患者的舟状腹等都是因为形体均衡匀称受到破坏而影响形体美。然而,疾病给形体的影响损害一般都是暂时性的,是会随着病情的好转而逆转并自然消失的。

3. 影响个体与社会的和谐

疾病往往使患者不得不在饮食方面进行人为的限制,在社会活动方面设置障碍,原有的生活节奏和秩序被打乱,如肝炎患者,由于害怕复发和避免转向慢性肝炎,不得不迫使自己改变原有的生理需求,控制参加社会活动的活动量。许多疾病既损害了形体美,又改变了生活节奏,从而导致患者的心理状态异常,同时,也为形体美带来不利的影响。

4. 导致审美心理的特异变化

人体的美感和审美心理结构是不尽相同的,是系统内的统一性与系统间的差异性的对立统一,每个人的审美心理也不是固定不变的,它必然会随着社会生活的发展而发展,并随着环境的改变而改变。实践证明,生理、病理因素会影响人们的美感。正常人通常乐于欣赏各种艺术美,如戏剧、舞蹈会使人振奋和陶醉,并可能会不由自主地随着节奏"手舞足蹈";若让一个受到严重病痛折磨的人观看，反而会使他心烦意乱。疾病也会使原来善于交谈、喜欢社交的人变得沉默寡言，选择逃避。这是由于疾病带来的烦恼使患者承受了心理上的巨大压力，抑制了审美的心理功能，导致了一系列的审美心理的特异性变化。例如，不少慢性病患者，病前性情温和、待人和气，但是得病之后可能会性情大变，表现出脾气暴躁，变得很难与人友好相处。

认识和掌握疾病对人体美的影响，对于建立新型的医患关系，实施正确的诊疗手段有着密切的联系。

三、心理状态对人体美的影响

医学以人为本，充满着人文精神。事实上现代人用整形美容改变自己先天容貌和形体的不足与残缺，很大程度上是希望通过这种改变重建自我心理平衡，提高自信心，再造自身魅力，以达到完美的心理平衡与和谐的状态。

完美的心理状态从医学角度来看，直接影响着人的体态美。现代社会生活节奏加快，工作压力逐渐增大，人们常常会有心慌、焦虑、失眠、缺乏安全感等心态失衡的负面情绪，如果不及时调整，久而久之这种情绪将影响到体态美，如过早衰老，出现脱发、白发、皮肤下垂、皱纹、压力单纯性肥胖等，都会使体态美受到严重的影响。有些过度疲劳或悲愤持续的人，出现皮肤晦暗，产生黄褐斑等。这些都是由于人的心理状态不佳损害了人的精神风貌和体态美，对人体美造成严重的负面影响。如果一个人情绪稳定乐观、胸怀坦荡，面对生活和工作压力表现出积极向上和乐观的态度，则会精力充沛、面色红润等。"笑一笑、十年少"指的就是人的心态乐观、积极向上会使人延缓衰老而且能更长时间保持完美的人体美。

现代社会，心理健康状态引起了人们的广泛关注和重视。心理健康可以给人带来神态美、气质美和风度美，体现了个体高质量的生命活力，是一个人的心理活动的质量与个性特征的综合表现。心理健康的人，能使审美对象产生愉悦、认同、感化的心理反应，因而容易被社会接受，具有良好的个人发展空间。心理健康既提高了个人的生活质量，同时也增强了社会的文明程度，因此心理状态是实现自我完善的需要，也是社会文明发展的需要，有利于个人与社会发展。

对于个人来说，做到以下四个方面有益于保持健康的心理状态，塑造完美的人体美。

（1）保持良好的社会适应能力，遇到挫折时要保持稳定的情绪和淡定自若的心态。

（2）正确认识和对待个人需求，以"知足者常乐"的平常心维护人体美。

（3）要以健康向上的心理战胜消极低沉的心理，力求使个人人格不断完善。

（4）要学会调节和转移不良情绪的发展，缓解精神压力，保持心境稳定，使人体保持一种体态美与心理美兼备的状态。

四、生命活力美是人体美的核心

人作为一个生命有机体，是自然生命力的最高层次的表现。人的活动实质是生命活力的外在表现，人的生命活力推动人的一切行为活动。因此，人的整体性，就是人的生命活动的全部特性，是人的生命活力的外在整体的集中表现。突出体现就是，人体的生理、心理的结构和功能各个要素均是合乎规律的有序集合，其表现形式有均衡、和谐和统一。这就显示出一种美，一种自然生命力最高层次的美，一种人的生命活力之美，并给人（包括其自身个体和社会人群）以生命活力的美感。

人体的健美是强大的生命活力美的外在表现。人的生命活力所推动的人的一切行为活动是自由、自觉的活动,有意识的活动才是自由的活动。这是人的生命活动区别于动物生命活动的"美"的特性,是合规律性与合目的性统一的创造过程,是具有美的创造性意义的社会实践。由此可见,任何社会实践都是人的生命活力的全部特性的体现,它包含着人的生命活力美感的全部信息,也包含着自然生命力的全部信息。

人与人的活动是自然生命力通过人来施展的现实,是自然生命力的升华。自然生命力是美的本原,任何具体现象都蕴含着其现象本原的全部信息。当人们接受这种信息时,就能从有限中见到无限,在刹那间见到永恒,从而唤醒人的审美意识,产生美感。人体美之所以能给人以美感,就在于人们接受了人的生命活力这个本质所反映出来的和谐信息。医学美之所以能给人以美感,就在于把人的生命活动作用于人的生命本质时,显示了人的生命全部信息,即生命有机体系统的和谐及其自由自觉的活力。因此,人体的健美就是强大生命活力的外在表现。

人的生命活力美是人体健美的突出表现,人体的健美则是人生的生理价值、医学价值和社会公益价值的高标准和高质量的体现。人体健美的形成,对于人的生命史来说,是一种可贵的生活机遇,也是一种导致良好审美情趣的内在条件和环境;对于其他人来说,又是一种可贵的审美对象,也是一种能使它们产生良好审美情趣的外在条件和环境。所以,无论对于个体自身还是其他个体和群体来说,人体健美的存在都提供了一种特定的良好的审美境遇,并有助于各自的审美情趣由较低层次向更高层次的升华。

思考题

1. 何为人体美和医学人体美?
2. 人体美的特征有哪些?
3. 医学人体美表现在哪 6 个方面?
4. 医学人体美的特点有哪些?
5. 人体 12 个黄金分割点、8 个黄金矩形、4 个黄金三角和 6 个黄金指数分别是什么?
6. 如何用尺规作图的方法求取黄金分割点?
7. 人体曲线美的特征有哪些?
8. 健康的心理状态需要具备哪些方面的特征?
9. 世界卫生组织提出的健康新概念是什么?

(邓丽阳)

第四章 医学人体审美与审美诊断

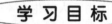

学习目标

掌握:医学人体审美的概念及其内容。
熟悉:医学人体审美的标准及层次性。
了解:医学人体审美诊断的概念、分类。

第一节 医学人体审美概述

一、医学人体审美的概念

人体审美是指人们对人体形式美的感受、分析与评判。审美的主体是人,而审美的客体是指存在于人体的各种形式美。人体审美是一项具有主观性与客观性双重属性的人类活动。人体审美的客观性,是由客观存在的人体形式美的要素,以及它们之间的搭配所决定的,通常是恒定的,不富于变化。人体审美的主观性是由审美主体的主观感觉所决定的,有个体差异,通常不是恒定的,是富于变化。大体上说,人对人体审美的感觉包括愉悦与不愉悦两大类。愉悦的感觉通常是美的,不愉悦的感觉通常是不美的。审美的主观性决定了审美的差异性,同样面对一个形式美的个体,不同的审美主体,因其个体阅历、知识面、生活经历、地域风俗、民族习俗等多种因素的差异,产生的审美感受常会不一样。审美的品位也存在差异,所谓"仁者见仁,智者见智""情人眼里出西施"等说的就是这个差异性。

人体审美是人类的一种特有的活动,人类的审美意识,是人类进化到一定历史阶段的产物,是人类在长期的社会实践,特别是在劳动实践中逐步形成和发展起来的。人类通过审美体验、审美评价、审美创造等多种途径来调整人体机能的运转和发挥。人类通过人体审美的过程获得美的感受,通过不断的审美形成了审美标准,并把这些标准应用到人体审美实践当中,并从而激发了审美创造,改造现有的人体美。人类因为有了审美,所以才会去求美,因为求美,才会去创造美。马克思认为,人是按照美的规律来创造的。所以人体审美是人类创造自身美的动力源泉。

人体审美与不断追求漂亮的服饰,喜好游览美好河山,改造居室、生活环境等一样是人们日常生活中必不可少的一部分,人们是在按照审美的方式生活着。

人体审美会激发人类创造人体美的欲望,提高人类创造人体美的技巧。例如,人们在欣赏音乐、雕塑、建筑等艺术的时候,起初不了解其中的构造与设计的技巧,但能或多或少地得到美的感受。这就激发人们去探究其中的歌唱技巧、创作技术和建筑方法。人体审美也是一样,当人们发现把东方人的单眼皮变成双眼皮能得到更美的感受时,就激发了美容医生去研究和追求重睑术的手术方法和技巧;当人们发现把塌鼻梁垫高后会使人更漂亮时,就研究出了隆鼻术;接着发现仅将鼻梁抬高,而鼻尖与鼻头的区域不进行相应的调整,其美感的变化程度还是有限时,于是又创造出了包括鼻尖、鼻头及鼻梁一起的综合鼻整形技术。创造者的审美境界越高,其创造的艺术生命力将会越强。就像一首歌,就算它的演唱难度很大,但它未必会流传;相反,一首歌演唱难度不大,但是它旋律优美、触动心灵,肯定会流传很久。人体美的艺术创造也一样,审美是其灵魂,一个好的美容医生或者美容医务工作者,其审美能力是决定其发展的关键因素。

二、医学人体审美的内容与过程

审美的基本内容包括审美感受、审美分析、审美评判三个方面。

审美感受通常是指形式美的要素对审美主体的感官的直接冲击,产生感觉并体验此感觉。审美感受是审美主体对客体总体感觉的好与不好、愉悦与不愉悦、完美或有欠缺等总体印象。决定审美感受的是审美客体的美学要素所组合成的美的大体形式,如整体的和谐性、局部与周边的搭配合理性、比例协调性、曲线流畅性等。审美分析与审美评判是指审美主体对客体的具体美学要素的理性分析与判断。通常包括两种方法:①按照人们约定俗成的质量标准来测量。如长度、宽度、高度、角度等的测量。②透过形式美的外表揭示审美客体的内涵,即审美的人文分析、功能鉴定等。例如,我们看见红色的火焰,首先得到鲜艳的感受;进而,如果是在寒冷的冬天里,人们会有"狂热的、温暖的"的感觉;而如果是在炎热的夏天,我们会觉得有"炙热的"甚至"烦躁的"感觉。人体审美也是一样,其内容也包括审美感受、审美分析与审美评判。当我们看见一个挺直的鼻梁,除会感受到主观愉悦外,还会感受到其性格的"刚强、坚忍"等人文特点。当我们看到一个美丽的双眼皮姑娘时,会觉得她很水灵、甜美、可爱。这就是人体审美的人文分析或者内涵分析,是人体审美由外在美进入内在美的更高境界,外在美只有与内在美完美结合才能展现出美的最佳魅力。所以,对人体审美的内涵分析在美容医学中很有必要,善良、温柔、真诚、质朴、秀气、自然等体现的是优良的人文内涵,而凶悍、粗鲁、狂野、萎靡表达的是一种不良的人文内涵。通常一个人做完重睑术,就显得更精神了;但有时又会觉得一个人鼻梁虽然垫高了,但人显得更凶了;或者做完拉皮手术后,人变得年轻了,但是感觉没有原来生动可爱了。这些审美的人文分析,应该在审美设计或者沟通中加以考虑。人体审美判断就是经过审美分析后,审美客体的综合的美学结论,即包括美丽所在之处、美丽缺陷之处、美中不足之处。进而以此来指导怎样去进行改变、更新、创造新的人体形式美。

三、医学人体审美的标准

审美标准是人类在审美实践过程中,形成的对美的分析、评判的具体标准。审美标准是人们在长期审美实践过程中逐渐形成的相对稳定的且为大多数人认可的客观标准。人体审美标准随着审美主体所处时间、地域、民族、生活习惯等的差异而不同。在唐代,以丰腴为美,从皇帝到平民百姓多数人都以丰满作为衡量女性体型美的标准;在现代,则以苗条为美,这是现代人在长期的审美实践中形成的衡量标准,现在的媒体所宣传的大多是减肥、瘦身、骨感美

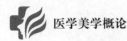

等以苗条为标准的体形美。人体审美还有明显的种族差异,如西方人上睑皮肤薄,皮下组织及脂肪均少,睑板宽,故显得眼裂大,眼睛凹陷,重睑线宽;东方人因上睑皮下组织中脂肪和眶隔脂肪多,整个眼形显得相对臃肿、不精神。几乎99%西方人是重睑,而东方人中约有51%为重睑,约有49%为单睑。因为种族的差异,审美标准也存在差异。所以,西方人看中国人时,大多认为中国人的低鼻梁比高鼻梁更好看。

审美标准根据其所代表的审美主体的不同可分为个人标准、科学标准、局域标准。

个人标准是指审美单个个体持有的标准,代表的是个人的观点与标准。所谓的"情人眼里出西施",就是个人标准。科学标准是指人们在长期的审美实践过程中,形成的能够代表一个时代、一个民族甚至一个国家的审美标准。科学标准是通过科学的手段对美学要素进行测量所获得的具体指标。如量化标准、图像标准等。科学标准既代表着大多数人的审美标准,又代表着美的发展方向。局域标准是代表一类人群、某个社会团体或者某个地域的审美标准。具有鲜明的局域特点,但未必科学。作为一名美容医生,在美容实施的过程中应该既遵循科学的标准,又要结合个人标准与局域标准。

术后审美评价是指美容技术实施后的评价或者术后审美。术后审美评价依据的主要标准就是科学的标准,同时还要结合个人标准与局域标准。在对技术水平进行评价时,应该着重评价美容实施前后的变化,兼顾求美者主观感受,建立综合评价体系。就像选美、体操、声乐等艺术比赛必须是由众多的评委来评分,所以美容术后审美评价也应该建立评分机制,以便客观评价。

第二节 医学人体审美的特点

医学人体审美是指以具有生命活力的人体作为审美的客体,服务于美容医学工作者对人体美的创造为目的的,包括医务工作者、求美者及与其有关的诸多人群共同参与的人体审美活动。

一、医学人体审美的次序性

有科学家通过调查研究发现,人们对面部容貌的审美,是依次按眼睛、口唇、面部轮廓、鼻、颊、耳的顺序进行的。有道是"一目摄人",说的就是眼睛在审美中的优先次序。如何理解审美的次序性?首先要了解审美亚单位的概念,当把整个人体作为审美的整体时,那么头、颈、躯干、四肢则均为其亚单位;当把头面部作为审美整体时,那么眼睛、鼻子、嘴巴等就为其中一个亚单位;当把鼻子作为一个审美整体时,那么鼻尖、鼻根、鼻翼、鼻孔等则作为其亚单位;当把鼻尖作为一个审美整体时,那么鼻尖的每个表现点(如鼻尖上点、中点、下点、鼻弓角等)就成为其亚单位。所以,亚单位可以理解为把审美部位进行细分的一个相对更小、但又完整的审美部位或结构,是构成人体形式美的解剖要素。随着审美部位的不断细化,亚单位也在不断细分。人们审美的次序就是由整体逐渐向下一层次的亚单位进行的。在同一层次的亚单位中,审美的次序具有先后性。这种先后性是人在长期审美实践中形成的审美习惯。即便是在较小的亚单位审美中,也同样是按照一定的顺序来进行的,如对于鼻子的审美,人们首先是按照鼻根、鼻头、鼻孔等顺序来进行的,而且这种顺序是相对不变的。

审美的次序性有利于指导美容医生在为求美者设计美容方案时,找到最先需要解决的审美部位。如求美者的鼻子与眼睛都需要改变,但只想先改变一个部位,那么应首先选择改变眼睛,因为眼睛的审美次序先于鼻子。另外,在各个审美亚单位中,还存在主角与配角的相互关系,当审美的主体改变时,主角与配角的关系又会相应改变。

二、医学人体审美的层次性

医学人体审美的层次性是审美的又一重要特点。通常人是按照美的规律来创造世界和人本身的。人从爬行进化到直立行走,医生用手术刀来雕刻人体,都是对人本身的一种创造。这种人对自身美的创造的方向是按照一定的层次性逐渐提升的。这个层次性体现了人类审美发展的意愿与方向。是人对审美标准逐渐提高的结果。笔者认为,人类审美是按照自然美、精致美、个性美、极致美这四个层次标准来进行的。

1. 自然美标准

自然美标准是指人体审美的基础标准,是指审美客体第一层次亚单位从视觉上基本符合形式美的基本要求,如整体协调、对称、均匀、和谐等,无明显的缺陷。但是如果对其更小的亚单位进行审美分析时,或许会发现有些需要改变或者改变后会更美的地方。自然美往往是能给人第一感觉很好的美,通常被认为是未经雕琢的、不用经过细小推敲的美。现实生活中有很多女性的美,都符合自然美的标准。

2. 精致美标准

精致美标准是在自然美的基础上,各个更小的亚单位都符合科学的美学标准,既经得起第一感觉的检验,又符合数字化测量与分析,甚至是细致的推敲。如鼻部的审美,如果与眼睛五官总体搭配合理、和谐,那么就算得上是自然美。但如果其鼻根的高度、宽度,鼻尖高度、角度、宽度,鼻额角的大小等各个亚单位都能达到其所要求的数字化的标准,并经得起细看,那么就可以称其为精致美。精致美是人的审美标准在自然美的基础上进一步提高的结果。目前,已经达到自然美的标准,为了使五官更加精致,要求进行手术改造的求美者不在少数。

3. 个性美标准

个性美标准是在精致美的基础上,将某个或某些审美亚单位的审美(解剖)要素有意识地夸大或变小,或者额外增加一个表达个性的审美亚单位或要素,使审美整体表达一种个性,体现某种特别的内涵,这种美称为个性美。如范冰冰开阔的内眼角、周迅尖翘的下巴、董卿别具特色的笑线、舒淇性感的嘴巴等都是一种个性美。除此之外,酒窝、上提的嘴角、上翘的外眼角等都可以在适合的人体上展示个性美。个性美是在精致美的基础上对审美标准的又一次提升,个性美只有在精致美的基础上才能体现其美感,否则也许会是缺陷。并不是所有人都适合具有某种个性美,应结合具体的个体来具体分析、设计与创造。除此之外还必须明确,建立在精致美之上的个性美与残缺的个性美是有区别的,属于两个不同层次。

4. 极致美标准

极致美标准是指身体各部位在达到了精致美的基础上,各部位的个性表达相互衬托、相得益彰,达到一种形与神的完美结合,使人产生一种"增之一分则太多,减之一分则太少"的完美美感。这是人类追求的最高层次的人体美的标准。俗话说,金无足赤、人无完人,所以,一般在现实领域中,极致美往往在人们对美的不尽追求之中很难达到。人之所以对美会坚持不懈地孜孜以求,也就是因为人总是朝着极致美的终极目标前进。

审美四个层次的递进关系,不仅适合人体审美,也符合美学所涉及的其他领域,是人类审美的特性之一。通常可以理解为:自然美是基础,精致美是要求,个性美是灵魂,极致美是追求。现实人体美追求的美的境界应该是精致美与个性美的融合。

在美容工作实践中,应该遵循这四种层次规律。例如,美容手术后的效果应自然,不能让人一看就觉得是假的,违背了自然美。所以在给求美者进行设计时,不能为追求个性美而偏离自然美。如鼻子越高越好的观念是错误的。另外,在追求精致美的过程中,对于有些已存在于术前条件中的个性美,应该予以保留,不要破坏原有的个性美。在医学美学设计中应做到:自然美是基础,精致美要力求,个性美要保留。

在美容临床工作中,越接近高层次的审美标准,除了在医学技艺上有充分把握外,更要在审美技能上有更高层次的要求。所以,一个美容医生的发展取决于他的审美能力有多高。

值得一提的是,极致美虽然往往难以实现,但是它是人们追求的终极目标。为什么求美者在一个手术成功以后,又开始寻思做下一个手术来不断地改变自己?为什么会有所谓的美容上瘾症?很大一部分原因是求美者在追求一种极致美。当然,对极致的追求是一种好的现象,但是追求极致又往往会导致求美者走向极端。因此,要区别按正确的审美标准的求美上瘾与按病态的审美标准的求美上瘾,两种是不一样的。

三、医学人体审美的其他特点

1. 审美耐受

审美是一种感受,与人体其他感受一样,具有耐受性,是人们长期面对某一种美的形式产生的疲劳、厌倦的心理感受。通常所说的审美疲劳实际上就是一种审美耐受,它通常被误认为是一种道德问题,事实上它源于形式美的要素是需要不断改变、审美标准的层次性需要不断提高的审美特性。这是正常的审美心理反应,这说明人体美需要不断变化与提高,达到人们对审美的新的心理平衡。

2. 审美与命相学

在命相学中,鼻子挺拔表示财运亨通;下巴前翘表示能守住财运;妻子颧骨高突有克夫倾向;男人天庭饱满、地脚方圆则表示有福气等;这些说法虽然带有迷信色彩,但对人的审美标准还是会产生一定影响。

第三节 医学人体审美诊断

医学人体审美诊断是指美容医生或专业人员根据科学的人体审美标准,通过具有专业性的主观感受和客观测量的手段对人体部位进行审美后得出的美学缺欠的判断与结论。医学人体审美诊断的概念涉及美学中的审美与医学中的诊断,是将医学与美学相结合提出的一个新概念。审美诊断的方法包括主观感受与客观测量,其目的是为美容治疗服务,并指导美容术式设计,是美容治疗的诊断基础。

医学人体审美诊断包括生理性审美诊断与病理性审美诊断。生理性审美诊断是对具有正常生理功能的人体部位进行审美诊断,如低鼻梁、单眼皮等;病理性审美诊断是对由于疾病原因导致审美缺欠的部位进行的诊断,如酒渣鼻、唇裂等。生理性审美诊断只有美学缺欠诊断,不含有疾病诊断;病理性审美诊断,除了有审美缺欠诊断,还含有疾病诊断。

审美诊断是美容医学的诊断基础,是美容医学区别于其他医学的关键所在。诊断是医学中的术语,是对疾病的发生、发展、症状与体征进行分析得出的对疾病的判断。其关键词是疾病,众多医学都是以疾病为中心而产生、发展与研究的,而美容医学不是对疾病进行诊断,而是对审美缺欠的诊断,虽然某些疾病也会导致审美缺欠,但是诊断的中心还是审美。

另外,审美诊断与疾病诊断的方式常有不同。疾病诊断是按照疾病的发生、发展规律及其表现出的一系列的症状与体征而得出的结论,其诊断方式是从一系列具有个性的症状与体征中,综合分析,得到某种疾病的结论。可理解为从众多个性特点中找到一个结论,如发热、腹痛、呕吐都是一种个性化的症状,我们从这些个性化的症状中,得出一个共性的结论(如急性肠炎)。而审美诊断是按照审美的规律,对某一个部位从宏观向微观的方向,细化到每个亚单位层次得出其不同的个性特征。可理解为从一个结论中寻找到它的不同的个性。例如,对鼻部的审美诊断,同样是塌鼻子,有的是鼻根塌,有的是鼻尖塌,有的是两者都塌等,可见审美诊断是个性化的。针对不同的审美诊断,美容方法也就不同。所谓个性化设计,来源于个性化的诊断。随着对美的领域研究的越细越深,审美诊断也将随之更细更深。

思考题

1. 医学人体审美的概念是什么?其内容有哪些?
2. 医学人体审美标准有哪几种?
3. 医学人体审美是按照哪些层次标准来进行的?
4. 医学人体审美诊断的概念、分类及其对美容医学临床工作的意义是什么?

(曹志明　秦志华)

第五章　人体的整体形态美

人体的整体形态由人体的头面轮廓、体型和体姿三大部分构成,人体的整体形态美是人体美学研究的重要内容,也是医学美容实践不可缺少的重要组成部分。

第一节　头面轮廓美

人体的头面轮廓美是指头型、面型和发型三个方面的形态美。头面是人们在人际交往和审美评价中产生审美感受的重要部分,是形成容貌美的前提。

一、头型美

头部为人体之首,形似一个球体,两侧较扁,头型是头部的形态类型。头的形状受枕骨的影响最大,额骨、顶骨、颞骨对头型的影响次之。头型与遗传有关,也与婴儿时使用枕头的质地有关,我国北方人在婴儿时枕小米、绿豆或书籍,常使枕骨变得扁平,而南方婴儿睡摇篮,圆头型居多,另外,软组织与头发对头型也有一定的影响。

头型的分类方法主要有形态观察法和指数分型法两种。形态观察法将头型分为七种,即球型、椭圆型、卵圆型、楔型、五角型、菱型和盾型;指数分型法是根据头的最大宽度与头的最大长度之比乘以 100 得出的指数进行分类(头指数＝头最大宽度÷头最大长度×100),指数分型法将头型分为五种:长头型的头指数为 70.1～75.9;中头型的头指数为 76.0～80.9;圆头型的头指数为 81.0～85.4;特圆头型的头指数为 85.5～90.9,一般白种人偏于长头型,黄种人偏于圆头型。在生活美容中,美发师十分注意头型的条件,不同的头型和面型需要设计不同的发型与之相配。

二、面型美

面型是指面部轮廓的形态。面部位于头部的前下方,由额部、颧部、颊部、颏部和五官共同组成。面型是容貌美的基础,一个比例协调、线条柔和、轮廓清晰的面型,再配上符合标准的五官,就构成了一个自然美的容貌。面型美是造型师很重视的条件,面型的构成和美学标准是医学人体美所研究的重要内容之一。

1. 面型的解剖结构

面型的构成主要取决于颅面骨骼的形状和面部肌肉及脂肪的丰满度。构成面型的框架和基础的骨骼是额骨、颧骨、上颌骨、鼻骨和下颌骨。

面型的长短是指面部的高度,即从发缘点至颏下点的距离。面高可分为基本相等的三部分:发缘点到眉间点、眉间点到鼻下点、鼻下点到颏下点;也可以眼裂、口裂为界,将面部分为上、中、下三部分。面型的宽窄是指面部左右侧之间的距离,也分为上、中、下三部分:上面部的宽度称为最小额宽,指双侧额骨之间的距离;中面部的宽度称全面宽,指左右颧点之间的距离;下面部的宽度指双侧下颌角之间的距离。额骨决定了面部上 1/3 的基本形态,面貌描写中的"大奔头""天庭饱满"是指额骨形态宽大或饱满前突。颧骨、上颌骨、鼻骨构成面部的 1/3 的长宽及突度。其中,颧骨的形态决定了面中部的突度,而上颌骨的发育直接影响面中的高度,鼻骨的形状对面中部侧面的轮廓起着至关重要的作用。下颌骨尤其是下颌角和颏部决定了面部下 1/3 的形态,下颌骨发育良好、下颌角外展度较大的脸型被称为"地阁方圆",反之被称为"尖脸"。

评价面型不能仅用平面和直线,而应该用几何图形和曲线。构成面型的骨骼围成的四个几何形体有:①前额连接着头顶骨形成方形;②对称的颧骨和部分上颌骨呈扁长方形;③上颌骨形成一个竖立的圆锥体;④下颌骨呈马蹄形。这四个几何形体彼此穿插、衔接,形成面型的立体关系和结构上的均衡,这是观察和塑造面型的重要依据。

2. 面型轮廓的特征

面型轮廓的特征可用四个弓形刻画出来(图 5-1):

第一弓形在眉处环绕着面部,并随着前额突出来,称为眉弓形;

第二弓形从一侧外耳孔到另一侧外耳孔环绕着面部,顺着颧突移动,滑入面部正面的颧骨上,称为颧弓形;

第三弓形是上颌骨形成的弓形,称为上颌弓形;

第四弓形是下颌骨形成的弓形,称为下颌弓形。

根据四个弓形的半径(弓形线段的长短),从美貌人群中找出的规律是颧弓形>眉弓形>上颌弓形>下颌弓形。如果四个弓形结构紊乱,则视为不美或畸形,弓形内部变化直接影响人的面部个性的特征。

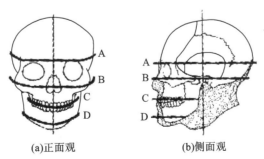

(a)正面观　　　　　(b)侧面观

图 5-1　颅面骨的四个弓形

A—眉弓形;B—颧弓形;C—上颌弓形;D—下颌弓形

3. 面型的分类

人的面型各种各样,一般常用的分类法有图形分类法、字形分类法和指数分类法。

（1）图形分类法：用几何图形形容面型，分为以下十种类型。

①椭圆形脸：特征是脸呈椭圆形，额部比颊部略宽，颏部圆润适中，骨骼结构匀称。总体印象是面型轮廓线自然柔和，给人以文静、温柔、秀气的感觉，是东方女性的理想面型。此种面型也最受化妆师的青睐。

②卵圆形脸：特征是额部较宽、圆钝，颏部较窄，颧颊饱满，面型轮廓不明显，比例较协调，此种面型对于女性而言不失美感。

③倒卵圆形脸：特征是和卵圆形脸相反，额头稍小，下颌圆钝较大，此面型不显秀气灵性，但显文静、老成。

④圆形脸：特征是上、下颌骨较短，面颊圆而饱满，下颌下缘圆钝，五官较集中。总体印象是长宽比例接近1，轮廓由圆线条组成，给人温顺柔和的感觉，此种面型年轻人或肥胖人多见。

⑤方形脸：特征是脸的长度和宽度相近，前额较宽，下颌角方正，面部短阔。总体印象是面型轮廓线较平直呈四方形，给人以刚强坚毅的感觉，此面型多见于男性。

⑥长方形脸：特征是额骨有棱角，上颌骨长，外鼻也长，下颌角方正。总体印象是脸的轮廓线长度有余，而宽度不足，此面型多见于身高体壮、膀大腰圆的人。

⑦菱形脸：特征是面颊清瘦，额线范围小，颧骨突出，尖下颏。上、下有收拢趋势，呈枣核形。总体印象是脸的轮廓线中央宽，上、下窄，有立体线条感，此面型多见于身体瘦弱者。

⑧梯形脸：特征是额部窄，下颌骨宽，颊角窄，两眼距离较近。总体印象是面型轮廓线下宽上窄，显得安静、呆板。

⑨倒梯形脸：特征是额宽，上颌骨窄，颧骨高，尖下颏，双眼距离较远。总体印象是面型轮廓线上宽下尖，显得机敏，但清高、冷淡。

⑩五角形脸：特征是轮廓突出，尤其是下颌骨发育良好，下颌角外展，颏部突出，常见于咬肌发达的男性。

（2）字形分类法：用中国汉字字形比喻面型，分为以下八种类型（图 5-2）。

①田字型：扁方而短，类似方形脸。

②由字型：上削下方，类似梯形脸。

③国字型：面型方正，类似长方形脸。

④用字型：额方，下颌宽扁。

⑤目字型：面部稍狭，类似长方形脸。

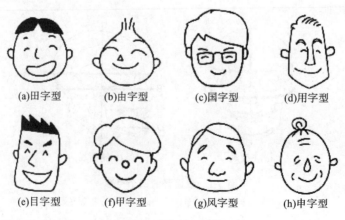

(a)田字型　　(b)由字型　　(c)国字型　　(d)用字型

(e)目字型　　(f)甲字型　　(g)风字型　　(h)申字型

图 5-2　面部字形分类法

⑥甲字型:上方下削,类似倒梯形脸。

⑦风字型:额圆宽,腮及下颌宽大,类似五角形脸。

⑧申字型:上下尖削,类似菱形脸。

(3)指数分类法:采用形态面高(鼻根至颏下的距离)和面宽(左右颧点之间的距离)两种测量值,组成形态面指数(形态面高÷面宽×100),根据指数大小将面型分为以下五种。

①超阔面型:形态面指数小于78.9。

②阔面型:形态面指数为79.0～83.9。

③中面型:形态面指数为84.0～87.9。

④狭面型:形态面指数为88.0～92.9。

⑤超狭面型:形态面指数大于93.0。

4. 面型美的比例关系

什么样的面型为美? 一般认为高宽比例协调、轮廓线条柔和、五官分布对称为美的面型。当然,面型也存在着个性特征。

(1)正面比例:

①"三庭五眼"(图5-3):"三庭五眼"源于我国古代画论《写真古诀》。"三庭"指面型长(高)度,将从发缘点到颏下点的距离分为三等分,即从发缘点到眉间点,眉间点到鼻下点,鼻下点到颏下点,各占脸的1/3。"五眼"指双耳间正面投影的宽度等于五个眼裂的宽度,即除双眼外,内眦间距为一个眼裂宽度,两侧外眦角到耳部各为一个眼裂宽度,共五个眼裂宽度,称"五眼"。美容实践应用中经常会用到"三庭五眼"的原则,如对于两眼距离大于一个眼裂的求美者,可以通过开内眼角的整形术来弥补双眼间距过宽的缺陷。

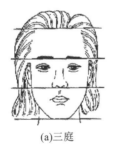
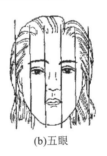

(a)三庭　　　　　　　　(b)五眼

图 5-3　三庭五眼

②正面四等分:从面部中线向左、右各通过虹膜外侧缘和面部外侧界作垂线,纵向分割成四个相等的部分。

(2)侧面比例:侧面比例关系最主要的是侧面"三庭",即以耳屏中点为圆心,耳屏中点到鼻尖的距离为半径,向前画圆弧。再以耳屏中点分别向发缘点、眉间点、鼻尖点、颏前点作四条直线,将脸部侧面划分为三个扇形的三角,即为侧面"三庭"。最理想的夹角为:α的角度,男性为27°～32°,女性为25°～30°;β的角度,男性为22°～25°,女性为23°～27°;γ的角度,男性为32°～35°,女性为31°～35°。一般看来,β的角度偏小,γ的角度偏大,最大角与最小角之差以不超过10°为美。侧面"三庭"可以清楚地观察人的侧貌形态,又可较精确地判断鼻背线的高低曲直。颏最突点恰好落在圆弧上,称为美容颏。美貌的人,其发缘点、鼻尖点、颏前点均与圆的轨迹吻合。

(3)黄金分割:美的容貌处处都体现出黄金分割的存在。诸如黄金分割点、黄金线段、黄金三角、黄金矩形等。面部宽长比例即以眼水平线的面宽为宽,发缘至颏下点间距为长,其比例为 0.618:1。

(4) $\sqrt{2}$ 规律:首先将 $\sqrt{2}$ 规律引入容貌美学研究的是日本口腔医学界的学者。日本人与中国人同属黄种人,面部的水平方向和垂直方向结构均存在着 $\sqrt{2}$ 规律,$\sqrt{2}$ 规律对研究我国美貌人群的颅面结构特征具有一定的参考价值。

(5) 面部其他比例关系:据我国学者张震康等从美貌人群中测得的数据证实,美貌人群面型具有协调一致、稳定的比例关系。全面高(眉间点至颏下点之间的距离)与全面宽(左、右颧突间距离)、形态面高(鼻根点至颏下点之间的距离)与全面宽、形态面高与全面高、下面高与形态面高均有明显的正相关关系。以左、右颧突间距代表面中宽度;左、右下颌角间距代表面下部宽度,两者之比男女均接近 1.3:1(男为 149.41:113.86,女为 138.81:105.00)。左、右颧突至颏下点间距与颧突至下颌角间距(即升支高度)的男左、男右、女左、女右四组比值均为 1.7:1。由双侧颧突上点与颏下点组成的三角形,男性三条边之比为 1.05:1.01:0.94;女性为 1.07:1.00:0.93。男女三条边之比均接近 1:1:1,即该三角形近似于等边三角形。在颧颊结构中,颧突点均位于外眦后下方(后:男女分别为 9 mm 和 7 mm;下:男女分别为 27 mm 和 26 mm)。颧部形态为一斜向后上方的椭圆形。在颧突度、颊突度、下颌下缘突度以及口角、鼻翼突度之间也存在明显的比例关系。

从以上比例来看,如果面部各部分的相互关系达到或接近这些标准,则视为比例上是和谐的,看上去显得容貌美丽端庄、匀称协调。如果和这些比例相距较大,就会显得在整体上或某一部分存在缺陷。当面型不够理想时,可以通过发型来弥补面型的缺陷,也可以通过截骨或植骨术来彻底改变面型。

5. 面型美的特征

美的面型既有其结构的共性特征,又存在着千变万化的个性特征。首先,人的面型是随着年龄的变化而改变的,儿童时期,由于颅骨较面骨发育早,在 6 岁以前,面部的五官基本集中于面部的下半部,五官立体感不明显,额部相对显得较大,表现出一种幼稚面型。随着年龄的增长,面骨发育趋于完成,五官逐步上移展开,面型逐渐显现成熟感。人到中年后,腮部、颌下、颏下的皮下脂肪增加,皮肤弹性下降,表现为面颊隆突,面部下半部宽大,脖子显短,呈"坠腮"面部形态。其次,面型美因性别、地域和种族不同存在差异。男性面部水平方向和垂直方向上的骨发育均大于女性,面下突度大于女性,面中、上部较女性凹陷,颧颊平面的垂直高度男性大于女性,男性下颌骨发育较大,颏唇沟较深,而女性的面高、颧突度大于男性,因此,男性以长方形、方形脸体现刚毅健壮之美,女性则以椭圆形、圆形脸表现温柔恬静之美。在种族上,黑种人以凸面型为主;黄种人大多为微凸型,少数直面型;白种人多为直面型,少数凹面型(图 5-4)。

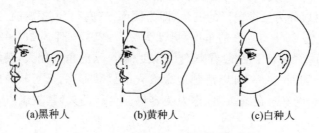

(a)黑种人　　(b)黄种人　　(c)白种人

图 5-4　不同种族人面部轮廓差异

三、发型美

头发是人类与生俱来的,是容貌美的重要组成部分,健康亮泽的头发,既是容貌美的象征,也是人们装扮的重点。发型可以弥补人的头型及面型的缺陷,是其他饰品不能代替的。头发的色泽、质地、分布及长度可以适当地掩饰面部及形体的缺陷,发型对于衬托人的容貌起着十分重要的作用。

1. 发型与面型

(1)圆形脸:面形短而宽,发际线较低,额部不够开阔,下颌较宽,下巴线圆,肌肉较丰满,与该面型轮廓相配的发型应使颜面看起来有增加长度的视错感,可以增加头顶部的发量,并用前刘海盖住双耳及部分脸颊,也可以通过方套圆的发式造型来冲淡面部浑圆的感觉,使容貌变得美起来。

(2)方形脸:面短而方,额部开阔,两腮突出,下颌较宽,面部显得方正,该面型易采用轮廓线饱满圆润、线条自然流畅的发型,如发型顶部头发宜高或蓬松,以使颈部显高;前额两侧头发略向前垂,遮盖较宽的前额等。

(3)长方形脸:面型较长,长中显方,额部较宽,该面型易设计两侧蓬松、丰满圆润、额前部头发略向前垂下的造型,通过遮盖过高的额角,减少面型较长的感觉。

(4)菱形脸:额头较窄,头骨线较宽,尖下巴,脸颊略凹陷。该面型要求发型能减少颧骨线的宽度,可以选择发型顶部头发平伏,两侧头发蓬松,面颊两侧头发略收紧,增加上额头及下巴丰满度,维持贴紧颧骨线的发型。

(5)梯形脸:也可称为梨形脸,其额头较窄,下部较宽。该面型要求发型能创造额头加宽的错觉,可以使耳朵以上部分的发丝蓬松起来,增加额部的宽度,从而使两腮的宽度相应减弱,下颚线用半卷及微波浪的发型盖住。

(6)倒梯形脸:也可称为心形脸,特征是上宽下窄,即前额宽阔,下颌尖窄,该面型要求发型能增加脸部下半部的宽度和减少额头的宽度,是比较容易修饰的面型。可采用中央部分的刘海向上卷起或倾斜梳向一边,并在下颚线增加一些宽度的发型,发梢处可略略粗乱一些,增加丰满与动感。

(7)椭圆形脸:该面型是不标准的美人脸,面长度大约是跨过眉毛宽度的 1.5 倍,额头稍微宽过下巴。该脸面轮廓是修饰其他面型的基础,可与各种发型协调相配。

2. 发型与体型

发型不仅对面型有修饰的作用,对体型美也有一定的影响。不适合体型的发型会放大体型的缺陷,破坏人的整体美,而与体型搭配完美的发型可以扬长避短。

(1)高瘦型:高瘦身材者脸部缺乏丰满感,因而比较适合长发、直发,长至下巴与锁骨之间比较理想,且要使头发显得厚实、有分量;避免将发梢剪得太短薄或高盘于头顶。适当地加强发型的装饰性,或在两侧进行卷烫,对于清瘦的身材有一定的协调作用,能显得活泼而有生气。

(2)高大型:发型应简洁、明快、线条流畅,一般以直发或大波浪卷发为宜。要适当减弱体型的高大感,尤其是女性。

(3)矮小型:发型应秀气、精致,避免粗犷、蓬松,也不适合长发,否则会使头部与整个形体比例失调。总之,要使人显得小巧玲珑。

(4)短胖型:发型宜以短发为主,可选择有层次的短发和前额翻翘的发型,能显出一种有生气的健康美;不适合披肩长发,可用精致小巧的束发髻束发。整体的发式要向上伸展,亮出脖子,以增加一定的视觉身高。头发应避免过于蓬松。

另外,脖子的形态也与面型、发型相关。粗短脖子,应在额头使用顺向刘海,发顶梳高,两边梳成波浪形显得修长;长瘦脖子,应用柔和的发波和卷花盖住脖子,头发长度到颈部,避免发型高过颈部。

3. 发型的类别

发型类别主要包括直发类、卷发类和束发类三大种类。

(1) 直发类:直发类以修剪为主要造型基础,发型自然、简洁,发丝流畅,流向自然,可以通过发色的变化和发饰的运用增加其变化。

(2) 卷发类:卷发类是在修剪的基础上进行烫卷、定型。该类发型浪漫、多变、富有动感。更能体现出线条的曲线美,卷发在梳理上要求发丝梳理通畅,内、外无散乱头发;发丝清晰,发型整齐;发型轮廓圆润饱满,和面型相称。

(3) 束发类:束发是将各类头发扎束而成的一类发型,束发的式样主要有烫后发髻和直发发髻两大类,束发的手法可归纳为扎束、编束、盘束三类。常用的束发方法有卷、盘、扎、填四种,发型梳理要求自然和谐,无造作感,动静相宜,虚实相应,发丝自然,发型牢固。

4. 发型的美学规律

发式造型一般应体现的美学规律包括统一与变化、均齐与平衡、对称与呼应、对比与调和、比例与权衡、节奏与韵律,比较常用的有下面八个原则。

(1) 左右相称:左、右两侧头发的曲直、厚薄、长短等相当,并服从面型、头型。

(2) 长短相形:头发所取长度应与额头的高低、头型、脖子的长短,甚至人体的高矮成适当比例,同时,发式下缘轮廓的线和形同额、腮、颈的宽阔、瘦窄、凸凹相当。

(3) 前后相随:从前额至颈背的头发层次或块面结合不脱节,保持自然趋势;额顶、头顶、后脑和颈背部的头发厚薄均匀。

(4) 高下相顾:额上部头发构成高度不宜超过脸总长的1/3。

(5) 曲直相结:发式线条宜直中寓曲、曲中求直、刚柔相济。

(6) 大小相成:发式构成的块面之间比例恰当,发式轮廓大小与头型、面型、肩膀比例相当。

(7) 宾主相宜:构成发式的主要花式明显突出、清新悦目,纹样与头型、面型、体型配合得当,相得益彰。

(8) 虚实相生:头发构成中粗线为实,细线为虚;直线为实,曲线为虚;大块面为实,小块面为虚;繁为实,简为虚;聚为实,散为虚;明为实,暗为虚;强为实,弱为虚。相生即虚实配置巧妙。

总之,发型美应该达到三个方面的审美要求:①使发型达到理想的美学效果;②利用发型掩盖面型、五官的缺陷;③使发型与人的气质、个性相配。

第二节 体 型 美

体型指的是人体形状的总体描述和评定。体型与人体的运动能力和其他机能、对疾病的易染性及其治疗的反应有一定的关系,因此,在人类生物学、体质人类学、医学和运动科学中对体型都有研究。遗传因素对体型有决定性的影响,但是人体对环境的适应和后天的运动也会对体型产生影响,使体型在一定范围内发生变化。

一、体型的分类与标准

骨骼的发育、肌肉的形态和脂肪的积累程度是构成体型的三大基础。人们从不同角度对体型美进行了多层次的研究分类,常用的方法有以下几种。

(一)按人体脂肪的蓄积量和肌肉的发达程度划分

按人体脂肪的蓄积量和肌肉的发达程度可将体型分为五种类型(图 5-5)。

(1)瘦弱型:肌肉不发达,头小,颈细、肩窄、胸部狭长而扁平,胸围小,肋间隙大,体质瘦,体重轻,皮下脂肪少,男性脂肪量低于体重的 25%,女性低于 22%,女性乳房不丰满、四肢细、手足小。

(2)匀称型:介于瘦弱型与健壮型之间,皮下脂肪薄,肌肉欠发达。

(3)健壮型:皮下脂肪丰满,肌肉发达,体质健,体重略高于平均体重,头大、颈粗、四肢发达、手足粗大。

(4)肥胖型:介于健壮型与特胖型之间,脂肪量超过正常标准,肌肉和骨骼发育与健壮型相似,男性脂肪量超过体重的 25%,女性脂肪量超过体重的 30%。

(5)特胖型:皮下脂胖超常沉积,肌肉发育和骨骼发育与皮下脂肪量不成比例,头大、颈部长度几乎消失,腿间缝消失,腹部前突。

(二)按肌肉的发达程度和骨骼发育情况划分

按肌肉的发达程度和骨骼发育情况可将体型分为三种类型。

(1)无力型:具有瘦弱型特点,个头偏高,肌肉不发达,力量弱,骨骼发育细长,不能承担重体力工作。

(2)正力型:肌肉发育和肌力中等,体型匀称,身高适中,颈圆润,胸廓发育良好,躯干和四肢匀称和谐,身体健康。

(3)超力型:身高较矮、四肢短粗、肌肉发达、肌力超常。

(三)按营养状态标准划分

按营养状态标准可将体型分为三种类型。

(1)正常型:营养状态及发育良好,皮下脂肪量与体重的百分比在正常范围内,脂肪百分率(F%)男性为 15%～25%,女性为 22%～30%。

(2)营养不良型:主要表现为消瘦,多数由吸收不良、慢性消耗性疾病和厌食症引起。按消瘦程度可将营养不良分为三度:轻度、中度和重度。

(3)肥胖型:肥胖多指构成身体成分中的脂肪组织量比率已超出正常范围,体重也超出正常范围。肥胖可分为单纯性肥胖和症状性肥胖。单纯性肥胖者没有系统性疾病,体质健康,一般由遗传因素或多食少动引起,肥胖程度不足以引起继发性疾病。儿童轻度单纯性肥胖给人以可爱之感,青年女性轻度单纯性肥胖给人以丰满的感觉。症状性肥胖又称继发性肥胖,多由于神经内分泌系统疾病及某些药物、激素引起,不是单一疾病,而是上述疾病的一种临床表现。无论何种原因引起的肥胖,只要体内脂肪蓄积过多,导致代谢紊乱和脏器功能异常,都称为肥胖病。肥胖者体内脂肪细胞大量增生而且细胞体积也增大,细胞内脂肪含量增

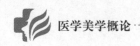

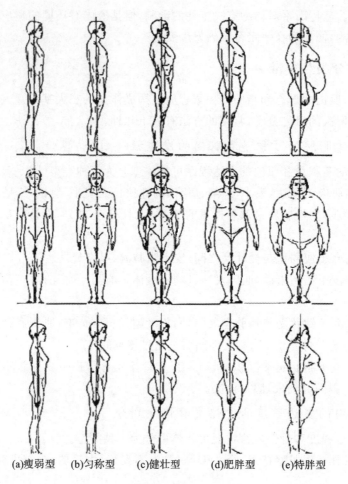

(a)瘦弱型 　(b)匀称型 　(c)健壮型 　(d)肥胖型 　(e)特胖型

图 5-5　体型分类

加。肥胖者可以采用增加代谢的方法和通过手术方法减少脂肪细胞数量达到减肥目的。

肥胖体型根据标准体重、脂肪百分率和体重指数可分为超重、轻度肥胖、中度肥胖、重度肥胖。

标准体重(kg)公式为身高(cm)减去 100(男性)或 105(女性),正常体重与实测体重上下可浮动 10%。

$$脂肪百分率＝(4570÷体密度－4.142)×100\%$$

体重指数(BMI)等于体重(kg)除以身高的平方(m^2),正常男性 BMI 值为 22 kg/m^2,女性为 20 kg/m^2。

①超重:实测体重超过标准体重,但不超过标准体重的 20%,BMI<25 kg/m^2。

②轻度肥胖:实测体重超过标准体重的 20%～30%,脂肪百分率超过 30%～35%,BMI 值为 25～30 kg/m^2。

③中度肥胖:实测体重超过标准体重的 30%～50%,脂肪百分率超过 35%～45%,BMI 值为 30～40 kg/m^2。

④重度肥胖:实测体重超过标准体重的 50%,脂肪百分率超过 45%,BMI>40 kg/m^2。

成人营养不良统计表如表 5-1 所示。

表 5-1 成人营养不良统计表

营养指标	性别	标准值	正常	轻度	中度	重度
标准体重/(%)		100	>90	80~90	60~80	<60
三头肌皮皱/mm	男	12.5	>11.3	10.0~11.3	7.5~10.0	<7.5
	女	16.5	>14.9	13.2~14.9	9.9~13.2	<9.9
上臂周径/mm	男	29.3	>26.4	23.4~26.4	17.6~23.4	<17.6
	女	25.3	>25.7	22.8~25.7	17.1~22.8	<17.1
上臂肌周/mm	男	25.3	>22.8	20.2~22.8	15.2~20.2	<15.2
	女	23.2	>20.9	18.3~20.9	13.9~18.3	<13.9

（四）按身高划分

体型根据身高可分为三种基本型。

（1）长型：头小、个子高，躯干、肩和骨盆较窄，四肢长而躯干较短。

（2）中型：头适中、个子适中。男性身高约 170 cm，体重约 62 kg；女性身高约 160 cm，体重约 50 kg。躯干较长且宽，上、下肢较短。

（3）短型：头大、个子矮，四肢短，躯干是中型的身体结构。

（五）按人体胚胎学法标准划分

以人体胚胎学法标准将体型分为以下三种类型。

（1）内胚叶型：是由内胚层发育成的组织占优势的一种身体建造类型，全身各部较软而圆，消化器官肥大，脂肪沉积丰富，故躯干和大腿较粗，而上肢和小腿较细。

（2）外胚叶型：是由外胚层发育成的组织占优势的一种身体建造类型。其体形细长，显得瘦弱，肌肉组织和皮下组织不发达。

（3）中胚叶型：是由中胚层发育成的组织占优势的一种身体建造类型。其肌肉、骨骼及结缔组织颇为发达，体格健壮、结实，有粗壮的外表。

二、形体健美的标准

任何人体美的标准，都必须遵循对称、均衡、和谐、主次、节奏、完整、多样统一以及黄金分割等人体形式美的基本规律。骨骼匀称，头、躯干、四肢的比例及头、颈、胸的联结适度，上下身（以肚脐为界）比例符合黄金分割。同时还需具备容貌形体美和气质美的和谐统一。但任何形体健美的标准，都只是一种相对的参照。常用的参照标准如下。

（一）世界卫生组织提出的健康美标准

世界卫生组织提出的健康美标准包括以下几个方面。

（1）体重适当，身体匀称，站立时头、肩和臀的位置协调。

（2）肌肉丰满，皮肤富有弹性。

（3）头发有光泽，无头屑。

（4）眼睛明亮，反应敏锐。

（5）牙齿整洁，无龋齿，牙龈色泽正常。

（6）能抵抗一般性感冒和传染病。

（7）精力充沛，能从容不迫地经营日常生活及担负起繁重的工作而不感到过分紧张和疲劳。

（8）态度积极，处世乐观，乐于承担责任，事无巨细且不挑剔。

（9）善于休息，起居规律。

（10）善于用脑，应变能力强，能适应外界环境的各种变化。

（二）现代男性形体健美的标准

不同的人对现代男性形体健美的标准见解不尽一致。有些人认为男性应该是"虎背熊腰、身材高大、体格魁梧，有阳刚之气"，另一部分人则认为应该是"体形修长，面貌清秀，高矮适中，文质彬彬"，还有人认为现代男性应该是"体型比例匀称，肌肉结实丰满，举止大方自然，外貌端正"。从形体健美的角度看，一般认为，现代男性形体健美的标准有以下几点。

（1）胸围和臀围的比例为 10∶9。

（2）颈围约是胸围的 38%，前臂围约是胸围的 30%，上臂围（伸直的）约比前臂围大 20%，腰围约是胸围的 75%，大腿围约是臀围的 60%，小腿围约是臀围的 40%。

（3）肌肉发达，健壮有力。

发达而富有弹性的肌肉是力量的源泉，是男性形体美的象征。发达的颈肌及胸锁乳突肌，能使人的颈部挺直，强壮有力。发达的胸大肌使人的胸部变得坚实、健美。发达的肱二头肌和肱三头肌，使人的上肢线条鲜明、粗壮有力。发达的三角肌，由于它的前束、中束和后束对肩部的覆盖，使肩膀变得宽阔起来，再加上发达的背阔肌，就会使人体呈美丽的"V"形，它象征着雄健、战无不胜。有力的骶棘肌，是脊柱两侧的最长肌肉，它的发达，能固定脊柱，使人的上身挺直，不至于弓腰驼背。发达的腹肌能提高腹压，保护内脏，有利于缩小腰围，它的两束肌肉上锻炼出来的 6～8 个垒块，坚实、健美，和大腹便便、臃肿、松肥的形体形成鲜明的对照。发达的臀肌和有力的下肢肌（股四头肌、股后肌群、小腿三头肌）能固定人的下肢，支持全身，构成健美的曲线。

（三）现代女性形体健美的标准

现代女性在追求形体美的过程中，最关注的是健美形体的比例和标准。女性形体健美包括丰满而有弹性的乳房、适度的腰围、结实的臀部以及健美的大腿等，这是体现女性特有的曲线美的重要部分。瘦弱的苗条身材很难给人以美感，重度消瘦的成年女性，其胸部、臀部发育大多不会正常，难以展现出曲线美的健美形体，还有一个粗腰、短腿、扁胸的女性更是体现不出女性的迷人风姿和特有魅力。所以，标准体重是健美体型的重要条件，也是反映和衡量形体美的标志之一。综合中外专家、学者对女性健美体型的标准，概括为以下 12 个方面。

（1）骨骼发育正常，站立时，头、躯干和下肢的纵轴在同一垂线上。

（2）身体各部分均匀相称，上、下身比例符合黄金分割，胸围、腰围、臀围符合 3∶2∶3 的比例。

（3）肤色红润，肌肤柔润、嫩滑而富有弹性。

（4）眼大有神，五官端正并与面型协调配合。

（5）双肩对称，圆浑健壮，无缩脖或垂肩之感。

（6）脊柱背视成直线，侧视具有正常的体形曲线，肩胛骨无翼状隆起和上翻的感觉。

（7）胸廓宽厚，胸部圆隆、丰满而不下垂。

（8）腰细而有力，微呈圆柱形，腹部扁平。

（9）臀部鼓实微上翘，不显下坠。

（10）下肢修长，两腿并拢时正视和侧视均无屈曲感。

（11）双臂骨肉均衡，玉手柔软，十指纤长。

（12）皮下脂肪适度，体态丰满而不显肥胖臃肿，体重符合或接近标准体重。

当然，十全十美的健美形体在现实生活中是少见的，只要人体体形的轮廓清晰、线条流畅，四肢及五官整体和谐，与人体的动作和姿态配合协调，就会展现出无穷的魅力和美感。

三、身材美的标准

身材是评判人体的综合性指标。身材的构成内容具有多元性，包括身高、骨骼发育、肌肉发达程度、皮下脂肪蓄积量等，各种体形类型的集合就是身材问题。

（一）身高

身高是在直立位、双眼平视前方，从头顶到脚底的垂直高度。目前主要采取"五分法"判定身材的高低。女性身高可分为以下五种。

（1）矮身材：低于 150 cm。

（2）中下身材：150～156 cm。

（3）中等身材：156～167 cm。

（4）中上身材：167～175 cm。

（5）高身材：高于 175 cm。

男性身高的"五分法"标准，是每种身材的具体数值一般比女性高 10 cm。另外，应注意身高的地域差异，如我国北方人个子普遍偏高。一般而言，从美学等级评价，女性以中等身材为佳，男性以中上身材为佳。

（二）身材的审美

身材美是人体美的重要组成部分，身材是通过人体轮廓形态、姿势、姿态、左右差、弯曲度等要素展示出来的，身材是否对称、均衡、匀称和充满活力，是衡量体形美的基本条件。一般可将身材分为健美身材、理想身材和不良身材三种。

1. 健美身材

在一定的身高条件下，躯干与四肢协调、比例适当，具有典型的性别曲线，体重在标准范围的女性具有正力型体形或丰满型体形，要求身材匀称，男性具有中间型体形或正力型体形，达到 A 型体姿（表 5-2、表 5-3）。

表 5-2　我国男性标准体重对照表　　　　　　　　　　　　　　　　　　（kg）

年龄/岁	身高/mm									
	152	156	160	164	168	172	176	180	184	188
19	50	52	52	54	56	58	61	64	67	70
21	51	53	54	55	57	60	62	65	69	72
23	52	53	55	56	58	60	63	66	70	73
25	52	54	56	57	59	61	63	67	71	74
27	52	54	57	57	59	61	64	67	71	74
29	52	55	57	57	59	61	64	67	71	74
31	53	55	57	58	60	62	65	68	72	75

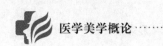
续表

年龄/岁	身高/mm									
	152	156	160	164	168	172	176	180	184	188
33	53	56	58	58	60	63	65	68	72	75
35	54	56	58	59	61	63	66	69	73	76
37	54	56	59	59	61	63	66	69	73	76
39	55	57	59	60	61	64	66	70	74	77
41	55	57	60	60	62	64	67	70	74	77
43	55	57	60	60	62	64	67	70	74	77
45	56	57	60	60	62	64	67	70	74	77
47	56	58	60	61	63	65	67	71	75	78
49	56	58	61	61	63	65	68	71	75	78
51	56	58	61	61	63	65	68	71	75	78
53	57	58	61	61	63	65	68	71	75	78
55	57	58	61	61	63	65	68	71	74	77
57	56	57	61	60	62	65	67	70	74	77
59	56	57	58	60	62	64	67	70	74	77
61	56	57	58	60	62	64	67	70	74	77
63	56	57	58	60	62	64	67	70	74	77
65	56	57	58	60	62	64	67	70	74	77
67	56	57	58	60	62	64	67	70	74	77
69	56	57	58	60	62	64	67	70	74	77

表 5-3　我国女性标准体重对照表　　　　　　　　　　　　　　　　（kg）

年龄/岁	身高/mm									
	152	156	160	162	164	166	168	170	172	176
19	46	47	49	50	51	52	54	56	57	60
21	46	47	49	50	51	52	54	56	57	60
23	46	47	49	50	51	52	54	56	57	60
25	46	48	49	50	51	53	55	56	57	61
27	47	48	50	51	52	53	55	56	58	61
29	47	49	51	52	53	54	56	58	59	62
31	48	49	51	52	53	54	56	58	59	62
33	48	50	51	52	53	55	57	58	59	63
35	49	50	52	52	53	55	57	59	60	63

年龄/岁	身高/mm									
	152	156	160	162	164	166	168	170	172	176
37	49	51	53	53	54	56	59	60	61	64
39	50	52	53	53	55	57	59	60	61	65
41	51	52	54	54	55	57	59	61	62	65
43	51	53	55	55	56	58	60	62	63	66
45	52	53	55	55	56	58	60	62	63	66
47	52	53	57	57	57	58	60	62	63	67
49	52	53	56	56	57	59	60	62	63	67
51	52	54	56	56	57	59	61	62	63	67
53	53	54	56	56	58	59	61	62	64	67
55	53	54	56	57	58	60	61	63	64	67
57	53	55	56	57	58	60	61	63	64	68
59	53	55	56	57	58	60	61	63	64	68
61	53	54	56	56	57	59	61	63	64	67
63	52	54	55	56	57	59	61	62	63	67
65	52	54	55	56	57	59	61	62	63	66
67	52	54	55	56	57	59	61	62	63	66
69	52	54	55	56	57	59	61	62	63	66

2. 理想身材

理想身材的标准是身高必须中等以上,具备健美身材的美学要素,且符合性别审美标准,性别曲线优美,胸围、腰围、髋围测量符合理想标准(表5-4)。

表 5-4 我国女性身高、体重与形体美学指标

身高/mm	标准体重/kg	美学体重/kg	胸围/cm	腰围/cm	髋围/cm
145	45.0	41.0	77.5	54.1	81.8
148	46.8	42.1	78.0	54.8	82.0
150	48.0	43.2	79.5	55.5	83.0
152	49.2	44.3	80.6	56.2	84.1
154	50.4	45.4	81.6	57.0	85.2
156	51.6	46.5	81.6	57.7	86.3
158	52.8	47.6	82.7	58.5	87.4
160	54.0	48.0	83.7	59.2	88.5
162	55.2	48.6	84.8	59.9	89.6

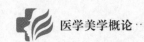

续表

身高/mm	标准体重/kg	美学体重/kg	胸围/cm	腰围/cm	髋围/cm
164	56.4	50.4	86.9	60.7	90.7
166	57.6	51.6	88.0	61.4	91.8
168	58.8	52.8	89.0	62.2	93.0
170	60.0	53.9	90.0	62.9	94.1
172	61.2	54.8	91.0	63.7	95.2
175	63.0	55.6	92.5	65.2	97.0
180	66.0	56.8	95.0	66.7	99.8

3. 不良身材

不良身材是体形营养不良或营养过剩,肌肉薄弱或短粗,躯干四肢比例不协调,四肢大关节超过正常的内翻或外翻角度,身材曲线性别差异不典型。

四、影响体形美的主要因素

体形美是人体健美的重要组成部分,影响体形美的因素纷繁复杂。一般而言,体形美的决定因素可分为两类:其一,是遗传、性别等相对稳定的因素;其二,是年龄、饮食、锻炼、情绪和疾病等可变的因素。

(一)遗传因素

在社会生活中我们经常可以看到,父母体形高大,子女一般也是高个子的现象,这表明遗传是决定体形的关键因素之一。遗传对体形的影响主要表现在身高和体重两个方面。据研究表明,遗传对身高的影响很大,男性为 75%,女性为 92%;体重受遗传的影响稍弱,男性为 63%,女性为 42%,这表明体形与后天因素有密切关系,尤其是女性。

(二)性别因素

男、女由于激素水平的差异在体形方面有明显的不同,一般有身高、颈围、肩部、胸部、腰部、臀部、上肢、下肢、脂肪比例九个方面的不同。

(1)身高:男性较女性身材高大,平均高出 10 cm 以上。

(2)颈围:男性颈粗,女性颈细。

(3)肩部:男性肩宽,女性肩窄。

(4)胸部:男性胸部较宽,胸腔大,女性胸部较厚。

(5)腰部:女性腰细,腰臀围比大于男性。

(6)臀部:女性臀部较翘,臀围是各部位围长中最大的,男性臀宽比肩宽小。

(7)上肢:女性手臂较短,手较小,手指较细;男性手臂较长,手较大,手指较粗。

(8)下肢:女性腿较短,脚较小;男性腿较长,脚较大。

(9)脂肪比例:女性皮下脂肪占体重比重约为 30%,男性约为 25%;女性身体线条柔和,男性则刚劲有力。

(三)年龄因素

人的体形是随着年龄的变化而变化的,尤其是头部与躯干和四肢的比例变化最大。以头高与身高的比例而言,胚胎 2 个月时,头高是身高的 1/2;刚出生时,头高是身高的 1/4;18 岁时,头高大约是身高的 1/7。另外,在某些年龄阶段,如青春期、妊娠期、产后、更年期等,人体体形因脂肪的蓄积而变化较大。

（四）饮食因素

体形与饮食的关系,主要体现为脂肪对体形的改变。首先,饮食应该量入为出。无论个体消化、利用食物的能力如何,出入平衡就不会使脂肪过度减少或沉积,体形也就不会有大的变化。其次,饮食结构不合理也是导致体形变化的因素。一般进食低热量而体积大的食物、低碳水化合物食物、高蛋白食物可减少脂肪的沉积。最后,进食方式对体形也有影响。进食速度快、喜食肥甘、爱吃零食的人,脂肪容易沉积。运动员长期大负荷运动,逐渐养成了适宜的进食习惯,一旦停止运动,往往会导致肥胖。

（五）疾病因素

疾病与体形的关系十分密切。医学已经证实,下丘脑或其周围组织的肿瘤、细胞变性、炎症、先天性发育不良等均可导致患者食欲亢进,从而引起肥胖,对人体形式美影响很大。佝偻病所致的鸡胸、肺气肿所致的桶状胸、胸椎结核所致的驼背等胸背部疾病,不仅影响正常生理功能,而且严重破坏了体形。腹部多脂症、腹壁皮肤松垂症、凸肚脐等腹部疾病,会引起腹部形态异常,破坏体型美。各种先天残疾或后天因素导致的肢体残障、肢端肥大症、O 形腿、八字脚等对体形的影响也较明显。

（六）地理环境因素

中国人体特征因地理环境不同有明显的区别,以长江为界,分为南、北两大地区类型。北部类型的人,身材较高大;南部类型的人,身材较矮小。亚热带地区的人们四季都要辛勤劳动,夏季受炎热的煎熬,食欲受抑制,肥胖者较少;而接近寒带的人则易胖。据人类考古学家考证,北部类型是由周口店山顶洞人为代表的北部晚期智人发展而来的;南部类型则由以广西柳口人为代表的南部晚期智人发展而来。

（七）运动因素

运动直接影响人肌肉和脂肪的质和量,人的体形不仅取决于身高和体重的比例是否协调、适中,而且很大程度上取决于肌肉和脂肪附着骨骼上的分配比例,而肌肉和脂肪具有非常高的可变性,运动能够有效地促进脂肪分解和肌肉蛋白的合成,使人体形态得到明显的变化。

（八）情绪因素

体形与情绪密切相关。首先,人的心理特征往往在一定程度上受体形的影响。神经病学有从人的外部体形判断人的性格特征的理论。如脑型者四肢纤细,肌肉型者四肢发达,二者心理特征明显不同。其次,情绪也可影响体形。衣食无忧者,心宽体胖,情绪不佳者,进食过少而"为伊消得人憔悴",有的人在情绪紧张时,把进食当成一种宣泄。在体形偏瘦的人群中,神经性厌食症是较典型的例子。中医对体形与心理情绪因素的关系早有论述,如肝阴不足之人,常急躁易怒,食少而形体消瘦。因此,良好的情绪对体形健美十分重要。

（九）其他因素

引起体形改变的因素还有一些,我们不应该忽视。如药物可引起体形改变,长期服用超量糖皮质激素可引起类似皮质醇增多症样改变,形成向心性肥胖;社会环境对体形的影响也颇大,社会动荡不安,人们普遍形体消瘦,随着社会生活水平提高,肥胖者逐渐多起来。另外,体形与风俗习惯、文化也有一定的关系。

第三节 体 姿 美

体姿也称体态,是人体处在某一状态下,身体各部在空间的相对位置,健美的体魄、优美的体姿,才能显示出形体潇洒的风度,优美的体姿不仅能充分表现体形美,弥补体形上的某些不足,还能反映出一个人的精神面貌与气质,可以说它是展现人的内在美的一个窗口。人体的姿势主要通过脊柱弯曲的程度、四肢和手足以及头的部位等来体现,包括静态姿势和动态姿势两种。

一、人的静态姿势美

静态姿势是由人体各部分位置的相互关系所决定的,是人体形态的静力性造型,由人体的基本位置或姿势所构成。静态姿势变化多样,姿态万千。

(一)人体各部位的基本位置

(1)头部:正位(即标准姿势)、低头位、仰头位、左侧头位、右侧头位、左转或右转头位。

(2)胸部:正位、含胸位、挺胸位、左侧位、右侧位、左转位、右转位。

(3)腰部:正位、弯腰位、伸腰位、左侧位、右侧位、左转位、右转位。

(4)肩部:正位、沉肩位、耸肩位。

(5)上臂部:正位、前平举位、侧平举位、后伸位、内收位、内旋位、外旋位、上举位。

(6)前臂:正位、屈肘位、伸肘位、旋前位、旋后位。

(7)手部:正位、掌屈和指屈位、背伸和指伸位、桡侧偏斜位、尺侧偏斜位、(指)内收位和外展位、对掌位。

(8)臀部:正位、收臀位、松臀位、左摆位、右摆位、左转位、右转位。

(9)大腿部:正位、前屈位、后伸位、外展位、内收位、左旋位、右旋位。

(10)小腿部:正位、屈膝位、伸膝位、左旋位、右旋位。

(11)足部:正位、跖屈和趾屈位、背伸和趾伸位、内翻位、外翻位。

(二)四肢形态位置

由多个灵活的关节组成,它们在功能上有非常密切的配合,因此,可构成多种复合的形态位置,常见的有以下几种。

(1)上肢:叉腰位、双臂前交叉位、双臂后交叉位、双手前交叉位、双手后交叉位、双手前合掌位、抱颈位等。

(2)下肢:下肢的形态位置主要表现为步位,常见者有自然步、小八字步、大八字步、前后步、掖步、索步、小腿交叉步、膝交叉步、大腿交叉步、正步、丁字步、点步、踏步、单足步等。

(三)人体侧面静态姿势的观测

从人身体侧面观,静态姿势可以分为四型。

(1)第一型:头部中轴、躯干中轴、下肢中轴处于同一垂直线上,胸部挺起,腹部内缩或平直,背部弯曲适中。体现出人体完美的线条,静态姿势审美价值最高。

（2）第二型：头部与下肢前倾，躯干后倾，头部、躯干、下肢中轴不在同一直线上，体姿分为三段。胸部不像第一型，向前挺起明显，背部弯曲显著。

（3）第三型：胸部平直，不向前挺起，前腹壁松弛前突，脊柱腰曲明显突出，下肢中轴明显前倾。

（4）第四型：头部明显向前伸，腹部松弛前突，脊柱胸曲和腰曲显著突出。

二、人的动态姿势美观测

人的动态姿势包括坐、站、行、卧，其姿态美的标准如下。

（1）优美的坐姿：坐姿是人体在入座、坐位和起座时的姿势。总体要求是端庄、大方、自然、舒适。

①入座时：入座时应轻巧，落座声音柔和。应先站在椅子或沙发的边缘，两腿前后立，臀部正常位，上体从腰部起略微前倾，轻轻坐下。

②坐时：上体正直舒展，两肩放松，身体前倾的角度不要超过 20°，重心落在臀部上；腰、腿肌肉紧张，髋、膝屈曲自然，应将臀部和坐骨结节置于支撑物上，以支持除下肢以外的身躯；抬头、挺胸、直腰、收腹；两腿间距约 40 cm，两脚自然落地并稍分开，或正步或前后步或小八字步等；膝部稍偏向客人，手置于沙发或大腿上。

③起座时：宜双脚一前一后，从脚部起略微向前倾，后跟把身体向上推，前脚起平衡作用，同时脊柱要保持平衡作用。

切忌含胸、弓背，因为这是造成脊柱弯曲、腰背疼痛、消化不良的病因之一。手、腿和脚的恰当摆放极为重要，手心不可向上，忌伸腿、脚尖朝天，更不可跷二郎腿或腿脚不停抖动。

（2）优美的站姿：站姿是指人体站立时的姿势，站姿应该体现出人的精神风貌，要做到挺、直、高。

标准站姿：身体要保持直立，抬头、挺颈、挺胸、收腹、挺腿，两眼平视前方，下颌稍收；头、颈、躯干和脚在一条垂线上，两臂自然下垂；左脚打开 45°，右脚向前自立，右脚跟对准左脚中部或比左脚稍前，两脚不要相距太远，应以脚掌而不是以脚跟承受体重；两膝微弯，左膝偏向内。显示出人体固有的曲线美和挺拔的体姿。

站姿因站立时双脚的位置和方向不同，以及躯干和头部的造型之别而有多种，特别是在舞蹈、摄影等艺术表现形式中。如正面"S"形站姿、斜方向站姿、斜方向"S"形站姿、斜方向双脚分开站姿、斜方向双脚交叉站姿、侧面站姿和背面站姿等。

应尽量避免僵硬、驼背、含胸、肩部下垂等不良姿势。切忌弓腰、挺腹，过分偏移重心至一腿的站姿，防止造成脊柱变形、肩部低垂等疾病。

（3）优美的走姿：走姿是人体行走的姿态，走姿的步伐、动作、方式可以反映出人体的动态美和韵律美，总体要求是保持身体正、直，挺胸直腰、微收小腹，膝和足尖始终正对前方行进，两臂自然摆动，步伐稳健而均匀。优美的走姿能充分反映出一个人健美的身材和矫健的步伐，产生潇洒、飘逸的美感。

正确的走姿是行走时脚步自如、轻盈、矫健，双目平视，下颏内收，颈部自然伸直，肩膀放松下垂，手臂自然摆动，人体重心位置在脐下 2～3 cm 处；应使重心与前进方向一致，呈一条直线，以保持身体平衡，挺直腰部是保持正确步态的关键；迈步时脚跟要先着地，然后再到脚掌中部和前部，膝盖要正对前方，脚尖略向外，两腿不要太弯，步幅不宜过大，步伐尽量均匀，步子柔和轻快；手臂自然前后摆动，前摆幅度不宜超过 30°，后摆幅度以 15°内为佳。

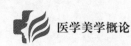

走路时应尽量避免头部前伸或低头、一摇三晃,或八字横行,或跛足行进等不良走姿。优美的姿态和洒脱的动作,既符合人体解剖学和生理学规律,又给人以美的印象。

(4)优美的卧姿:卧姿是人体静躺时的姿态,优美的卧姿既要符合人体生理特点,又要体现出美感。

良好的卧姿对于心血管、呼吸系统在安静状态下的工作起保证作用,并有助于消除肌肉疲劳。为保证心脏不受压,一般宜取右侧卧位,同时能表现出宁静的曲线美。为防止局部受压出现发麻甚至痉挛现象,仰卧也是一种较好的卧姿,但不要把手放在心前区,同时要注意颈部的保护。

思考题

1. 如何对头型进行分类? 影响头型美的因素有哪些?
2. 面型的常见分类及其美学意义是什么?
3. 面型的比例关系有几种? 影响面型的因素有哪些?
4. 发型美的审美要求及发型的美学规律是什么?
5. 如何使发型与面型的搭配协调?
6. 发型的类别及特点是什么?
7. 体形美的分类与标准有哪些?
8. 形体健美的要求是什么?
9. 身材健美的要求有哪些?
10. 影响体形美的主要因素有哪些?
11. 体姿美的总体要求是什么? 人的动态姿势美的参照标准有哪些?

(王 丽)

第六章　人体各部位的美

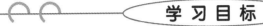

学习目标

　　掌握：眉的基本形态、美学位置及理想而美的特征；眼的基本形态、美学位置及理想而美的特征，眼的局部结构美；鼻的基本形态、美学位置及理想而美的特征，鼻的局部结构美，鼻的各种美学角度；唇的基本形态、美学位置及理想而美的特征，唇的局部结构美；理想而美的牙齿特征；额部的基本形态、美学位置及理想而美的特征，额部的局部结构美；耳的美学位置及理想而美的特征；乳房美的标准。

　　熟悉：眉的分型；眼的分型；鼻的分型；唇的分型；牙齿的基本形态、美学位置，牙齿的局部结构美；额的分型；耳的基本形态、耳垂的局部结构美。

　　了解：眉的美学功能及意义；眼的美学功能及意义；鼻的美学功能及意义；唇的美学功能及意义；牙齿的美学功能及意义；额部的美学功能及意义；耳的分型及耳的美学功能及意义；肩部常见形态特征；手部形态美的特点。

第一节　眉与眼的美

　　人各部位的美是人体美的一部分，同样具有时代性、民族性和阶级性，即使同一时代、同一民族、同一阶级的人，其文化素质、年龄、性别、情趣等的不同，对于美的认识也存在较大的差异性，因此，为人体各部位制定美学标准是十分困难的。但是，审美标准仍然存在某种共同性，在一定条件下，可提出一个相对稳定的标准，作为人体美评价的一般标准。

一、眉部的美学与审美

　　眉是人面部除了双眼外，最能传神表现人的内心和性格特征的器官。

（一）眉的美学功能及意义

　　眉横卧于眼眶上缘，介于上睑与额部的交界处，稍稍隆起而富于立体性，眉起自眼内眦角上方，沿眶上缘向外略呈弧形，表面生有硬质短毛，左右各一，相互对称。

　　眉作为容貌美的重要组成部分，可使面部更具立体感，增强了眼周色彩对比之美。粗细适中、左右对称、浓淡相宜、形态优美的双眉，对于面部五官起着重要的协调、平衡作用。

　　眉是眼睛的框架，两者关系好似画框与画面的关系，眉与眼的搭配更能彰显容貌美的和谐，故有浓眉大眼、细眉秀目等形容美貌之词。同时，眉也是心理状态的表现窗口，如眉飞色舞、扬眉吐气、横眉冷目、愁眉不展等,用来表现人的情绪。

双眉除了具有阻止额部汗水或灰尘进入眼内、保护眼睛的生理作用,更有显示情感个性、烘托容貌美的重要作用和意义。所以有"面之有眉,犹屋之有宇"的说法。

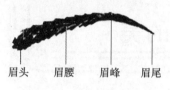

眉头　眉腰　眉峰　眉尾

图 6-1　眉的形态标志

(二)眉的基本形态

1. 眉的基本形态

眉是位于眶上缘自内向外呈弧形生长的一束短毛,分眉头、眉腰、眉峰和眉尾(图 6-1)。眉头为眉的内侧端,起自眼眶内上角;眉腰(眉身)为眉头与眉梢之间,略呈弧线凸起,其最高点称为眉峰;眉梢为眉的外侧端,稍细;两眉头之间称为眉间。

2. 眉毛的基本形态

眉毛属硬质短毛,分上、中、下三层,交织重叠。大体上,眉头部分的眉毛斜向外上方生长;眉腰部分的上层眉毛向外下斜行,中层眉毛向后斜行,下层眉毛向外上斜行并在眉梢处逐渐与上层眉毛走向一致,眉毛这种趋于中层靠拢式的生长,使得眉腰、眉峰颜色较浓,眉头、眉梢颜色较淡,且眉头颜色多重于眉梢,从而使整个眉浓淡相宜、层次有序、富于立体感。

(三)眉的美学位置

眉的美学位置能够影响一个人的容貌美和性格,应与其眼形、面形、鼻形相互协调。总的来说,以"三庭"定位,双眉位于"上庭"与"中庭"的交界处,眉峰至眉头保持适当斜度会使人显得英俊。若眉峰太高,则脸形显得过长,相反则脸形较宽;双眉头相聚太近、眉尾方向太向上,眉毛又分散或显粗,常给人感觉是"凶相";若双眉头相距较宽、毛质柔和,则给人的印象是宽厚、和蔼。

具体来说,眉的位置要因人而异,标准眉的位置是美学家们在对人的审美实践中提炼出来的,并据此提出四条线,用以确定标准的眉头、眉峰、眉梢的位置(图 6-2)。

1. 眉头

眉头位于内眦角正上方或略偏内侧,标准的眉头应位于 a 线延长线上。

2. 眉峰

眉峰位于自眉梢起的眉长中外 1/3 交界处,标准的眉峰应位于 b 线延长线与眉的交汇处,是眉毛长度的黄金分割点。

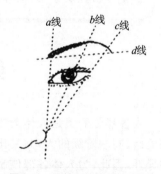

a 线　b 线　c 线

d 线

图 6-2　眉的标准位置示意图

3. 眉梢

标准的眉梢应位于 c 线延长线与眉的交汇处。

此外,眉梢稍倾斜向下,其尾端与眉头大致应在同一水平线(d 线)上。

a 线:鼻翼外侧缘与同侧内眦角的连线。

b 线:当双眼平视前方时,鼻翼外侧缘与同侧瞳孔外缘的连线。

c 线:鼻翼外侧缘与同侧外眦角的连线。

d 线:眉头内下缘与眉梢最下点的连线。该线应为一条水平线。

(四)眉的局部结构美

眉主要是由眉毛构成的,眉毛的生长状态是眉外表形态的主要标志。眉毛的长短、粗细、色泽等与种族、性别、年龄及遗传等因素有关。

1. 眉毛的长势

眉毛的自然生长规律是一根根短毛,分上、中、下三层交织相互重叠。眉毛的中内侧较密而圆,外侧较稀疏。眉毛的内 1/3 的生长方向一般与眼水平线成 70°～80°角,而中外侧则成 10°～30°角,甚至呈平行生长。

2. 眉毛的密度

眉毛密度为每立方厘米 50～130 根。一般来说,儿童的眉毛细短、稀少而色淡,成年人的眉毛粗长、浓密而色黑;男性眉毛较粗宽而密,女性眉毛窄稀而弯曲;老年男性眉毛可增长或变白,俗称"寿星眉",老年女性眉毛则易脱落而稀疏。

眉毛密度可分为以下三级。

(1)稀少:不能完全盖住皮肤。

(2)中等:几乎完全盖住皮肤,但眉间无毛。

(3)浓密:完全盖住皮肤,眉间有毛,甚至连成一片(通常两眉之间是平滑无毛的,若眉间有毛把两眉连接起来,称连心眉)。

(五)眉的分型

依眉的位置、形态变化,可有以下四种分类。

1. 按眉头位置分型(图 6-3)

(1)离心眉:两眉头距离过远,眉头位于 a 线以外的眉称为离心眉。此眉让人感到悠然、安详或松散。

(2)向心眉:两眉头距离过近,眉头位于 a 线以内的眉称为向心眉,当两眉头连在一起时称为连心眉。此眉让人感到紧张、压抑或严肃、忧愁。

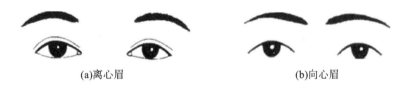

(a)离心眉　　　　　　　　　　　(b)向心眉

图 6-3 按眉头位置分型

2. 按眉腰走行分型(图 6-4)

(1)平直眉:眉头、眉腰、眉梢走行趋于直线。此眉给人以正直、亲切之感。

(2)上挑眉:又称为竖眉,眉腰及眉梢向外向上扬起,此眉给人以英武、勇猛之感。

(3)下斜眉:又称为八字眉,眉腰走行向外向下,眉头高,眉梢低。此眉给人以滑稽、悲伤之感。

(4)柳叶眉:眉腰走行弧度小,眉头及眉梢略窄,眉腰略粗,波曲上扬。此眉给人以端庄、秀美之感,是中国人喜欢的眉型之一。

3. 按眉的整体形态分型(图 6-5)

(1)方刀眉:眉峰方直形似刀切斧劈,此眉给人以刚正、英武之感,多见于男性。

(2)月棱眉:眉形如上弦之月,此眉给人以慈祥、贤惠之感。

(3)扫帚眉:眉毛散乱无序,如扫帚状,此眉给人以精神不振、迟钝之感。

4. 按眉毛粗细、浓淡及分布分型

(1)狮子眉:整个眉毛浓黑粗大,给人以威严之感,多见于男性。

(2)粗短眉:眉毛粗而短,给人以刚毅强悍之感,多见于男性。

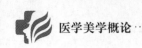
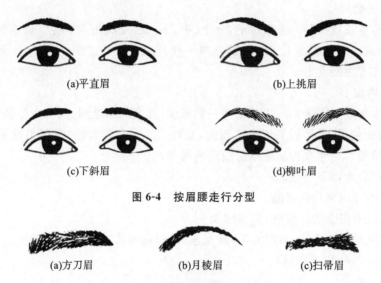

图 6-4　按眉腰走行分型

图 6-5　按眉的整体形态分型

（3）清秀眉：眉毛稀疏色淡，给人以文质彬彬、清秀之感。

（4）寿星眉：眉峰及眉梢的眉毛长而垂，此眉多见于老年男性。

（5）残缺眉：眉毛的某一部分断缺，给人以不完整之感。

（六）理想而美的眉的特征

理想而美的眉应处于标准眉的位置，眉头位于鼻翼外侧缘与同侧内眦点连线的延长线上，眉峰位于鼻翼外侧缘与同侧瞳孔外侧缘连线的延长线上，眉梢位于鼻翼外侧缘与同侧外眦角连线延长线上。理想而美的眉应双侧对称，浓淡相宜，富有立体感，眉峰高度适中，弧度、粗细、长短、疏密等要素与面型、眼型协调。东方女性以眉梢略向外上的柳叶眉为美，给人以秀美、温柔之感，男性则以浓黑粗大眉为美，给人以英武、威严之感。

二、眼部的美学与审美

（一）眼的美学功能及意义

眼是容貌的中心，是人们对容貌审视的主要标志，它既是视觉器官，也是重要的表情器官。"画龙点睛"这个成语，就体现了眼睛的生理功能和美学意义的重要性。

眼作为视觉器官，将接受的外部信息，通过视神经的传导，在大脑中作出反应，通常情况下人类从外界获得的信息约90％来自双眼。

眼的审美可从"形""神"两个角度观察。一是眼部形态结构之美，即眼的静态美。美貌人群中的双眼水平线可将面部等分为上、下两部分，一双清澈明亮、妩媚动人的眼睛，不但能增添容貌美使其更具魅力和风采，而且能掩饰面部其他器官的不足和缺陷。因而眼是容貌美的标志，也是面部审美的重点。二是眼的表达、传递情感信息之美，即眼的动态美。眼能反映出一个人的喜、怒、哀、乐等各种内心活动和情绪，是在人类情感、思想交流中具有重要作用的表情器官，因此又被称为"心灵的窗口"。

形态优美、视物清晰、晶莹清澈、光彩明亮、黑白分明、富于变化，具有传神达意之感的眼睛，是形与神的和谐统一，能表现一个人的内在美和外在美，是真正美的体现。因此，眼睛才会吸引更多的审美者的目光。

（二）眼的基本形态

眼位于眼眶内，外部有上睑和下睑两部分，其间为睑裂。上睑以眉为界覆盖眶上缘，与额部相连；下睑覆盖眶下缘，与面颊部相连，上睑略宽于下睑。上、下睑缘相连形成两个眼角，内侧角为内眦，略圆钝；外侧角为外眦，呈锐角。上睑的皮肤在睁眼时形成两条皱襞：上方靠近眶上缘称为眶睑沟；下方靠近睑缘称为上睑沟（又称重睑线），有此沟者上睑表现为重睑，无此沟者上睑表现为单睑。下睑皮肤表面有下睑沟、下睑颧沟、下睑鼻颧沟，随着年龄的增长，下睑的三条沟逐渐明显。上、下睑缘生长的短毛为睫毛，具有保护眼睛和美化眼睛的作用（图 6-6）。

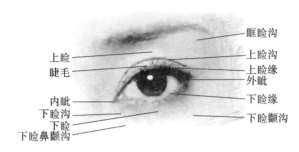

图 6-6　眼的基本形态

（三）眼的美学位置

眼位于面部中间，双眉之下，鼻根两侧，双侧位置形态、大小对称。通常用"三庭五眼"形容面部容貌的和谐和美观。"三庭"，即将人脸的长度三等分，上区从额部发际线到眉间中点，中区从眉间中点到鼻翼底部，下区从鼻翼底部到下颌缘，三区高度相等，双眼位于中区上方。"五眼"，是将人脸的宽度在眼的水平线上等分为五个眼裂宽度，即眼的睑裂宽度、内眦间距、外眦至耳距应大致相等。

此外，双眼的位置和形态应与额面各部位（如面型、眉、鼻、耳等）协调一致。眼与眉的相互关系：双眼分别位于双眉之下，鼻根两侧，内眦角位于眉头正下方，大多数人两眉间距离与两眼内眦角距离相近。眼与鼻的相互关系：①两侧鼻翼宽度与内眦间距、睑裂宽度大致相同，平均宽度为 30～32 mm。②鼻梁高低对内眦间距及内眦赘皮形成有明显影响，鼻梁高者，内眦间距窄、内眦赘皮多不显；鼻梁低者，内眦间距显宽，多伴内眦赘皮形成，影响美学外形。③鼻眶窝（也称内眦窝），为眼内眦部与鼻梁根部之间形成的凹陷，左、右各一个。此窝的存在使鼻根部具有起伏协调的曲线美感，因此又称"黄金窝"。鼻梁低平者，此窝多低平或不显，而且内眦部多有赘皮形成。

（四）眼的局部结构美

1. 眼睑

眼睑分上睑和下睑两部分。上睑宽大且活动幅度大，变化明显，在相当程度上决定眼睑外形特点，在眼部审美及容貌美中占有重要地位。上睑皮肤表面有两条横弧形沟纹，即眶睑沟和上睑沟。上方为眶睑沟，闭眼时变浅或不显，睁眼时变深、明显；距睑缘 5～6 mm 处为上睑沟，有此沟上睑表现为重睑形态，无此沟者表现为单睑形态。一般认为具有重睑的上睑外形给人以明媚动人之感，容貌更显秀丽优美。上睑形态根据是否有皱襞和皱襞形态可分单睑型（单眼皮）、重睑型（双眼皮外双型）、内双型（双眼皮内双型）和多皱襞型四类。其中，单睑又可根据上睑皮肤紧张松弛程度及皮下脂肪多少分为正力型、无力型（皮肤松弛型）和超力型

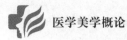

（俗称肿眼泡）。一般来说，西方人上睑皮肤薄，皮下组织及脂肪少，睑板较宽，眼睛凹陷，眶睑沟明显，重睑线宽；东方人上睑皮肤厚，皮下脂肪及眶隔脂肪较多，眼睛显得臃肿，不凹陷，呈现扁平形，缺乏层次感。

上睑可以上下灵活运动是依赖提上睑肌的舒张与收缩，其活动幅度约为 10 mm。正常人睁眼平视时上睑缘位于角膜上缘下 2 mm 处。闭眼时，上睑遮盖全部睑裂暴露部分，角膜隐蔽不外露。若提上睑肌功能障碍会导致上睑下垂，影响眼型。

下睑活动幅度较小，皮肤表面有下睑沟、下睑颧沟、下睑鼻颧沟。正常人睁眼平视时下睑缘位于角膜下缘处；闭眼时，下睑稍稍上提。随着年龄增长，皮肤、肌肉组织松弛下垂使上睑外上方易形成三角状下垂，形成"三角眼"，不但影响容貌美，亦遮盖部分视野。下睑缘处的眼轮匝肌肥厚增生会形成"肌性眼袋"（俗称"卧蚕"），笑起来尤为明显，显得眼睛更立体、灵动。但若因皮肤、眼轮匝肌、眶隔膜松弛，导致眶脂肪膨出脱垂，形成袋状，则为"眼袋"，会影响眼部审美。

2. 睑裂

上、下睑缘间的裂隙称睑裂，睑裂的高度、宽度及倾斜度直接影响眼型和容貌美。

（1）睑裂高度：指眼睛平视正前方时上、下睑缘间距离，平均值为 7～12 mm。一般可分为三型：①黄种人睑裂高度较小，眼形细窄，称细窄型；②白种人睑裂高度适中，称中等型；③黑种人睑裂高度较大，眼形较圆，称为高宽型。正常睑裂区可见到角膜，角膜内外三角形的巩膜、结膜半月皱襞和泪阜。

（2）睑裂宽度：指睑裂内、外眦水平距离，平均值为 25～30 mm。其宽度与面宽的比例以符合"五眼"为美。

（3）睑裂倾斜度：指内、外眦连线与水平线形成的夹角大小，表现为内、外眦位置的高低程度。一般可分为三型：①水平型，内、外眦连线与水平线一致；②外倾型（内高外低型），内眦高于外眦，双眼呈"八"字形；③内倾型（内低外高型），内眦低于外眦，双眼上挑。睑裂倾斜度以外眦高于内眦 2～3 mm，内、外眦连线与水平线夹角约为 10° 为美，即中国传统的"丹凤眼"。

3. 眦角和内眦赘皮

上、下睑缘的内外侧相连接处，分别称为内眦和外眦。正常内眦角较圆钝，内眦睑裂角为 48°～55°；外眦角较锐利，外眦睑裂角为 60°～70°。从审美角度来讲，两弧线自然交汇成眼内、外眦角，构成横椭圆形眼裂结构，具有一种完整的美感。两内眦间距平均为 30～32 mm，其在面横比例中符合"五眼"要求。若过宽，两眼较开，显面部横径加宽，失去协调美；过窄使两眼接近，显面部收拢变窄。

内眦赘皮是内眦部垂直方向的皮肤皱襞，可分为上睑型、内眦型和倒向型三种类型（图 6-7）。东方人多属蒙古人种，约有 50% 的人存在内眦赘皮，而西方人几乎无内眦赘皮。内眦赘皮可将内眦角遮盖，使眼裂横径缩短，眼形变小；亦使两内眦间距离增大，失去标准比例；上、下睑缘弧度不流畅，给人不完美之感。

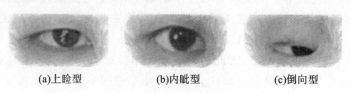

(a)上睑型   (b)内眦型   (c)倒向型

图 6-7 内眦赘皮的分类

4. 角膜、巩膜、虹膜

角膜为无色透明状,因后面的虹膜和瞳孔的衬托而呈深色,外观上通常被称为"黑眼珠"。角膜横径一般为 11 mm,正常直视时,角膜部分被上睑覆盖,角膜露出率为 75%～80%,若小于此比例,为上睑下垂,超越此比例则呈惊讶状。巩膜呈不透明的瓷白色,表面覆盖有透明的、极薄的球结膜,通常被称为"眼白"。虹膜的颜色主要与虹膜基质内色素上皮所含黑色素多少及分布情况有关。白种人虹膜含色素少,由于光的衍射作用,多呈蓝色或碧绿色;黑种人虹膜含黑色素较多而呈棕黑色;黄种人则介于两者之间,表现为棕色。东方人眼睛黑白分明,给人以晶莹透明、炯炯有神的感觉。在同一人种中,虹膜颜色也存在差异,一般女性色泽略深于男性。另外,虹膜的结构、颜色、纹理,瞳孔的形态大小、位置、缩放情况等,均与眼的审美,尤其与眼神、情感传递有着密切的联系。

5. 睫毛

上、下睑缘生有 2～3 行的短毛,排列于睑缘前唇,有防尘、削弱强光和防止异物进入眼内的功能。一般睫毛的寿命为 3～5 个月。上睑睫毛多而长,有 100～150 根,长度平均为 8～12 mm,稍向上方弯曲生长,平视时倾斜度为 110°～130°;下睑睫毛短而少,有 50～80 根,长度平均为 6～8 mm,稍向下方弯曲,平视时倾斜度为 100°～120°。睫毛的长度和倾斜度因人而异,根据睫毛的倾斜度可以将其分为上翘型睫毛、平直型睫毛和下垂型睫毛。浓密、弯曲、上翘、乌黑、灵动的睫毛对眼型美及整个容貌美具有重要的修饰作用,使眼部更具有立体感。

(五) 眼的分型

1. 上睑分型

上睑按照有无皱襞及皱襞多少主要分为三型(图 6-8)。

(1) 单睑:上睑自眉弓下缘至上睑缘间皮肤平滑,睁眼时无皱襞,俗称单眼皮。

(2) 重睑:上睑皮肤在靠近上睑缘上方处有一条皮肤皱襞,睁眼时此皱襞以下皮肤随睑板上提、张力增大而上移,俗称双眼皮。

(3) 多重睑:上睑皮肤存在多个皱襞。

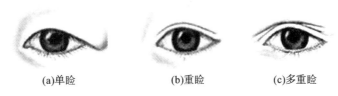

(a)单睑   (b)重睑   (c)多重睑

图 6-8 上睑皱襞分型

2. 单睑分型

单睑按上睑皮肤弹性及皮下脂肪量分为三型。

(1) 正力型:上睑皮肤不松弛,弹性好,皮下脂肪充盈适度,多见于青年人。

(2) 无力型:上睑皮肤松弛,弹性差,皮下脂肪稀少,多见于中老年人。

(3) 超力型:上睑皮肤绷紧光亮,皮下脂肪充盈过度,少数人伴有泪腺脱垂,俗称肿眼泡,多见于体胖者。

3. 重睑分型

(1) 按重睑线与上睑缘走行关系分为三型(图 6-9)。

①平行型:重睑线与上睑缘平行,重睑高度从内至外大致相等。

②广尾型:重睑线内侧端靠近上睑缘或与内眦点汇合,外侧端远离上睑缘,呈扇状。

③新月型：重睑线内、外端靠近上睑缘，甚至与内、外眦相汇合，中间部分距上睑缘较远，形似弯月。

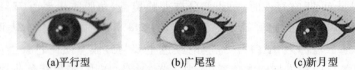

(a)平行型　　　(b)广尾型　　　(c)新月型

图6-9　按重睑线与上睑缘走行关系分型

（2）按重睑线显露情况分为四型。

①全双型：重睑线与上睑缘平行，重睑线内、外端均显露出来。

②中双型：重睑线内1/3处皱襞较窄，向外逐渐加宽，类似广尾型。

③半双型：重睑线内1/3处皱襞不明显，直至内2/3处才显示并逐渐加宽。

④隐双型：重睑线几乎与上睑缘重合，皱襞较窄，睁眼平视时呈单睑状态，睁眼下视时可现重睑线显露，又称内双型。

4. 按睑裂形态分型（图6-10）

（1）杏核眼：睑裂宽度、高度比例适当，睑缘呈圆弧形，眦角圆钝，黑眼珠及眼白显露较多，眼睛炯炯有神，标准睑裂形态眼。多见于男性，给人以英俊、帅气之感。

（2）丹凤眼：睑裂细长、内窄外宽，呈弧形展开。外眦角大于内眦角，外眦略高于内眦。黑眼珠及眼白显露适中，眼睑皮肤较薄富有东方美，给人以秀美之感，无论男女均为美眼形。

（3）细长眼：又称长眼。睑裂细长，睑缘弧度小，高度与宽度比例不当，宽度略显过度而高度略显不足。黑眼珠及眼白显露较少，缺乏眼神感，此眼型给人以乏力疲倦、无精打采之感。

（4）眯缝眼：睑裂小而狭短，高度与宽度均不足，高度不足尤甚。内、外眦角均小，黑眼珠与眼白大部分被遮挡，眼球显小。此眼型显得温和，但有畏光之感，眼睛缺乏神采与魅力。

（5）小圆眼：睑裂高度与宽度短小，但其高度与宽度比例尚适度。睑缘呈小圆弧形，眦角圆钝，黑眼珠及眼白显露不足，眼球显小，眼形呈小圆形态。此眼型给人以机灵、执着之感，缺乏魅力。

（6）圆眼：又称荔枝眼、大眼。睑裂高宽，高度有余，睑缘呈圆弧形，黑眼珠与眼白显露多，眼睛整体圆而大。此眼型给人以目光明亮、机灵有神之感，但缺乏秀气与内敛。

（7）突眼：睑裂过于高宽，眼珠向前突出，黑眼珠全部暴露，眼白暴露范围大，甚至黑眼珠四周均有眼白显露，俗称"四白眼"。睑裂过大，眼珠突出过多，常为病态表现。

5. 按内、外眦位置分型

（1）标准眼：两内眦位置适中，约一睑裂宽，外眦略高于内眦，睑裂倾斜度约为10°。睑裂形态类似"杏核眼"，多见于男性，显英俊、帅气。

（2）吊眼：又称"上斜眼"。外眦高于内眦，眼裂倾斜度过大，外眦呈上挑状，双目呈反"八"字形。此眼型给人以灵敏、机智之感，但目光锐利，易使人感觉冷淡、严厉。

（3）垂眼：又称"下斜眼"。外眦低于内眦，眼裂倾斜度大，双目呈"八"字形。此眼型给人以幽默、可爱之感，但也易使人感觉悲伤、阴郁。

（4）远心型：两内眦距离过大，大于一睑裂宽度，两眼分开过远，使面部显宽，失去比例协调美。略远给人以温和之感，过度则给人以呆板、愚钝之感。

（5）近心型：两内眦距离过近，小于一睑裂宽度，两眼过于靠拢，使五官呈聚集状。此眼

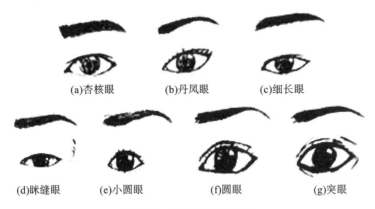

(a)杏核眼 (b)丹凤眼 (c)细长眼

(d)眯缝眼 (e)小圆眼 (f)圆眼 (g)突眼

图 6-10 按眼裂形态分型

型给人以严肃、紧张之感,过度靠拢则给人以忧郁感。

6. 其他

除以上分型外还有一些眼型在国人中也很多见。

(1) 三角眼:一般眦角多正常,主要因上睑皮肤中外侧松弛下垂,外眦角被遮盖,使睑裂近似三角形。多见于中老年人,偶见先天性三角眼者。

(2) 深眼窝:上睑脂肪少、皮肤薄,凹陷不丰满。西方人多见,年轻时具有成熟感,中老年时显疲劳感,过度会显得憔悴。

(3) 肿眼泡:又称"金鱼眼",眼睑皮肤肥厚,皮下脂肪较多而显臃肿,使眉弓、鼻梁、眼窝之间的立体感减弱,外形不美观。此眼型给人以不灵活、迟钝、神态不佳的感觉。

(六) 理想而美的眼的特征

理想而美的眼应处于标准位置,并与眉、鼻位置协调,两内眦间距约为睑裂宽度,符合"三庭五眼"的协调比例。睁眼平视时,睑裂高度为 7~12 mm,睑裂宽度为 25~30 mm,睑裂倾斜度为外眦高于内眦 2~3 mm,内、外眦连线与水平线夹角约为 10°。双眼内眦角较圆钝,外眦角较锐利,睫毛应浓密、弯曲、乌黑、上翘。一般男性以杏核眼为美,给人以英俊、潇洒之感;女性以丹凤眼为美,给人以秀美、妩媚之感。此外,美的眼睛还应明亮、清澈,活动灵活,能很好地表达人的心理活动和情绪变化。

第二节 鼻部的美

一、鼻部的美学解剖

(一) 鼻的基本形态

鼻以骨及软骨为支架,外覆软组织,呈基底向下的三棱锥体。鼻位于面中 1/3 处,向前突出于面部,以鼻正中线为轴左右对称。

鼻上端与额部相连,称鼻根;下端向前突起的游离端为鼻尖;鼻根与鼻尖之间为鼻梁,鼻梁两侧为鼻背,呈逐渐向前倾斜生长。鼻尖两侧的弧形隆起为鼻翼,鼻中隔下缘为鼻小柱,鼻翼游离缘、鼻小柱及上唇共同构成双侧前鼻孔。鼻翼与鼻侧壁形成的沟称为鼻翼沟,鼻翼向外与面颊交界处的浅沟,称为鼻唇沟(图 6-11)。

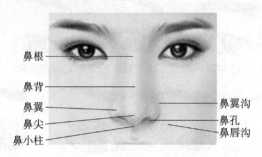

图 6-11　鼻的基本形态

(二)鼻的局部结构美

1. 鼻根

鼻根是鼻背的最凹陷处。

(1)鼻根点位置大约在两目内眦连线中点与两眉头连线中点的连线中点处。从鼻根点的侧面观察凹陷情况,可将其可分为四级(图 6-12)。

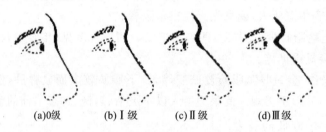

(a)0级　　(b)Ⅰ级　　(c)Ⅱ级　　(d)Ⅲ级

图 6-12　鼻根点凹陷情况分级

0 级:鼻根点无凹陷,鼻梁几乎与额面直线连接。

Ⅰ级:鼻根点略有凹陷。

Ⅱ级:鼻根点有明显凹陷。

Ⅲ级:鼻根点凹陷甚深,额骨与鼻骨相连处有明显转折。

(2)鼻根高度:是指鼻根在两目内眦连线上的垂直高度,一般不能低于 9 mm,女性约为 11 mm,男性约为 12 mm。

鼻根根据高度不同可分为三种类型:①低平型:鼻根高度在 7 mm 以内。②中等型:鼻根高度为 7~11 mm。③高型:鼻根高度在 11 mm 以上。中国人鼻根高度以中等型居多。

2. 鼻背

鼻背呈长嵴状,两侧延伸与眶和上颌骨相连。鼻背上 1/3 为骨性支撑,较硬而稳固,中下 2/3 为软骨支撑,具有一定的弹性与活动度。从正面观察,鼻背的长度为 6~7.5 mm,鼻根到鼻底的垂直高度约占人面部高度的 1/3。若大于额面长度 1/3 的为长鼻,小于额面长度 1/3 的为短鼻,如鞍鼻的鼻长一般较短,常低于 5.8 cm。从侧面观察,鼻背的侧面形态可分为凹形鼻梁、直形鼻梁和凸形鼻梁三大类。

3. 鼻尖

鼻尖由两侧鼻翼软骨支撑,上接鼻背,两侧连鼻翼。

(1)鼻尖高度:指鼻尖至鼻翼基底距离,一般理想高度相当于鼻长度的 1/2,男性约为 26 mm,女性约为 23 mm,低于 22 mm 为低鼻形。

（2）鼻尖形状：一般来说，理想的鼻尖曲率半径为 8～12 mm。根据其大小可分为三种类型：①尖小型：鼻尖尖而小，曲率半径小于 8 mm。②中间型：鼻尖大小中等，尖圆适度，曲率半径为 8～12 mm。③钝圆型：鼻尖肥大钝圆，曲率半径大于 12 mm。

（3）根据鼻尖与通过鼻下点（鼻小柱与人中沟的交点）的水平面的关系，可将鼻尖分为三种类型：①水平型：鼻尖与通过鼻下点的水平面平行。②上翘型：鼻尖高于通过鼻下点的水平面，形成一定的角度。③下垂型：鼻尖低于通过鼻下点的水平面，并有一定角度（图 6-13）。

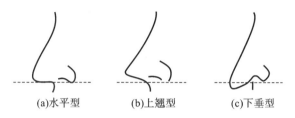

(a)水平型　　　　(b)上翘型　　　　(c)下垂型

图 6-13　鼻尖翘起程度示意图

4. 鼻翼

对于鼻翼的审美，应从其高度、宽度、突度、鼻翼沟发育情况等因素入手。

（1）鼻翼高度：是指鼻翼下缘至鼻翼沟的最大垂直距离。根据鼻翼高度与鼻高的关系可分为三种类型：①低鼻翼，鼻翼高占鼻高的 1/5；②中等鼻翼，鼻翼高占鼻高的 1/4；③高鼻翼，鼻翼高占鼻高的 1/3。

（2）鼻翼宽度：即鼻宽，是指鼻翼最大的宽度（两鼻孔外侧缘的距离），相当于鼻长度的 70%。根据鼻翼与两目内眦间的关系可分为三种类型：①狭窄鼻翼：鼻翼宽度小于两目内眦间距。②中等鼻翼：鼻翼宽度约等于两目内眦间距。③宽阔鼻翼：鼻翼宽度大于两目内眦距离。

（3）鼻翼突度：鼻翼的膨隆程度。根据鼻翼与鼻侧壁的关系可分为三种类型：①不突型：鼻翼与鼻侧壁平面约在同一水平。②微突型：鼻翼略有突出，介于不突型与甚突型之间。③甚突型：鼻翼呈膨胀型，比鼻侧壁平面显著突向前方。

（4）鼻翼沟发育情况：根据鼻翼沟的深度可分为三种类型，即不明显、中等和非常明显；根据鼻翼沟与鼻唇沟的关系可分为三种类型，即鼻翼沟与鼻唇沟不汇合、鼻翼沟与鼻唇沟微汇合和鼻翼沟与鼻唇沟完全汇成一线。

一般认为鼻翼高度中等，宽度约为一睑裂宽，微微突起，鼻翼沟中等深度与鼻唇沟微汇合的鼻翼比较美观。

5. 鼻孔与鼻小柱

鼻基底部最重要的审美要素就是鼻孔与鼻小柱。鼻孔的大小、形态与鼻小柱的宽窄、长短都对鼻部整体审美起一定的作用，但这却是容易令人忽视的位置。

鼻孔呈卵圆形，直径不超过鼻翼内侧角。Tpinard 鼻孔分类法，是按照人的鼻孔形态及鼻孔最大径的方向将鼻孔分为六种类型，即纵椭圆形、三角形、斜椭圆形、圆形、斜卵圆形和横椭圆形；加拿大学者 Farkas 等根据鼻孔长轴与鼻底水平线的夹角将鼻孔分为七种类型。

一般认为美貌人群的鼻底为等边三角形，鼻小柱的长度约为此三角形高的 1/3，两鼻孔长轴夹角为 80°～105°，且呈卵圆形，而鼻小柱的宽度与卵圆形鼻孔的宽度相等。

6. 鼻的各种美学角度（图 6-14）

（1）鼻额角：鼻根点与眉间点连线与鼻背线的夹角，正常值为 120°～135°。此角关系到鼻

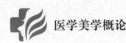

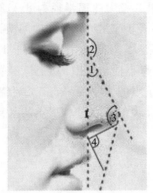

1—鼻面角；2—鼻额角；3—鼻尖角；4—鼻唇角

图 6-14　鼻的各种美学角度

形的曲线美,小于此角度时外鼻前突,此角位置较高时呈长鼻畸形,位置偏低时则呈短鼻畸形。

（2）鼻面角:鼻根垂线与鼻背线的夹角,前额至切牙线,与前额至鼻背线间的夹角,正常值为 30°～50°。我国凌氏统计为 23°～38°,女性稍小于 30°。

（3）鼻尖角:鼻小柱线与鼻背线的夹角,正常值为 85°～95°。

（4）鼻额角:鼻尖点至额前点连线与鼻背线的夹角,正常值为 120°～130°。

（5）鼻唇角:鼻小柱线(鼻小柱前端至鼻底)与上唇人中之间的夹角,正常值为 90°～105°。角度过大者,鼻的长度明显缩短。鞍鼻畸形者此角明显增大,出现鼻孔朝天的畸形特征。

（6）鼻基底角:头部处于耳眼平面时,鼻小柱线与水平线的夹角,正常值为 5°～10°。

二、鼻的审美标准与审美诊断

（一）鼻的美学功能及意义

鼻是人类最重要的器官之一,是呼吸道的门户,可对空气进行过滤、清洁、加温和加湿。除此之外,还具有嗅觉、共鸣、反射的作用,并参与发声和表情功能。当人类作为审美主体时,鼻的嗅觉功能帮助人们完成对气味的审美,可扩大人类审美的领域。

鼻的外形在容貌轮廓美中占有极为重要的地位,其醒目的突起与相对凹陷的眼睛、相对平坦的面部形成鲜明的对比,是颜面立体层次感的表现中心。鼻外部形态的差异,给人的印象特征也不尽相同,直挺流畅的鼻子,给人以聪明伶俐及俏美的印象,粗犷挺拔的鼻子,赋予男子阳刚之美,因此,鼻是社交上"第一印象"产生的重要部位。

（二）鼻的美学位置

鼻位于面部正中线上,面中部 1/3 处,向上经鼻根与额部相连,向下经鼻下点与唇相连,左右为双眼、颧及面颊,因此,鼻是面部"中庭"的中心,是面部结构左右对称的轴线。

鼻的位置要与眼、口、耳及整个面部对称协调,否则,即使所有的鼻部数据都合乎标准,而与面部其他器官不协调,也不能称之为美。

（三）鼻的分型

鼻的形态从生物进化角度看,与其人种生存的自然环境有很大关系,一般气候越温暖的地域,人类的鼻孔越宽大,鼻梁越低平、短宽;气候越寒冷的地域,人类鼻孔越窄小,鼻梁越高耸、细尖。如非洲黑种人的鼻子既宽大又扁平,就是为了吸进大量温暖而潮湿的热带空气;欧洲白种人的鼻子既细又高,就是为了在呼吸寒冷空气时,让冷空气有更多的时间被加温,以适应生存环境;亚洲黄种人,则因其处于寒热之间的温带地域,人类的鼻孔适中,鼻梁长度、宽度中等。

我们可根据鼻尖和鼻梁的形态进行分型。

1. 根据鼻尖形态不同分型(图 6-15)

(1)标准鼻:鼻尖圆润,鼻尖、鼻翼大小适中,轮廓清晰。

(2)小翘鼻:鼻尖、鼻根、鼻背整体低平,鼻尖向上翘起。此鼻型给人以滑稽之感。

(3)小尖鼻:鼻尖单薄,鼻翼突度较小,紧附于鼻尖及鼻侧壁。此鼻型给人以冷漠之感。

(4)蒜头鼻:鼻尖与鼻翼圆大,轮廓不清。此鼻型给人以憨厚、老实之感。

(5)朝天鼻:鼻尖后缩,突度与鼻翼平或略低于鼻翼,鼻孔可见度大。此鼻型给人以愚钝之感。

(6)鹰钩鼻:鼻尖过长,向前下方弯曲呈钩状,常与驼峰鼻相伴出现,此鼻型给人以狡猾之感。

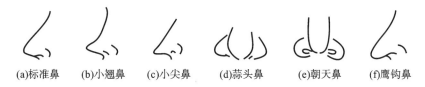

(a)标准鼻　　(b)小翘鼻　　(c)小尖鼻　　(d)蒜头鼻　　(e)朝天鼻　　(f)鹰钩鼻

图 6-15　鼻尖形态示意图

2. 根据鼻梁形态不同分型

(1)正常鼻:鼻梁挺立,长度、宽度适中,与面型、眼型、口型相协调。

(2)狮子鼻:鼻梁长度及高度正常或略短,宽度过度,鼻翼与鼻尖大而开阔,轮廓尚清晰。此鼻型给人以豪放之感。

(3)鞍鼻:鼻梁塌陷,呈马鞍状,鼻梁高度低平,鼻尖略向上翘,缺乏立体感。此鼻型给人以木讷之感。

(4)波状鼻:鼻梁凹凸不平,缺乏线条美,此鼻型给人以不整之感。

(四)理想而美的鼻的特征

由于世界各民族的人种、地域、风俗和生活环境不同,人们对鼻子的审美标准也不同。往往以男性鼻梁近似直线为美;女性鼻梁小巧细窄、鼻尖微翘、曲线柔和为美。理想的鼻型其大小、形态应与整个面型及其他器官相协调,并符合本民族的审美标准及特点。

一般来说,鼻应位于面部正中,外鼻长度约为面长的 1/3,鼻宽约为一睑裂宽;鼻梁挺立,鼻头圆润,鼻翼高度、突度适中,鼻尖高度相当于鼻长的 1/3,鼻尖曲率半径为 8～12 mm,鼻小柱的长度约为鼻底等边三角形高的 1/3,两鼻孔长轴夹角为 80°～105°,且呈卵圆形,而鼻小柱的宽度与卵圆形鼻孔的宽度相等;鼻的各种角度符合美学范围。

第三节　唇与齿的美

一、唇的美学标准与审美诊断

（一）唇的美学功能及意义

唇位于面部的下 1/3，是面部器官中活动范围最大的软组织结构，其具有说话、进食、吐物、吹吸气、亲吻及辅助吞咽等功能。唇与面部表情肌连接紧密，因此还具有高度的表情功能。

唇的容貌美优势在于其汇集多种形式美要素于一身，符合多种形式美法则，唇与面部表情肌联系密切，活动力强，红唇皮肤薄，血运丰富，能透出血管中颜色，这些都决定了唇在容貌美学中的优势，即线条美、色彩美、动态美，其美学重要性仅次于眼睛，有时甚至胜于眼睛。丰满圆润的唇红，清晰美丽的唇弓，突起的唇珠，凹陷明显的人中，构成了生动、优美而传情的口唇外观，为人体增添无尽魅力，是人们情感冲突的焦点之一，因此，唇也被称为"面容魅力点""爱情之门"。

（二）唇的基本形态

唇主要由皮肤、口轮匝肌、疏松结缔组织和黏膜组成。口裂将唇分为上唇、下唇两部分，口裂两端为口角，即上、下唇的汇合处。

唇按其颜色可分为红唇和白唇两部分。白唇表面覆盖的是皮肤，其正中鼻小柱下方有一纵行浅沟称为人中，其凹陷处称为人中凹，两侧隆起的边缘称为人中嵴，也称为人中柱。唇红是皮肤与黏膜的移行区域，为上、下唇的游离缘。唇红与皮肤的交界处称唇红缘，因呈弓形又称为唇弓。上唇的唇弓曲线起伏弧度变化大，在正中线形成低点，称为唇谷（唇弓凹），此谷上续人中凹；正中线两侧形成最高点，称为唇峰（唇弓峰），此处上续为人中嵴。上唇正中唇红呈珠状向前下方突出，称为唇珠（图 6-16）。这些解剖部位均为唇部手术及美容整形中的重要标志。

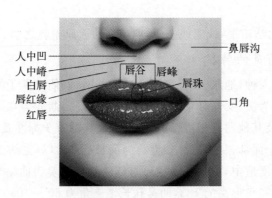

图 6-16　唇的基本形态

（三）唇的美学位置

嘴唇位于面部的正下方，其上界为鼻底，下界为颏唇沟；唇的两侧以唇面沟（鼻唇沟）为界，与颊部相连，是构成面部美的重要因素。一般侧面上唇约位于自鼻底至颏垂线前 3.5 mm

处,下唇约位于 2.2 mm 处。

(四)唇的局部结构美

1. 白唇

(1)正面观:人中为上唇白唇正中,是人类特有的标志。人中上接鼻小柱,下续唇谷,高度为 13～18 mm。上唇高度是指上唇皮肤的高度,即鼻小柱根部至唇谷的距离,上唇高度应与鼻尖的高度相似,与鼻小柱成 90°角。

我国成年人上唇平均高度为 13～20 mm,根据此高度差异可分为三类。①低上唇,高度小于 12 mm;②中等上唇,高度为 12～19 mm;③高上唇,高度大于 19 mm。

(2)侧面观:根据上唇白唇与鼻小柱的角度关系,可将上唇突出程度分为凹型(占45.5%)、突出直型(占 24.8%)、突出凸型(占 9.5%)、后缩型(占 1.0%)、笔直型(占 19.2%)五种类型(图 6-17)。

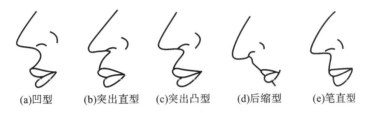

(a)凹型　　(b)突出直型　　(c)突出凸型　　(d)后缩型　　(e)笔直型

图 6-17　上唇突出程度示意图

根据下唇与颏部角度关系,可将下唇前突程度分为凹型唇(占 59.0%)、直型唇(占29.0%)、凸型唇(占 12.0%)三种类型(图 6-18)。

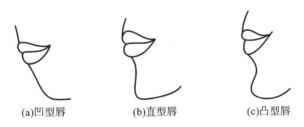

(a)凹型唇　　　　(b)直型唇　　　　(c)凸型唇

图 6-18　下唇前突程度示意图

唇侧面形态取决于面部骨骼的结构与牙齿的生长状态,与种族、遗传等因素密切相关。白种人多为直型唇,少部分为凹型唇;黑种人多为凸型唇;而黄种人则多为微凸型唇,少部分为直型唇。

2. 红唇

(1)上唇:唇弓连接两端微翘的口角,在上唇形成明显起伏的波峰和波谷,即唇峰和唇谷,其形似展翅高飞的海鸥,被西方画家称之为"爱神之弓"。唇谷中央凹陷处形成钝角,称为中央角,中国人一般中央角为 150°～160°。唇峰与人中嵴相延续,唇峰中央最高凸部也形成钝角,称为左、右外侧角,中国人一般此角为 210°～240°。

两侧唇峰的最高点比唇谷最低点高出 3～5 mm。

(2)唇珠:上唇唇红中央的结节状突起,在婴儿时期更为明显。唇珠两侧的唇红相对欠丰满,使得唇珠两侧形成了唇珠旁沟,此沟的存在,更加衬托出丰满的唇珠,使唇形更具魅力。

(3)唇厚度:口唇微闭时,上、下红唇中央部的厚度。一般上唇厚度为 5～8 mm,下唇厚度为 10～13 mm,下唇较上唇稍厚,其厚度比约为 2∶3,下唇突度也比上唇略小。

根据上、下唇闭合时的位置可分为三种类型,即上唇突出型(占 67.5%)、上下唇同位型(占 31.5%)、下唇突出型(占 6%)。

3. 口角

正常人的口角位置在两眼平视状态下经瞳孔向下延伸的垂线与上颌的尖牙和第一前磨牙间的交叉点处。当唇部自然放松时,上颌切牙外露约 2 mm,微笑时,则牙冠部分外露,但不应超过 2/3。

4. 口裂

口裂宽度是指上、下唇微闭时,两侧口角间的距离,其宽度约为瞳孔间距,口角间距与内眦间距之比为 3:2 或者符合黄金指数的要求。根据数值的大小可分为三种类型:窄小型,宽度为30～35 mm;中等型,宽度为 36～45 mm;宽大型,宽度为 46～55 mm。口裂宽度应与面部、鼻部及内眦间宽度相协调。

(五)唇的分类

1. 根据唇的正面观基本形态分类

当上、下唇自然轻闭时,根据唇的正面观基本形态可分为三种类型(图 6-19)。

(1)圆形唇:上、下唇厚,唇弓弧度大,唇峰不明显,甚至无明显的唇峰及唇谷。

(2)方形唇:上唇唇峰明显,下唇弧度小、平直,与上唇唇峰对应处有明显的转折点,唇峰距离较远,唇厚度、口裂宽度正常,多见于黄种人。

(3)扁平唇:上、下唇薄,口裂宽度较大,唇形扁平,唇弓较清晰,多见于白种人。

(a)圆形唇　　　　　(b)方形唇　　　　　(c)扁平唇

图 6-19　唇正面基本形态分类示意图

2. 根据唇的厚度、闭合状态、口角位置等情况分类

根据唇的厚度、闭合状态、口角位置等情况,归纳为以下常见唇型。

(1)标准型唇:口唇轮廓清晰,下唇略厚于上唇,口裂宽度与鼻、眼、面型相适宜,唇珠明显,口角微翘,整个唇部富有立体感。

(2)薄型唇:上、下唇单薄,上唇厚度小于 5 mm,下唇厚度小于 10 mm。此型唇给人以伶俐、冷漠之感。

(3)厚型唇:上、下唇肥厚,上唇厚度大于 8 mm,下唇厚度大于 13 mm,上唇唇峰高,有外翻倾向。此型唇给人以诚实、憨厚之感,但略显木讷。

(4)口角上翘型唇:口角位置略高于标准位置,上唇唇红缘起伏明显,富于动感,呈微笑状,此型唇给人以甜美之感。

(5)口角下垂型唇:口角位置低于标准位置,上唇唇红缘弧线向下,此型唇给人以忧愁、悲伤之感。

(6)尖突型唇:上、下唇薄而前突,唇峰高,唇珠小而突,唇弓弧形不圆滑,常伴有狭小的鼻子。此型唇给人以奸诈、冷漠之感。

(7)瘪上唇:上唇后缩,下唇突出,俗称"地包天"。一般上唇薄,下唇厚。此型唇破坏了面部的侧面轮廓,甚至影响发音,失去美感。

（六）理想而美的唇的特征

唇的美与丑,随着人们审美观念的改变,也略有不同,与面型相配、与五官协调、与性格气质相符的唇型,才能使人产生美感和魅力。

一般来说,理想型口唇,要轮廓清晰,唇峰、唇谷明显,唇珠突出,口角微翘,唇红缘线条流畅富于动感。①正面观,上唇高度应与鼻尖高度相近,与鼻小柱夹角约成90°角。上唇厚度为5～8 mm,下唇厚度为10～13 mm,且与颏部相适宜;口裂宽度为36～45 mm,与鼻宽、面宽、内眦间距比例协调。②侧面观,上唇略突出于下唇。唇红表面光滑无褶皱及脱皮,色泽红润,丰满富有魅力。男性以轮廓清晰的方形唇为美,女性以丰满圆润的唇形为美。

二、牙齿与容貌美

（一）牙齿的美学功能及意义

牙齿是口腔的门户,健康的牙齿是咀嚼食物的前提,食物进入口腔,经过牙齿一系列的机械加工,变成了可被消化的形态。并且,牙齿对于发音的准确性也起着重要的作用。

牙齿在实现其生理功能的同时,对于维持容貌美也发挥着重要的作用。完整而整齐的牙齿对保持面部外形轮廓起到支撑作用,维持了良好的牙弓形态和面颊、唇部的对称与丰满。如牙列缺失严重,将会造成颊部凹陷,皱纹增多,面容衰老;如牙齿对合异常,将会造成"龅牙""地包天"等形态,影响面部侧面轮廓;如长期用一侧牙齿咀嚼食物,则会强化该侧的咬肌,使得面部偏斜。这些都会破坏颜面部协调的比例关系与和谐的对称美,给容貌美带来缺憾。

此外,牙齿本身也具有重要的审美意义,美白整齐的牙齿是形成灿烂微笑的基础。洁白的牙齿与红润的嘴唇形成的鲜明对比构成了色彩美;牙齿弧形的排列及以正中切牙为中心向两边对称生长,展现了线条美,体现了对称性;牙齿辅助发音的功能使得人讲话能够字正腔圆,体现了声音美。

（二）牙齿的基本形态

人的一生有乳牙和恒牙两副牙齿。乳牙的萌出时间是半岁至两岁半,共计20颗,上、下各10颗;恒牙于六岁至十三岁开始依次萌出,并替换相应的乳牙,恒牙出齐共32颗,上、下各16颗。

每颗牙齿的位置、功能、形态各有不同,分为切牙、尖牙、前磨牙和磨牙四类。(图6-20)。

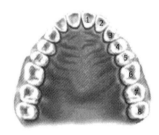
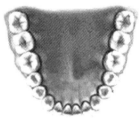

图6-20 牙的基本形态
1—中切牙;2—侧切牙;3—尖牙;
4—第一前磨牙;5—第二前磨牙;
6—第一磨牙;7—第二磨牙;8—第三磨牙

（三）牙齿的局部结构美

1. 切牙

切牙位于口腔前部,呈弧形且在面中线两侧对称排列,上、下共8颗。分为上颌中切牙、侧切牙,下颌中切牙、侧切牙。上颌切牙牙冠唇面可见两条纵向浅沟,为发育沟。上颌侧切牙唇面形态较上颌中切牙窄小而圆突。下颌中切牙牙冠较上颌中切牙窄小,唇面光滑,发育沟不明显,且其为全部牙中最小的,牙冠宽度约为上颌中切牙的2/3。切牙位于牙弓前部,其缺损、异常对发音及容貌美有直接影响。

2. 尖牙

尖牙位于口角处,俗称犬齿,上下左右共 4 颗。尖牙牙冠较厚,呈楔形,切缘上有突出的牙尖,便于穿刺和撕裂食物。尖牙根长粗壮,对口角起到支撑作用,如果出现缺损,口角上部易造成塌陷,对面容影响较大。

3. 双尖牙

双尖牙位于尖牙之后、磨牙之前,又称双尖牙,上下左右共 8 颗。牙冠呈立方体,上颌一般呈双尖,下颌第二双尖牙时有三尖。其作用有协助尖牙撕裂和协助磨牙捣碎食物的作用,美学功能也兼具尖牙与磨牙的功能。

4. 磨牙

磨牙位于双尖牙之后,上下左右共计 12 颗。牙冠大,呈立方体,结构复杂。磨牙位于口角之后,不易显露,但第一磨牙的位置和上下关系对于建立正常咬合关系起重要作用,是恢复正中颌的标志,它的错位和缺失将会影响正常咬合关系而出现错颌畸形,影响容貌美。

（四）牙列的分型

人的面型与颌骨发育密切相关,颌骨的大小又直接影响到牙列的形态及排列。颌骨宽,牙弓必定宽,较宽的牙弓适宜较宽的牙齿排列;相反,颌骨窄,牙弓必定窄,较窄的牙弓适宜较窄的牙齿排列。牙体、牙弓与面型具有相关性。根据上颌 6 颗前牙排列形态,可将牙列分为三种基本类型。

1. 方圆型

方圆型多见于面型宽大者,4 颗切牙的切缘连线略直,从尖牙的远中才弯曲向后。

2. 尖圆型

尖圆型多见于面型尖削者,自侧切牙的切缘即明显弯曲向后,使前牙段的弓形呈尖圆型排列。

3. 椭圆型

椭圆型多见于面型较圆者,界于方圆型与尖圆型之间,自侧切牙的远中逐渐弯曲向后,使前牙段的弓型较圆。

（五）理想而美的牙齿特征

理想而美的牙齿包括:牙齿形态完美,与面型协调,结构清晰,无畸形牙,牙体组织完整无缺损;牙齿洁白或微黄,富有光泽;牙周组织健康,牙龈色泽红润;牙列完整,无缺牙或多生牙;牙齿排列整齐,不拥挤,不稀疏,牙齿无扭转、移位、异位等;咬合关系良好,上、下前牙覆盖关系正常。

第四节 颏部的美

（一）颏的美学功能及意义

颏部是颜面部整体结构中最富于变化和最具特征的部位,具有较大的个体差异性,其形态对于容貌轮廓美起着至关重要的作用。颏的高度、突度及大小对面部下 1/3 乃至整个面型有重要影响,颏与唇、鼻三者的比例及位置关系决定了面部的侧面突度及轮廓美,因此,颏也被誉为容貌美的黄金部位。

颏部的形态也常被作为性格的外部标志。后缩且发育不良的颏常被看作是胆怯、优柔寡断性格的象征。微微上翘、发育良好的颏常被看做是勇敢、刚毅、果断性格的象征。

（二）颏的基本形态

骨性颏的形态是由下颌骨前正中骨凸的发育状况所决定的，一般所指颏的外部形态主要指软组织。下唇、颏唇沟和颏构成颏唇复合体，决定了颏的轮廓。下唇突起，颏唇沟向内凹陷，从而衬托出微向前翘起的颏部。

（三）颏的美学位置

颏位于面部下 1/3，其上部经颏唇沟与下唇皮肤相连，下部为整个面部的最下点，左、右两侧与颊部相延续。

（四）颏的局部结构美

1. 颏高度

从面部"三庭五眼"的"三庭"角度看，颏位于面部"三庭"的"下庭"，协调的颜面结构中"三庭"高度相等。"下庭"（面部下 1/3）以口裂、颏唇沟为标志，可再分为三等分（图 6-21），上唇（包括白唇与唇红）与下唇及颏的高度比例为 1：2（女性略小）。

2. 颏突度

从侧面观，颏突度可分为三种类型：正常型、前突型和后缩型。

首先需两条辅助线，一是于耳屏上和眶下缘做一水平线，再从软组织鼻根点引出一条与之垂直的线，向下延伸至颏；二是自眶下缘的前方也引一条同样的垂线。如颏部位于两条垂线之间，为正常型；如颏部向前超过鼻根垂线，为前突型；如颏部后缩超过眶下缘垂线，为后缩型。理想的颏突度应是轻贴于鼻根点垂线（图 6-22）。

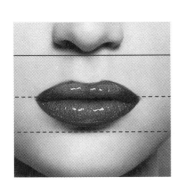

图 6-21　面部"下庭"三等分

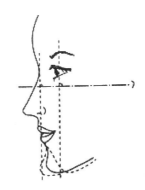

图 6-22　颏突度分型示意图

颏突度若分级可分为五级。①1 级，微向后缩；②2 级，垂直；③3 级，微向前突；④4 级，明显前突；⑤5 级，极向前突。

3. 颏唇沟深度

从侧面观，下唇皮肤与颏部皮肤相交处软组织最低点至颏前点的水平距离。中国人颏唇沟较深，男性约为 13 mm，女性约为 7 mm。男性颏唇沟深，下颏突出，因而通常男性的轮廓表现得更为清晰明朗。

4. 鼻、唇、颏三者关系

鼻、唇、颏三者位置关系的协调与否决定了侧面轮廓结构美。一般常借用斯坦纳

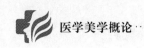

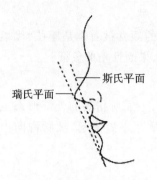

瑞氏平面—— 斯氏平面

图6-23 审美平面示意图

(Steiner)审美平面和瑞克特(Ricketts)审美平面来观测(图6-23)。

(1)斯坦纳审美平面:简称斯氏平面,鼻尖至人中呈"S"形曲线,是该曲线的中点与软组织颏前点联想的审美平面。美的容貌应是上、下唇突点与该平面相接触。

(2)瑞克特审美平面:简称瑞氏平面,是自鼻尖点至软组织颏前点联想的审美平面(也称为 E 线)。要求上唇距此线较下唇距此线稍远。上唇约距 4 mm,下唇约距 2 mm。白种人上、下唇均位于此平面后方;黄种人上、下唇与此平面相切;黑种人上、下唇均突出于此平面。

(五)颏的分类

1. 根据颏正面观形态分类

根据颏正面观形态可分为五种类型。

(1)方颏:颏部两侧突出,底部较平,给人以坚强、刚毅之感。

(2)圆颏:颏部圆钝,给人以快活、富贵、天真之感。

(3)鼓颏:颏部丰满鼓胀,给人以宽容、大度、迟钝之感。

(4)尖颏:颏部尖细,给人以机智、活跃之感。

(5)长颏:颏部过长,给人以冷静、呆板之感。

2. 根据颏部侧面观形态分类

根据颏部侧面观形态,可将颏分为六种类型。

(1)标准颏:颏部形态自然,线条流畅、优美,给人以端庄、秀丽之感。

(2)凹型颏:颏部弧度过大,颏唇沟深陷,颏前突明显。给人以性感、艳丽之感。

(3)圆颏:颏部膨胀,给人以稳重、迟钝之感。

(4)平颏:颏部弧度过小,轮廓较平,给人以冷静、呆板之感。

(5)小颏:颏部细小,给人以幼稚之感。

(6)重颏:双重颏形,给人以富贵、迟钝之感。

(六)理想而美的颏部特征

理想而美的颏部,女性多以线条流畅、平滑为美,以尽显女性之柔美;男性以棱角分明为美,尽显男性之刚毅。

一般来说,鼻、唇、颏的关系协调,颏前点位于瑞氏平面上,上唇距离瑞氏平面约 4 mm,下唇约距 2 mm。鼻根点与颏前点连线垂直于眶耳平面。颏唇沟较深,颏微微上翘;颏高度适中,上唇高与下唇颏高度比为 1∶2(女性略小)为理想而美的颏部。

第五节　耳部的美学与审美

(一)耳的美学功能及意义

耳是人体重要的器官,包括外耳、中耳和内耳三部分,可感知声音、位置,掌握平衡。外耳包括耳廓、外耳道和鼓膜,其中,耳廓位于头颅表面两侧,左、右各一,是面部审美的重要因素。

耳的对称性生长维持了人体形式美的对称与均衡,使头面部不会很突兀;一对圆润、坚实、饱满的耳对容貌美具有促进作用;耳廓上佩戴多姿多彩的耳饰也会增加容貌的对称美、和谐美、动态美和色彩美,增添人的魅力和自信。

在东方文化中,肥大、厚实和红润的耳是富贵的象征,认为大耳人有福,可长寿,有"双耳垂肩乃帝王之相"之说。而西方人认为长有较突出的耳轮结节的人有天生犯罪的倾向。

（二）耳廓的基本形态

耳廓最外卷曲的游离缘称为耳轮。耳轮前方与耳轮大致平行的弧形隆起称为对耳轮。耳轮与对耳轮之间的长沟称为耳舟。耳轮上方有一小突起的结节称为耳轮结节,又称达尔文结节。对耳轮向前下方弯曲终止于外耳道口上方,此处称为耳轮脚;对耳轮向上分成两支,分别为对耳轮上脚和对耳轮下脚。对耳轮两脚间的三角凹陷称为三角窝;耳轮前方较大的凹陷区称为耳甲,耳甲又被耳轮脚分为上、下两部分,上方为耳甲艇,下方为耳甲腔。耳甲腔前方有外耳门,外耳门前方有一突起,称为耳屏;耳屏上缘和耳轮脚间的凹陷称为耳屏上切迹;与耳屏相对应处的对耳轮前下端有一隆起称为对耳屏;两耳屏间的凹陷称为耳屏间切迹。耳廓下端为耳垂,其内无软骨支撑,仅含有结缔组织和脂肪(图6-24)。

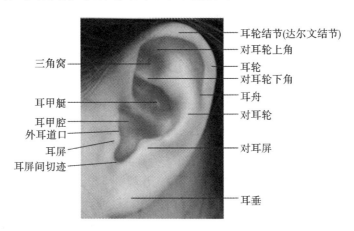

左侧标注（从上到下）：三角窝、耳甲艇、耳甲腔、外耳道口、耳屏、耳屏间切迹

右侧标注（从上到下）：耳轮结节(达尔文结节)、对耳轮上角、耳轮、对耳轮下角、耳舟、对耳轮、对耳屏、耳垂

图 6-24　耳的基本形态

（三）耳的美学位置

耳廓位于头颅两侧,左右对称,上端与眉弓上缘水平,下端与鼻底水平。耳轮脚与颞部连接处平外眦水平线,耳垂与颊部连接处平鼻尖水平线。耳廓与颅侧壁的夹角,称颅耳角,约30°;耳甲与耳舟成直角,耳甲与颅侧壁亦成直角。耳廓长轴延长线与鼻背线延长线的交角约为13°;乳突与耳轮缘的距离约为1.8 cm(图6-25)。

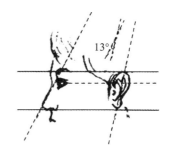

图 6-25　耳的标准位置示意图

（四）耳垂的结构美

耳垂的形态差异性较大,位置与大小不尽相同。

1. 根据耳垂形态分类

根据耳垂形态不同,可分为三种基本类型。

（1）圆形:耳垂向下悬垂呈圆形。

（2）方形:耳垂呈方形,其下缘与颊部皮肤相连呈水平直线。

（3）三角形：耳垂外下缘向上吊起呈三角形。

2. 根据耳垂与颊部皮肤相连情况分类

根据耳垂与颊部皮肤相连情况，可分为完全游离型、完全粘连型和部分粘连型。完全粘连型，称为连垂耳；完全游离型，称为游垂耳。耳垂大而圆，且呈游垂耳时，被东方人认为是富贵的象征。

（五）耳的分型

因耳廓和达尔文结节形态各有不同，一般可分为六种类型（图6-26）。

（1）尖耳尖型：又称为达尔文结节型。耳轮外上缘圆滑，外侧缘向内卷曲，达尔文结节明显。

（2）圆耳尖型：耳廓略宽，上缘略圆，耳垂下缘略呈尖形，达尔文结节较明显。

（3）缺耳尖型：耳廓外缘弧度较大，边缘向内卷曲明显，耳垂小，达尔文结节不明显。

（4）耳尖微显型：耳廓上缘平坦，侧缘向内卷曲延伸至耳垂，耳垂小，达尔文结节略显。

（5）猕猴型：耳轮上外侧呈尖形突出而不向内卷曲，耳垂大而圆。

（6）长尾猴型：耳轮上缘有尖形突起，外侧缘向内卷曲不明显，耳垂大而尖。

(a)尖耳尖型　(b)圆耳尖型　(c)缺耳尖型　(d)耳尖微显型　(e)猕猴型　(f)长尾猴型

图6-26　耳廓的类型

此外，耳廓也可根据其倾斜度分为紧贴型（颅耳角小于30°）、中等型（颅耳角为30°～60°）、外展型（颅耳角大于60°）三种。在外展型中，若颅耳角接近90°，耳廓上部呈扁平状，又被称为招风耳。在西方常被讥笑为"兔耳"，但在东方仍被部分人认为是成功、幸福和富裕的象征。

（六）理想而美的耳的特征

理想而美的耳，其耳廓外形圆滑，线条流畅，耳尖圆润不明显，耳垂饱满，耳廓厚度适中，柔润有光泽，并且耳廓各组成部分之间比例协调，结构清晰。

耳廓位置应处于标准耳位置，耳的长度约为65 mm，宽度约为35 mm，且与头、面、其他器官大小协调。耳垂长度约占全耳长的1/5，且以大而饱满、圆润为美。

第六节　颈与躯干的美

一、颈、肩、背部美学

（一）颈部美

颈部连接着头部与躯体，是面部的延续，是构成人体"S"形曲线的重要组成部分，所以颈部美在容貌美中占有重要的地位。颈部上界是下颌缘和枕骨粗隆，下界是锁骨和第7颈椎棘突。从正面和后面看是圆柱状,从侧面看是上、下面平行倾斜(从后上至前下)的圆柱体。男性颈部较短粗,喉结大而位置低,可见气管上段隐形,两侧胸锁乳突肌粗圆,锁骨和胸骨上窝明显,从侧面看有上粗下细感。女性颈部稍细长,细腻平滑,喉结小而位置高,从侧面看有上细下粗感,女性颈下部甲状腺较男性发达,两侧胸锁乳突肌不如男性外显,锁骨上窝浅,其有特有的美学特征,可见两三条横纹,被称为"维纳斯项圈"。由于颈前皮肤皮脂分泌较少,容易缺水干燥产生皱纹,因此常被认为是泄露女性真实年龄的部位。

1. 颈部的分类

根据颈部的形态特征,可将颈分为以下几种常见类型(图 6-27)。

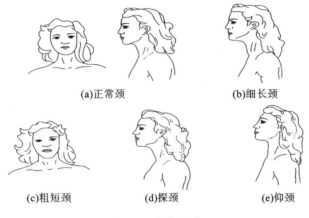

(a)正常颈　　　　　(b)细长颈

(c)粗短颈　　　　(d)探颈　　　　(e)仰颈

图 6-27　颈部形态

(1)正常颈:颈部前凸适宜,前弯矩在 3~5 cm 之内,颈的粗细与头部大小、肩宽相和谐,头颈长约为身高的 1/6。

(2)细长颈:颈椎长度较大,皮下脂肪较少,颈部肌肉不发达,头颈长大于身高的 1/6,多见于瘦长体型,此类型人可经颈部健美训练或增加饮食使皮下脂肪增加以改善形态。

(3)粗短颈:颈椎长度较短,皮下脂肪较多,颈肌发达,多见于肥胖和超力体型,适度减肥有助于改善粗短颈的形态。

(4)探颈:颈部向前探出,超出正常前突度,是较为常见的不良形态,多见于先天性驼背体型或颈部外伤后颈椎异常发育和感染导致颈部肌肉神经病变等疾病,正在发育的儿童或青年人由于先天驼背畸形所导致的探颈可通过体姿训练加以矫正改善,由于后天因素所导致的探颈可根据病因采取相应治疗方法得以恢复。

(5)仰颈:颈部后仰并伴有胸部前挺,多见于颈椎和颈后软组织病变患者。

(6)斜颈:颈部一侧胸锁乳突肌包块,颈部倾斜并伴有其他结构、器官组织发育不良,单侧因素所引起的斜颈,以肌性斜颈最为多见。

(7)缩颈:常见于短颈和习惯性耸肩,矫正日常体姿并适度做挺胸、抬头、降肩等训练可有效改善。

(8)蹼颈:此型多见于女性颈部双侧皮肤蹼状畸形或病理综合征,患者也可为单纯性蹼颈,治疗改善可通过美容外科手术等方式。

2. 理想而美的颈部

颈部端正,双侧对称,丰满而不臃肿,运动灵活不受限制,皮肤紧实而有弹性。

（二）肩部美

肩部是躯干的最上端和上肢的起点，为颈、胸、背和上臂相互连续的部位，是三角肌的覆盖区，对于人体体形美起着重要作用。男子三角肌发达厚实，肩平宽、肩峰高、厚壮结实，是力量与安全的象征，彰显阳刚之气；女子肩部肌肉不发达，肩平薄窄、肩峰低，体现柔和的曲线美，有娇小柔弱之美。

1. 肩部的分类

根据肩部的形态特征，可将肩分为以下几种常见类型（图6-28）。

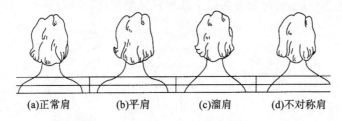

| (a)正常肩 | (b)平肩 | (c)溜肩 | (d)不对称肩 |

图6-28　肩部形态

（1）正常肩：肩部上缘与颈部连续处高于肩峰，此连续处和肩峰间的假设连线与水平线间的夹角小于45°。

（2）平肩：上述夹角明显减小，肩部上缘与颈部连续处基本与肩峰等高。

（3）溜肩：又名塌肩，上述夹角明显大于45°，多见于女性，其判断标准适当加大。

（4）耸肩：肩峰高于肩部上缘与颈部连续处。

（5）不对称肩：左、右肩部两侧不对称，例如一平一耸、一平一溜、一耸一溜等。

（6）翼状肩：很少见的肩部畸形，表现为肩胛骨短小并向上移向颈部。由某些疾病或长期体姿不正确导致。

2. 理想而美的肩部

两肩对称，肩峰圆润、丰满、不上耸或不下塌，曲线优美，肩峰与头部形成同样大小角度关系，锁骨窝明显且丰盈光滑。

（三）背部美

背部位于躯干上部后面，上连续颈肩，下连接腰部。背部上界为第1胸椎，下界为第12肋骨，左、右边界为腋后线。背部是人体背面的重要审美要素，其形态对人体体形美有影响作用。双"S"形曲线，可体现人体的线条美。由于男子背部肌肉较发达，凹凸较明显，肩胛骨大，第12肋骨粗长，背后突弧度小，基本型为方形，若背部宽阔、厚实挺拔，被称为"虎背"，彰显男性刚毅雄伟的气质；由于女子背部肌肉不发达，凹凸不明显，肩胛骨较小，背后突弧度稍大，与颈椎前突构成流畅的"S"形曲线，基本型为倒梯形，又因皮下脂肪较厚，显得光滑、圆浑、细腻，被称为"性感之丘"，彰显女性优美的体形和无尽魅力。女性倒梯形胸背与宽阔的骨盆衬托出细腰的特征。

1. 背部的分类

根据脊柱生理弯曲状况，可将背部分为以下几种常见类型（图6-29）。

（1）正常背：头颈正直地落在肩上，脊柱各弯曲在正常范围内（脊柱颈曲、腰曲的弯矩在3～5 cm内，胸曲的弯矩在2.5～4 cm内）。

（2）圆背：又称驼背，头颈落于标准姿势的前方，表现为脊柱胸曲过分后凸，呈圆弧状。

（3）平背：又称直背，脊柱胸曲和腰曲弯度均过小，呈平直状态。

（4）鞍背：头颈和上部躯干落于标准姿势线的后方，表现为脊柱胸曲下段和腰曲过分前凸，致腹部前突。

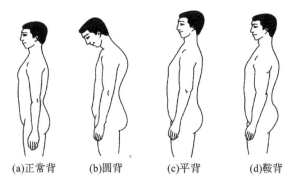

(a)正常背 　　(b)圆背 　　(c)平背 　　(d)鞍背

图6-29 背部形态

2. 理想而美的背部特征

背部宽窄适中，与臀比例适当，后突适中。男性肌肉发达，肩胛骨大，以宽阔、厚实、挺拔为美。女性背部肌肉不发达，肩胛骨不明显，与腰部起伏呈优美的"S"形曲线，脊柱沟较明显，无脂肪堆积、无皮肤松弛，皮肤白皙、细腻、无粉刺，以光滑、圆润为美。

二、腰、腹、盆部美学

（一）腰部美

腰部在解剖上位于第1～5腰椎范围，与腹部相对，位于躯干背部，脊柱的两侧，上界是第12肋骨水平，下界是髂后上棘水平。在形体美学上腰指肋弓最低点至髂后上棘之间，其形态从后面看是长方形，侧面看是正方形。腰部由正中的脊柱和两侧肌肉支撑，其形态取决于脂肪的堆积程度和腰部肌肉发达程度。男子腰部肌肉较发达，表现为腰部粗圆，腰椎前突不明显，两侧肌肉隆起，脊突有下陷感，从而比作"熊腰"，显示出强大的腰部力量。女子腰部肌肉不发达，腰椎前突明显，与骶椎后突共同构成"S"形曲线，又因腰际长而高，所以腰两侧内收成腰线，也称腰身或侧腹线，左、右腰线呈对称弧形，该曲线的弧度男性和女性有明显差异，对腰部美学特征起主要作用。腰围是反映腰腹部形态的重要指标，一般认为女性理想腰围约为60cm。腰围在正常范围内，腰部形态圆滑，见于匀称体型，大于或小于正常腰围者称粗腰或细腰，前者多见于较胖体型人或生育后的女性，后者多见于消瘦或瘦长体型人。

理想而美的腰部特征：比例恰当、粗细适中、灵活，体现活泼、青春之美。男性以肌肉发达，棱角分明，粗圆有力为美；女性以圆润、曲线流畅、纤细有力、无脂肪堆积为美。

（二）腹部美

腹部位于躯干正面下部，上界是剑突及肋弓缘，下界是耻骨联合、腹股沟及髂嵴，两侧为腋中线，属于无骨骼支撑的区域，基本形态为上小下大的卵圆形，其形态受腹肌和皮下脂肪堆积的影响。男性腹直肌较发达，皮下脂肪少，故以凹凸分明的平板腹较常见，一般男性可见两排六块腹肌凸起，健美运动员两侧可见八块肌肉凸起。女性腹部皮下脂肪厚，肌肉不发达，一般见不到腹直肌肌型，上腹部窄小而平滑，下腹部与骨盆相互协调，外形圆隆，被称为"生命之壶"。根据侧面腹部形态可将腹部分为凹陷型、挺直型和鼓凸型。

腹部中央有一凹陷称为脐部，又可称为脐孔，脐部是人体重要的解剖体表标志，同时也具有丰富的审美价值。它是人出生时脐带脱落愈合后的皮肤瘢痕并与脐直肌鞘紧密相连而形成的。脐部位于腹部正中线,高度相当于第 3～4 腰椎之间。是分割人体全长(头顶—脐—脚跟)的黄金分割点。在人体造型艺术上,脐与肩峰、乳头、髂前上棘等标志点有所不同,前者在轴线上的位置上是相对不动的,后者均是可以移动的。脐有多种形态,女性皮下脂肪厚,脐如深陷的喇叭形,圆润且富有魅力。肥胖的女性或男性,脐多呈水平舟状,消瘦体型的脐呈垂直舟状。根据脐部侧面观又可分为凸脐、凹脐、平脐和强凹脐。

理想而美的腹部特征:腹部平坦微隆凸,皮肤无色素沉着,无静脉曲张,无脂肪堆积及皮肤松弛下垂,肚脐大小适中呈圆形且低于皮肤平面呈凹陷状,腹部柔软有弹性。男性以腹直肌明显、垒垒成块为美;女性以肌肉不明显,表面光滑,外形微圆隆为美。

（三）骨盆部美

骨盆由骶骨、坐骨、耻骨以及髂骨构成。其外形特征由骨骼状态及肌肉发达程度决定,男女差异较大。男性骨盆基本型为短方形,活体后观呈正方形,前后径小于左右径;女性骨盆为较长的方形,盆骨侧翼外展低平,左右髂嵴间距在人体比例上大于男性,前后径与左右径相等,前倾角大造成其骶部、耻部明显超出男性而外突,且臀部较大而后翘。女性的耻骨前突和阴阜部皮下的脂肪垫使得耻骨部呈膨隆形与阴毛的倒三角分布构成女性性别特征。而女性骶骨的明显后突和腰椎的明显前突,使腰骶生理曲线格外鲜明,充分显示了女性的生殖美和造型美。

臀部由臀大肌、臀中肌与骨盆构成,是腰与腿的连接处,上界是髂嵴,下界是臀沟。臀部与腰部形成显著的凸凹关系,成为下肢造型和人体曲线美的重要组成部分。立位时,臀部呈方形,两侧臀窝明显。女性臀部皮下脂肪丰厚,丰满圆润,呈球形后突,臀部在质感和量感上显示了完整、优美的状态,完全区别于身体其他部位并与乳房共同赋予人体最佳曲线。男性盆骨高、脂肪少,肌肉较发达,外形较窄呈肾形,髂骨外侧平坦,髂嵴和股骨大转子骨性标志可见,彰显阳刚特征。

1. 臀部的分类

根据臀部基本形态,可将臀部分为以下几种常见类型。

(1) 正常臀:臀部发育良好,皮下脂肪较厚,臀大肌发达,圆润膨隆,臀围在正常范围内,腿、脚伸直并拢站立时,从腰部至臀部顶点的距离(即臀位)在 18 cm 之内,外观挺翘。

(2) 扁臀:臀肌发育不良,导致臀部膨隆不明显,缺乏曲线美和弹性。

(3) 窄臀:臀部扁窄,外形倾向于男性盆骨,臀下皱襞低平,缺乏曲线美和弹性。

(4) 肥大臀:臀部肥大丰硕,臀围明显超过正常范围,腿、脚伸直并拢站立时,臀位大于 18 cm,外观呈下垂状。

(5) 小圆臀:外形呈球形后突,皮下脂肪及臀肌丰厚,臀下皱襞呈圆弧形,臀沟清晰。

2. 理想而美的臀部特征

骨盆对称,两侧平衡无倾斜。臀部外形圆滑、丰泽而富有弹性,臀部与腰间线条柔和,上下呼应,凹凸起伏,构成形体的韵律美;臀窝呈菱形;走动时臀部左右摆动。

第七节　乳房的美学与审美

胸部是躯干正面上部重要的审美观测点,胸部的形态对人体整体形态美、线条美发挥作用,也是展现气质美的重要途径。男性宽厚、丰满而富有弹性的胸部与两侧肌群相配,充分显示男性的力度感和阳刚之气;女性形态丰满、曲线优美的乳房,是彰显女性性感魅力的特有象征。常见的胸部形态有正常胸、扁平胸、桶状胸、鸡胸、漏斗胸和不对称胸等。

乳房美是胸部整体形态美的重要组成部分,是区别男女胸部整体形态美的主要部位。男性乳头小,乳晕直径约为 3.0 cm,是男性胸部的一个体表标志且无生理功能,若出现乳腺发育属病理现象。女性的胸大肌薄弱,乳腺发达形成乳房,乳房是女性胸部曲线美的重要组成部分,丰满而健美的乳房是成熟女性的标志。发育良好的女性乳房,乳头大,略呈桑葚状外观。乳头位置在锁骨中线第 5 肋骨至第 5 肋间范围,乳头连线是锁骨平面至双腹肌沟中点平面的黄金分割线。乳头距胸骨切迹 20~40 cm,距胸骨中线 10~12 cm,距乳房下皱襞 5~7.5 cm,直立时与上臂中齐平,乳头间距 20~40 cm。乳晕直径 4~5 cm,呈棕红色,少数呈玫瑰色或粉红色,生育后呈棕褐色。性刺激可致乳晕平滑肌收缩,乳晕变小,乳头坚挺。乳房基部直径约 12 cm,位于第 2~6 肋间,内界为胸骨旁线,外界为腋前线。

乳房由皮肤、纤维组织、脂肪组织和乳腺构成,分布有血液、神经、淋巴组织。乳房的大小主要受脂肪组织多少的影响,由纤维束形成的乳房悬韧带主要起悬吊乳房的作用,使其不下垂。乳房大小、形态个体差异性较大。成年未生产的女性,乳房多呈半球形,紧实有弹性。妊娠后期和哺乳期,因乳腺增生,乳房明显增大。当哺乳停止后,乳腺萎缩,乳房变小。老年妇女的乳房,因为弹性纤维的减少而松弛下垂。

1. 根据乳房高度(乳房前突程度)与基底直径(乳房内、外侧间距)的比例关系分类(图 6-30)

(1) 圆盘型:乳房高度为 2~3 cm,小于乳房基底直径的 1/2,此型乳房外形平坦。

(2) 半球型:乳房高度为 5 cm 左右,约等于乳房基底直径的 1/2,此型乳房外形隆起明显,呈半球形状。

(3) 圆锥型:乳房高度为 5~6 cm,大于乳房基底直径的 1/2,此型乳房突出极为明显,略尖突。

2. 根据乳房的弹性、软硬度、张力及乳轴与胸壁的角度分类(图 6-31)

(1) 悬垂型:乳轴显著向下,乳房硬度和弹性差。

(2) 下倾型:乳轴稍向下,乳房柔软有较好弹性。

(3) 挺立型:乳轴与胸壁几乎成垂直角度,乳房柔软且有很好的弹性和张力。

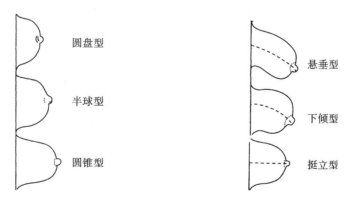

图 6-30　乳房高度与基底直径的比例关系分类　　　图 6-31　乳轴与胸壁的角度分类

3. 根据乳房的位置分类(图 6-32)

(1) 高位乳房:乳房位于第 5 肋骨以上者,此类型有妩媚之感。

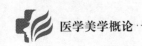

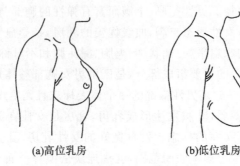

（a）高位乳房 （b）低位乳房

图 6-32 乳房位置示意图

（2）中位乳房：乳房位于第 2～6 肋间。

（3）低位乳房：乳房位于第 6 肋骨。

还可根据乳房下垂程度分为正常乳房、轻度下垂、中度下垂、重度下垂和特重度下垂等（图 6-33）。

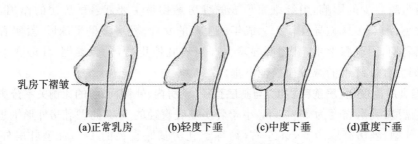

乳房下褶皱

（a）正常乳房 （b）轻度下垂 （c）中度下垂 （d）重度下垂

图 6-33 乳房下垂示意图

理想而美的乳房特征：丰满、匀称、柔韧且富有弹性；乳房位于第 2～6 肋间，乳头位于第 4～5 肋间；乳头突出略向外翻，两乳头距胸骨中线 11～13 cm，双侧乳头与胸骨切迹形成一等边三角形；乳房基底直径为 10～12 cm，乳房高度为 5～6 cm；乳晕直径为 3.5～4.8 cm，处女乳晕为玫瑰红，婚后呈褐色；外观形态挺拔，呈半球形或圆锥形。

第八节 四肢的美

四肢是人体最灵活的部分，集中了人体大部分的骨关节和肌肉，在形态美学上有明显的性别差异，主要体现在皮肤的质和形体结构上。男性四肢的骨骼和肌肉较为显露，关节周围韧带紧绷而富有弹性，血脉充盈，彰显男性强健有力的阳刚之美。女性的四肢比例细小，皮下脂肪较丰满，外表浑圆，关节运动范围大，韧带较松，活动更为灵巧，彰显出女性柔软、圆润和线条之美。

一、上肢的美学

人体的上肢具有极强的美学价值，同时也是人体重要的运动部位，起到平衡身体和情感表达的作用。从人体形体美学上来讲，上肢主要体现了均衡性和对称性，外侧则体现了人体的线条美，女性多反映出平滑的线条美，男性则可反映出棱角分明的直线美（图 6-34）。灵活的上肢通过运动或舞蹈动作可以表达人优雅的风度和气质。

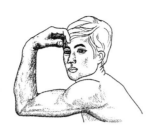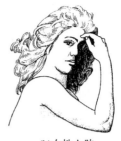

(a)男性上肢   (b)女性上肢

图 6-34   男性与女性上肢外形示意图

（一）上臂的美

人体上臂的基本形态为长方形,基本体为圆柱体。前臂基本形态为梯形,上宽下窄,基本体为扁圆柱体。手掌为不规则六边形,并指时全手为长方形,基本体为弧形扁方体。肘关节轻度外翻的角度(提携角),女性为 $5°\sim17°$,男性小于 $10°$。若此角大于 $20°$,为肘外翻;若此角小于 $0°$,为肘内翻;此角在 $0°\sim10°$ 则为直肘。人体站立、双上肢自然下垂时,肘部与肋弓下缘等高,腕部与耻骨等高,掌骨小头与臀下皱襞等高。双上肢外展时,两侧中指尖间距等于人体全长。

上臂的形态可用上臂紧张围和放松围来衡量,两个围度之差较大者肌肉发达。通常情况下,人体上臂围是大腿围的 $1/2$,与胸围之比约为 0.18。比较来说,男子上肢粗长,肩部三角肌、肱二头肌和前臂屈肌发达,肌肉轮廓清晰,肘部、腕部骨性标志和肌腱明显;女性上肢细短,上臂围约为前臂围的 1.2 倍,各部关节活动范围大,提携角大,从肩至手的形体过渡和缓,在运动时有柔韧的漂动感。

根据臂部(上臂和前臂)伸展时的形态特征,上臂部伸展类型可分为:①欠伸(伸展不足),当两臂(掌侧向上)用力向左后水平伸展时,上臂与前臂不在一条直线上,前臂稍向上曲;②直伸,当两臂(掌侧向上)用力向左右水平伸展时,上臂与前臂在同一直线上;③过伸(伸展过度),当两臂(掌侧向上)用力向左右水平伸展时,上臂与前臂不在一条直线上,前臂稍向下曲。

（二）手部的美

手部是人类上肢末端高度分化的结果,是区别于动物的一个重要特征部位,同时,手的姿态和动势变化,可间接反映人的不同情感,被称为"人类的第二表情"。手可分为手掌、手背、手指三部分。正常的手从侧面观察,手掌呈不规则的六边形结构,并拢时全手为长方形,基本体为弧形扁方体。手掌与中指长度比约为 $4:3$,手掌阔度等于中指长度。从背面观察,五指长短不一,中指最长,拇指与小指基本等长。男性的手较粗大,掌宽厚,指圆而方,皮下脂肪少,手指静脉和肌肉轮廓清晰;女性的手娇小,手指尖而修长,关节灵活,皮下脂肪厚,外形丰满(图 6-35)。

手部的形态美取决于手掌的宽度与整个手长度的比例、手指的长度与手的整个长度的比例。手部可以显示出性别、年龄、身体状况等。理想的手部美是皮肤光滑、色泽红润、肌肉细小、无瘢痕、富有弹性、动作灵活,具有柔和的线条美。据权威调查结果显示,中国女性的手长一般为 $17.1\ cm$,而具有美感的手的长度在 $18\ cm$ 左右,这个标准是相对于每个人的身体状况而言的,并不是绝对的。异常的手形有爪形手、猿手、扇形手、铲形手、蜘蛛指等。

手的形态受种族、区域和个体差异所影响,故形态各异。通常情况下可分为以下几种。

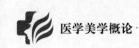

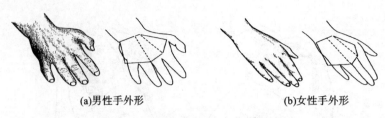

(a)男性手外形　　　　　　　(b)女性手外形

图 6-35　男性与女性手外形的示意图

（1）方形手：整体呈方形，手指根部与尖端几乎等粗。

（2）长方形手：整体呈长方形，手掌狭长，手指亦较长且粗细一致，外观光滑。此类型手多见于女性。

（3）圆锥形手：整体呈圆锥形，各部位结构自手掌向远侧逐渐变窄，关节不明显。

（4）竹节形手：整体修长，各指关节粗大突出，呈竹节状。

理想而美的上肢特征：上肢长度与身高相协调，粗细适中，位置适当，与身体其他部位协调统一。标准的上肢应为三个头长，其中上臂为 4/3 个头长，前臂为 1 个头长，手为 2/3 个头长，即上臂、前臂和手的长度之比为 4∶3∶2。男子上肢以肌肉发达、轮廓清晰、手掌宽厚有力为美；女性以上肢肌肉不显、光滑平顺、修长圆润、皮肤白皙细嫩，富于动感为美。女性的手部美的标准是各部分比例协调、外观光滑、轮廓优雅漂亮。手形以整体呈长方形最美，其手掌和手指修长、皮下脂肪适度，手部皮肤柔嫩红润、富有光泽，手掌心纹路不乱。手指粗细较一致，手指关节灵活、不突出。

二、下肢的美学

下肢的骨骼和肌肉发达，皮下脂肪丰富，关节面宽，辅助结构多且坚韧，其重量和体积仅次于躯干，具有支撑人体的重量和运动的功能。人体在运动过程中移动下肢，通过人体失衡与平衡的交替来体现下肢的共济协调美，下肢在人体美造型中发挥重要作用，也是服饰选择的重要依据。下肢由腿和足组成，腿又以膝为界，上部为大腿，下部为小腿。

（一）大腿

大腿即股部，其皮肤的皮脂腺较多，移动度较大，由于股部的浅筋膜厚薄不一，局部的浅筋膜内含有大量脂肪，故大腿是易形成脂肪异常堆积的常见部位之一。健美的大腿是构成人体美的重要因素之一。正常人大腿的长度一般为身长的 1/4，围径较腰围小 10 cm。男性的大腿粗壮、结实且肌肉显著，女性的大腿肌肤白皙、细腻且富有弹性，皮下脂肪发达，厚度大于男性，从前面看，两腿并立时大腿内层上部不见缝隙，大腿围约为小腿围的 1.5 倍。

根据大腿形态及其与身体比例关系进行如下分类。

（1）正常腿：大腿长为身高的 1/4，且比例匀称，粗细适宜。

（2）长腿：大腿长度超过身高的 1/4，且身材越高，大腿与身高的比例越大。

（3）短腿：大腿长度小于身高的 1/4。

（4）粗腿：即腿部增粗，按照中国标准身高，18～25 岁成年男女大腿腿围为 48～52.4 cm，超过 52.4 cm 为粗腿，但要结合身高体型进行评估。

（5）细腿：大腿围按上述标准小于 48 cm 者。

（二）小腿

小腿由膝关节与大腿相连，从胫骨粗隆平面到内、外踝中点的距离为小腿的长度，正常人小腿的长度为 2 个头长,小腿周径比大腿周径小 20 cm。小腿的形态美取决于小腿的长度和周径,周径则取决于小腿的皮肤、皮下脂肪和小腿各肌群,小腿三头肌尤为重要。小腿的最大周径处称为小腿肚,具有审美价值,当双腿并拢时,双小腿肚最宽处应等于本人 1 个头宽。男性以小腿肚壮圆有力为美,女性则以适度浑圆为美。

根据小腿的基本形态,可分为以下几种类型。

(1)球形:小腿中部丰满膨大、轮廓清晰,小腿肚明显隆起,上部细于中部,下部更细,跟腱较长,形态健美。

(2)短棱形:小腿中部肌肉呈短弧状,上部略细,下部明显变细,曲线圆滑健美。

(3)长棱形:小腿中部肌肉松弛呈长条状,上、下两部细于中部,跟腱较短,给人乏力感。

(4)臃肿形:小腿肥胖,肌肉轮廓不清晰,浑圆一体,缺乏美感。

根据双腿站立时膝关节的形态,可分为以下三种类型。

(1)直形腿:站立时双腿和两膝的内侧面相接触。

(2)"X"形腿:站立时两膝的内侧面相接触,但两腿分开。

(3)"O"形腿:站立时两腿的内侧面相接触,但两膝分开。

正常人保持双膝并拢,双踝靠紧,足尖朝前的站立体姿时,可形成四个美学间隙。第一美学间隙位于大腿根部与会阴交界处;第二美学间隙位于膝上至大腿中部;第三美学间隙位于膝下至腿肚以上;第四美学间隙位于小腿肚以下至两踝以上(图 6-36)。

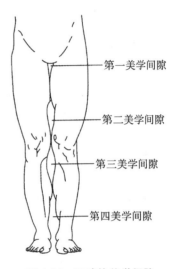

第一美学间隙
第二美学间隙
第三美学间隙
第四美学间隙

图 6-36 下肢的美学间隙

(三)足

足是人体下肢的"底座",在人体负重、平衡和弹跳中起着非常重要的作用。足部的骨骼较多,软组织较少,足骨有跗骨、跖骨和趾骨三部分,形成外侧足弓、内侧足弓和横弓,三者是构成足外形的基础。内侧足弓比外侧足弓高大。足的轮廓与手相似,为六边形,也有性别差异。男性足部宽大厚壮,足趾粗而方,第 1 跖趾关节和第 5 跖趾关节侧突明显;女性足狭小且薄,足趾细长,趾头略尖,前伸明显,足背皮下组织多于男性(图 6-37)。

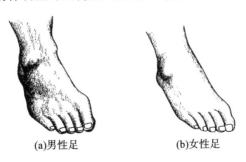

(a)男性足　　　　　(b)女性足

图 6-37 男性足与女性足外形的比较

根据足背的基本形态,可分为以下三种类型。

(1)正常足:形态正常,足弓高度在正常范围内,检查可见,足印最窄处的宽与相应的足印空白处的宽度比例为 1 : 2。此类型是美足的基础。

（2）扁平足：足弓高度低于正常范围，足印最窄处的宽度增大，与相应的足印空白处的宽度比为（1～2）：1 或更大。

（3）高弓足：足弓高度超过正常范围，足印最窄处的宽度为 0。

足的畸形（病态）也很多，如内旋足、外旋足、内翻足、外翻足、马蹄足、扬趾足、踇外翻、踇内翻等，多需手术矫正。

理想而美的下肢特征：大腿粗细适中、长度适当，与身高相协调；线条优美，腿肚鼓突适中，大致呈纺锤形；两腿并拢时，可见四个美学间隙，且间隙不大于 1 cm；皮肤弹性好，无脂肪堆积。足部大小适中，长宽比例适当，前足以二趾稍长，足弓高度正常，足趾甲外形平滑、润泽，无异常，功能健全。

思考题

1. 理想而美的眉和眼的特征有哪些？

2. 眼和眉的美学位置在哪里？

3. 鼻的各种美学角度是多少？请画出。

4. 唇及牙齿理想而美的特征有哪些？

5. 唇的美学位置在哪里？

6. 颏部理想而美的特征有哪些？

7. 耳的美学位置在哪里？

8. 理想的颈部形态特征有哪几种？

9. 肩部形态的常见类型有哪些？

10. 乳房美的标准有哪些？

11. 影响手部美的因素有哪些？

（刘　波）

第七章 医学美学设计

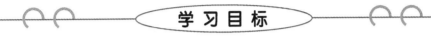

学习目标

掌握:医学美学设计的概念与特点。

熟悉:医学美学设计的基本原则与标准。

了解:医学美学设计的效果评价。

第一节 医学美学的临床应用与医学美学设计概念的提出

1988 年,彭庆星教授和邱琳枝教授编写了首部《医学美学》以后,大量的临床学者认为医学美学对于指导美容医学临床工作具有重要作用,在进行美容临床操作之前,先进行美学评估与分析意义重大。随后,我国美容医学学者何伦教授提出了医学美学设计的概念,旨在将医学美学通过医学美学设计的方式与理念应用到美容医学临床中,并在东南大学开办了医学美学设计专业研究生班。2011 年,我国学者曹志明等在清华大学出版社出版了《医学美学与美容外科设计》。

一、医学美学设计的概念与特点

医学美学设计是指审美主体根据对审美客体的审美诊断及主、客体双方沟通后达成的美学需求,依据美学与医学技术群相结合的规律,以达到将美容技术群最优化地应用在美容临床中的一种具有艺术性和个性的设计。医学美学设计包括医学设计和美学设计,并将两者相互结合,融为一体。首先,美学设计是医学美学设计的前提、目的与条件,是根据审美诊断并通过对现有形式美的改变,达到一个新型美的目标。美学设计的主体既可以是医生,也可以是客户(求美者),在美容实践中,医生应该更多地听取求美者的美学设计,了解求美者的真实意愿,同时更应该尊重并引导求美者进行正确的美学设计,以防进入审美误区。其次,医学设计是手段,其决定着美的最后结果,医学设计应依据美学设计,是实现美学设计的手段。医学设计必须由医生为主导来进行设计。不是每项美学设计都能用医学设计来实现的,所以医学美学设计过程也是医生与求美者进行沟通的过程。作为临床医生,在进行医学美学设计的过程中,有必要弄清每一项医学设计所带来的美学的变化。同时,还必须考虑美容心理以及规避相应的医学与美学并发症等方面的问题。

医学美学设计是人体美学与美容医学临床结合的一个重要临床环节,好的设计,是将美的标准与最佳的医学技术结合在一起的。我们既不能离开美学标准而肆意展示医学技能,也不能离开医学原理而随意放任美的设想。

二、医学美学设计在美容临床工作中的重要性

医学美学设计是在美容施术之前进行的技术方法的应用、分析与设计。目的是达到更优化的美学效果,更好地实现求美者的美容愿望。求美者的术前审美诊断的个性化,决定了医学美学设计的个性化。世界上没有两个完全相同的人,所以,世界上就没有完全相同的审美诊断,即便是有两个相同的审美诊断,对于不同的医生而言,其设计方法也会不尽相同。如鼻部美容术,在材料选择上,就有硅胶假体、膨体、自体软骨、人工软骨及其组合运用;在切口方法上,又有鼻翼缘切口、鼻小柱切口、蝶形切口等,对于鼻部的鼻翼软骨、鼻中隔软骨、鼻骨还有软组织的处理也是千差万别。不同的医生选择的设计方案各不相同,当然手术效果也肯定会有差异。所以选择一套好的设计方案将决定手术的成与败、优与次。一个经过精心设计的美容手术或治疗方案一定会比在手术台上临场发挥的手术方案术后效果要更好、更精致。因此,掌握正确的医学美学设计在美容临床工作中具有重要的意义。

三、医学美学设计的研究内容与临床学科的举例

(一) 医学美学设计的主要研究内容

医学美学设计的主要研究内容包括技术群的积累、技术群与美学变化的联系、术前审美诊断与技术群应用设计。医学美学设计的目标表现在整体协调化、局部精致化、机体年轻化、个性突出化等几个方面。

(1) 研究人体各部位的美容技术群,这些技术群不是指单一的手术或治疗方法,而是与之有关的现有的技术方法的总称。

(2) 研究各个美容技术实施后会带来的美学变化,及其可能出现的医学并发症及美学并发症。

(3) 明确求美者术前审美诊断,这个诊断包括其所有亚单位的综合诊断。

(4) 结合审美诊断与术前的沟通,为求美者设计一套客观可行的最优化的治疗或手术方案。

(二) 具体到不同的临床学科的举例说明

1. 美容皮肤科

以斑的治疗为例。针对斑的治疗方法有很多,如光电治疗、中药调理、化学剥脱、外用面膜护理等,它们共同组成了斑美容技术群,这些单项技术对不同的求美者,其作用效果往往是不一样的,或是有些有效,有些无效。其原因有两个方面:一是没有弄清这些治疗效果所带来的美学变化有哪些;二是没有明确具体个体的审美诊断,如果采用激光去斑,不同个体的致斑原因不同、色素的深浅不一,皮肤厚薄对激光吸收不同、耐受不一等,这些因素将决定着其使用激光治疗的各项参数应有所不同,否则要么无效,要么会出现色素沉着等新的美学并发症。所以,在对斑的诊断中,不仅仅是诊断为雀斑或者真皮斑这么简单,还应该包括皮肤对激光耐受性、代谢能力等的综合诊断。这样才能完成一套好的设计。

2. 美容外科

以重睑术为例。重睑术的技术群包括埋线法、缝线法、切开法及其组合应用法等。其中,

埋线法又包括连续埋线与间断埋线;切开法又包括全切开与部分切开等多种方法。这些方法共同组成了重睑术的技术群。作为一名医学美学设计师应该了解并熟悉这些技术群所带来的美学变化,熟悉其美学与医学并发症,并且结合求美者的术前审美诊断来为其设计最佳方案。术前的审美诊断应该包括其所有亚单位的诊断,如眶隔脂肪的多少,皮肤松弛程度,睑裂大小、方向,动态美感等。否则,将会顾此失彼,达不到最佳效果。

3. 美容牙科

以牙齿矫正为例。如不同牙齿畸形的矫正,有很多矫正方法,同时,其术前审美诊断也包含很多要素,如牙列畸形类别、唇型、面型等多方面共同组成审美诊断。正确的设计方案应该将这些要素进行综合考虑。

医学美学设计往往不是局限于某一个科别的设计,而是要对其综合应用,如美容外科应和美容皮肤科相结合;在做完眉部切口的提眉术后应该与文眉技术相结合,才能达到更好的效果;做完面部除皱与提升手术应该与嫩肤术相结合,否则,皮肤虽然没有皱纹,但是缺乏弹性、光泽等,同样达不到年轻的效果等。所以,作为一名美容医生可能只要熟悉某一领域的技术群,但是作为一名医学美学设计师不一定要掌握具体的各项操作,但应该要全面掌握与设计相关的知识,只有这样才能更好地为求美者服务。

四、医学美学设计的基本标准、原理与注意事项

美容医学是一门以医学美学为指导,通过医学的手段与方法,对生理正常的部位或器官进行修饰或塑造,以使人的形体或容貌更加完美,并达到心理上的新的平衡。这是一种"锦上添花"的技术,也是应力求做到万无一失的技术。从美学角度来看,它是一种人体装饰手段,它是通过美容整形等技术改变人体美的不良因素,增加和强化人体美。从心理学角度来说,它还能消除人的心理创伤,解决心理问题,具有重要的社会意义。因此,医学美学设计的方案既要符合人体审美的美学标准,又要符合医学的可行性原则,还要符合心理健康的标准。它必须是一套正确的并与其审美诊断、心理诊断紧密对应着的科学的设计方案。术前诊断的个性化,决定了医学美学设计的个性化。科学的医学美学设计基本标准应包含如下几点:

①达到医患双方沟通的美学效果,满足求美者的美学需求;

②美容术中及恢复期的痛苦最小;

③创伤最小与治疗术后恢复时间最快;

④能起到减轻或者消除求美者心理困扰问题的作用。

同时,为了做好医学美学设计,还必须熟练掌握医学原理,不拘泥于某种固有术式,做到举一反三,触类旁通。举例如下。

1. 瘢痕原理

美容外科要防止瘢痕的出现,因为瘢痕是不美的,所以尽量选择隐蔽的地方进行切口。但同时,很多美容外科手术是应用与依赖于瘢痕,如重睑手术,就是利用瘢痕形成眼睑皮肤的流畅的皱褶。另外,面部提升手术的实质就是在皮下或者是在 SMAS 筋膜下形成瘢痕粘连,使提升的组织不会往下掉,保持比较持久的效果。

2. 多去少补的原理

这是整形外科的基本原理,在美容外科中也常采用。如眼袋祛除术,就是将疝出的脂肪与多余的皮肤去除;隆鼻术就是将较低的鼻骨用材料垫高。

3. 张力最小原理

在做缝合的时候,力求无张力的环境。当然绝对的无张力是不可能的,但是张力的大小与瘢痕有关,与填充材料是否产生变形或排异有关,与假体是否会突破皮肤有关。所以,在设计时必须根据张力原理,在切口、植入假体大小设计时加以注意。

4. 自体组织移植原理

自体组织存在于自体的排异反应最小,所以在弥补自体组织不够的手术中应作为首先考虑的方式,如自体耳软骨用于鼻整形,自体脂肪隆乳、丰颞等,这些应逐渐成为美容外科设计的主流。当然,由于人工材料的发展,也让很多设计省去供区手术的麻烦。

5. 微创切口、多处分离的原理

美容外科主张微创,从某种意义上说,就是使切口越小越好,如隆乳,在乳晕处切一小切口,在乳腺组织下或胸大肌下做广泛分离。面部小切口除皱,如在颞部做小切口,在皮下或筋膜下做广泛分离等。之所以能做到广泛分离,是因为人体的解剖结构具有层次性。所以手术群的设计应该充分考虑这一特点。

6. SMAS 筋膜应用原理

SMAS 筋膜是位于人体皮肤下面的一层肌肉筋膜系统。与皮肤相比,其组织的坚韧程度较高,扩张性较小。另外很多面部表情肌位于其中,所以在面部手术中被广泛应用。如面部除皱与提升、鼻唇沟的改善、眼眉部皱纹祛除等都与之有关。

7. 韧带收紧与组织错位原理

韧带是维持身体器官的形态的重要结构。在许多手术中都应用韧带的收紧致使组织错位,来达到改变外形的效果,如开内眼角时要收紧内眦韧带;面部除皱时要提紧颧弓韧带、耳前皮肤韧带、颊上颌韧带等,此外,缩鼻翼、乳房提升都会应用到韧带的收紧。

8. 还原原理

人体的老化,常常与重力、运动、皮肤胶原纤维的减少与老化有关。基于这种原因,应该针对具体情况,使用符合还原机理的设计方法来达到术后效果。如面部年轻化手术中:若有下垂,则应提升;脂肪萎缩,则应填充脂肪;皮肤弹性不足,则应补充相关胶原。倘若对因重力引起的下垂而导致的面部凹陷使用填充的方法,则会出现凹陷虽然消失,但是面部并没有变漂亮。故不能从根本上解决问题。

当然,医学美学设计的医学原理还不止这些,熟悉这些医学原理,对实施、发展与开拓美容技术群都能起到指导、检验与评判的作用。

进行医学美学设计的过程中应注意避免以下几个问题。

(1)设计时应避免"想当然",因为美容手术的原理有时很简单,但是一旦违背某些原则,将产生不可挽回的后果。

(2)医学美学设计不应迎合商业炒作的某些手段,如鼓吹所谓韩式双眼皮、日式除皱纹等,这些提法只是为了在商业炒作中获得更大的利润,在专业上不成系统、不合规范,故不应该在美容临床设计方法中应用与宣扬。

(3)医学美学设计必须明确审美诊断,而审美诊断是个性化的、全方位的。例如,对一个单睑的审美诊断,应从十个亚单位来诊断,这些细节诊断应在美容病历中得到详细描述,并且从照片或影像等媒体中尽量体现。当然,有些审美诊断不一定是求美者考虑到或者要求改善的;而有些需要改善的部位,可能不属于诊断范围。所以,在设计前,必须进行充分的沟通,也就是说,一个好的医学美学设计绝对离不开充分的沟通。

综上所述,一名优秀的美容医师一方面要具备优良的美学与艺术的修养,另一方面要熟练掌握本专科美容技术群的基本操作技能,重视各种基本操作的学习和训练。除此之外,还必须具有很好的与求美者沟通的能力。如此,才可在美容医学临床中应对自如,得心应手。

第二节 医学美学设计的基本原则

一、美学原则

在美容治疗设计时要遵循面部五官比例的"三庭五眼""黄金分割"等美学规律,手术的设计要与年龄相适应,讲究对称、均衡与和谐,并与民族、时代特色相结合。例如,行重睑术时,要求两侧重睑线的弧度、宽窄、高低大致对称、协调,不可一侧高一侧低或一侧宽一侧窄。重睑线的类型则要根据求美者的眼形而定,要与整个面容和谐统一。有的女性崇尚欧式双重睑,而中国人的面型及眼型未必适合欧式双眼皮,因为它与中国人的整体形象不和谐,故应向求美者说清楚其中的道理。又如隆鼻术,有的人要求做一个又高又挺的鼻子,如果没有充分考虑设计适应性,其结果不但会破坏容貌的平衡协调,而且还可能因假体过高、张力过大而突破皮肤。因此,在实施美容整形手术的全过程中,包括设计、画线以及术中操作等都应遵循形式美的基本法则。

二、整体性原则

每个人都是一个有机完整的个体,如果仅仅对某个部位进行手术而忽略了对其整体外貌进行观察和设计,往往会弄巧成拙,所以对于那些要求做局部手术的求美者,一定要从整体出发设计,以便确定该手术对其整体而言有无明显的改善,要做到什么程度才能使整体更完美。如下颌后缩畸形合并鞍鼻的患者,若仅矫正其下颌后缩畸形,则鼻背更显低矮,但是如果同时行隆鼻手术,整个面部曲线即可大为改观。对于整体有明显影响的几个缺陷同时存在的求美者,条件许可时可同时做几种不同的美容手术,若一次无法完成,可分次进行。

三、安全与损伤最小原则

任何手术都要首先考虑患者的安全问题。切口与分离时一定要避开重要的神经和血管。遵循损伤最小原则,就是要求在实施手术过程中,尽可能避免对人体形式美的破坏。术中要谨慎,操作力求轻柔,行锐性剥离要尽量减小组织损伤,避免出现血肿。手术时止血要彻底,以保持视野清晰。

四、相似相容原则

施行美容整形手术常使用一些生物材料。这些材料必须是对人体无毒害的,同时要求组织相容性好。例如,用于隆鼻术的固体硅胶鼻模,其组织相容性较好,受术者很少出现排异反应,其弹性与鼻软骨相似,又易于雕刻。又如隆乳用的乳房假体硅胶囊,其形态和手感均与乳腺组织相似,故受到受术者的欢迎。

五、留有余地原则

无创操作要求在手术过程中要爱护任何有活力的组织,身体上任何部位的组织或器官都有其固有的形态和功能,一旦用其他部位的组织或器官来替代,其效果均不如原有的好,所以在手术设计和组织调整时一定要留有余地,不能轻易去除,否则要想恢复是不太可能的。在去除组织时如无把握,宁可少去或不去,留待以后再调整。例如,在睑袋整形术中,若切除皮肤过多,则可能会出现下睑外翻的不良后果。

六、无张力缝合原则

美容缝合是具有美容外科特色的一门技术,所有美容手术都必须使用美容缝合。这是决定美容手术成败的一个关键与细节。美容缝合是指使用细针、细线、减张力等一系列技术手段的缝合。若皮肤厚度不等,还应遵循厚浅、薄深的缝合原则,即从皮肤切口厚的一侧进针要浅,从切口薄的一侧进针要深,以求边缘对合平整,而使愈合后瘢痕浅细不显。这既是医学原则,也是美学原则。

七、美容切口的设计原则

皮肤切口的设计和选择对术后局部的外形和功能影响较大,必须在充分掌握切口设计原则的基础上,合理设计和选择切口位置与走向,才能达到良好的美容效果。与普通外科有固定的术式不同,美容手术因求美者的具体情况不同,对手术效果的期望各异,加上施术者个人的审美观点和术式选择习惯的差异,几乎没有固定的模式,手术时只能根据具体情况进行设计。

(1)尽可能选择在隐蔽处。为了达到美容的目的,除了尽量减少瘢痕量之外,将切口设计在隐蔽处也是一种行之有效的途径。隆乳术中一般有三种切口可供选择,但是就切口的隐蔽性而言,选择腋窝顶部切口愈合后瘢痕最为隐蔽。同样行面部除皱术时,选择发际内切口,则更不易为外人所觉察,也不影响以后的发型设计。此外,经口内切口颜面部充填术,鼻孔内切口行假体植入隆鼻术,耳后切口行耳畸形矫正术等都是美容外科经常采用的术式。

(2)切口方向应与生理性皱纹、皮纹一致。面部 Langer's 皮纹(图 7-1)切口是最常用的皮肤切口,实践已证明若切口顺着该皮纹走向,切开后创口裂开小,形成的瘢痕量也少。当切口与之相垂直时,切口分裂大,缝合后张力也随之增大,愈合后的瘢痕宽且大(图 7-2)。皮肤还有其自然曲线,即通常所说的皮肤皱纹(图 7-3),沿此线做切口愈合后瘢痕与皮肤皱纹重叠而多不明显,如鱼尾纹切口等。美容外科中还有一种较隐蔽的切口线,即轮廓线,常见的有眉周、耳根、鼻唇沟、红唇缘、重睑线、发际线和乳房下皱襞线等。然而并不是所有的部位均可见上述纹理线,在皮肤松软的部位有时难以判断最佳切口线,此时可用拇指、食指推挤皮肤,所显示的平行细纹理线即为较理想的切口线,这就是通常所说的推挤试验。

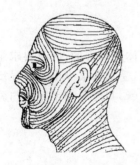
图 7-1　面部 Langer's 皮纹

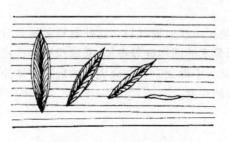
图 7-2　切口与皮纹的关系

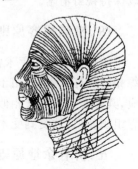
图 7-3　面部皮肤皱纹

（3）避免引起功能障碍。全身活动度大的关节部位、面部表情肌丰富部位的切口尽量不选或少选。在四肢关节附近做切口时，不得从垂直方向跨越关节平面，而应与关节平面平行，这样形成的水平瘢痕即使挛缩对关节功能的影响也不大。若不得不跨越关节平面时，应经关节正中线，采用弧形、"S"形或"Z"形切口，以防止纵向直线瘢痕挛缩而影响关节的运动。

（4）尽可能地远离重要的血管和神经。行隆乳术时切口多偏向外侧，以避开进入乳房的主要血管和神经。面部手术时剥离组织要注意面神经分支走行方向，以免造成面神经的损伤而导致面瘫。

第三节　医学美学设计的效果评价

医学美学设计的效果评价是根据正常人的生长发育特点、人体解剖标志和人体美学标准，对美容方案和术后效果进行的评价，它涉及施术者和受术者两个方面的因素。因此，对美容术后的效果进行客观的评价，也并非一件容易的事。

美容术后效果评价方法一般有以下几种。

（一）目测审美法

通过目测与观察，将术前的受术者与术后的受术者做纵向比较，并进行评价，它是通过第三者对手术前后的照片或影像对比观察进行评价。这里要做好以下几个方面的工作：①第三者的选择要具有公正性，既不能主观偏向受术者也不能主观偏向施术者。②术前及术后的照片与影像资料必须在同一种参数与环境下获得。

（二）数据测量法

通过测量工具，把审美部位的长度、高度、宽度、弧度等具体要素测量出来，并结合科学的审美标准进行术前与术后对比，这样将会比较客观真实，但是，这并不能完全代表审美评价。另外，还有影像云纹图法。它是等高云纹方法的一种，可以获得物体的等高线。根据等高线可求出物体的曲面形态、表面积和体积等，更容易反映出表面不平度。对各种类型的手术瘢痕，用影像云纹的方法可以反映它的量的变化。

（三）保持时间长短评价法

根据时间长短，美容术后评价可分为近期效果评价、中期效果评价和长期效果评价三种。

1. 近期效果评价

有的美容术受术者恢复很快，在短期内（3～6个月）就可以对其外在形式美进行评价。例如，采用埋线法的重睑术，手术操作简单，无切口瘢痕，术后组织水肿轻，又不用拆线，近期效果显著，颇受人们欢迎。但中、长期效果差，有的1个月或6个月又恢复原状，重睑线消失。注射肉毒素除皱纹或者瘦脸，一般在6个月～1年的效果很好，但是长期效果不好。

2. 中期效果评价

有的美容整形手术，因不可避免地会出现组织水肿，短时间内淋巴回流不可能建立，有时还会出现瘢痕增生，需要经过一段时间（3个月～1年）的恢复，组织水肿才能消除，瘢痕才会变浅或不明显，手术效果才能显现出来，所以必须以中期效果为评价依据和追求目标。如采用切开法的重睑术，受术者在短期内上睑水肿，其形态显雕刻之气，需6个月乃至1年以后自然流畅的重睑效果才能显现出来。故对此类手术的术后效果，应进行中期效果评价。

3. 长期效果评价

有的整形手术具有良好的长期效果,如隆鼻、丰下颌术、兔唇修补术以及招风耳矫正术等,容易使受术者满意,并且一劳永逸。对于此类手术的术后评价,可按其长期效果进行评价。

(四)根据求美者的满意程度评价

根据求美者的满意程度,可以分为满意、可以和不满意三个等级。对于术后效果满意程度的评价,只能对受术者手术前后进行纵向比较,而不能与他人做横向比较。这是因为每个人的情况都有其特殊性,个体之间有差异。同样手术,有的条件好,术后满意度高;有的条件差,术后满意度会差一点。

1. 满意

受术者感到术后效果好,达到甚至超越了其期望值。并且得到了第三者的认可与肯定。对施术者来说,这种评价可能有两种情况:一是施术者自己认为手术也是成功的,对手术效果感到满意;另一种情况就是虽然受术者对手术效果感到满意,但施术者认为手术后效果并不十分满意,还有值得改进、提高的地方。从客观上来说,受术者感到满意就达到了预定的目标。

2. 可以

受术者对手术效果虽感到没完全达到其期望值,还存在某些不足,但经解释亦能认可与接受。这种受术者心理素质比较好。例如,行重睑术,术后一侧稍宽一些,但不伤大雅。对施术者来说,这种评价也可能有两种情况:一种是施术者确实感到效果有欠缺,可以提高;另一种就是认为手术达到了应有的效果。

3. 不满意

受术者对术后效果感到不满意,离其期望值相差甚远。对此,施术者对受术者的不满意应该进行客观分析,有设计的原因也有沟通的原因。有些情况是虽然手术很成功,但也可能招致受术者的不满意,因为与其预期效果有所不同,这说明沟通不够。

第四节 医学美学设计中的心理诊断与沟通

评价美容技术实施的一个不可回避的因素就是受术者的满意程度,造成术后效果不满意的因素又是多种多样的。其中就有受术者的心理因素及双方沟通的效果。

1. 受术者的心理特征决定术后恢复心理

每一个受术者在接受美容治疗后都不可避免地产生各种各样的心理困扰。若不及时调整,就可能造成心理障碍,影响对手术效果的认知和评价。有学者曾对美容受术者心理特征进行研究,结果发现有52%的受术者个性异常。有的受术者精神紧张,比较敏感,对自己身体上的某一突出的缺点十分在意,如觉鼻子太低、左右眼不一样大等,无论整容手术怎样成功,他们总是感到不满意。因此,施术者对于受术者的心理特征应有所了解,在手术前做好心理预防工作,手术后做好心理护理或必要的心理治疗,以消除受术者的心理障碍,确保手术成功。

2. 受术者对手术期望值过高

有的受术者对手术有不切实际的幻想,以为手术是万能的,可以将外貌彻底改观,或是手术后永葆青春,又或是认为手术后一点痕迹也不会有,会变得很漂亮。这种人即使是对成功的手术结果也会不满意,术后容易导致手术纠纷。因此,对这样的受术者应该给予正确引导和解释。

3. 受术者缺乏正确的审美心理

人的审美观有差异,是正常现象。但有的人缺乏最基本的审美意识,做重睑术要求做成欧式的宽大眼睑,却不知道这种眼睑与东方人平面面型并不般配;又如有的人文眉要求文得又黑又粗,想更醒目,而对本来文得很自然的眉毛,则反复要求修改加黑。这种审美意识低下的审美观要引起注意。

4. 受术者缺乏基本的医学知识

有的人把美容整形手术当作一种随意雕刻的技艺,没有认识到美容整形手术和外科手术一样,有一定局限性,受机体的生理约束。如手术后的切口瘢痕软化和色泽减退需要一定的愈合恢复过程,手术后都可能有创伤水肿出现,有些受术者对这些情况缺乏必要的心理准备;一些低平鼻的人要求隆鼻后鼻子变得高而挺直,他们不知道人体组织的延伸性有限,只能在一定范围内增高,否则就会突破皮肤。因此,术前应对受术者进行必要的基本医学知识教育。

5. 受术者之间相互攀比

美容整形的受术者,往往将手术效果与他人进行比较,常常得出"我为什么没有别人好"的想法。他们却不了解个体之间存在明显差异。两个人同去做重睑术,一个是肿泡眼,一个是丹凤眼,其结果肿泡眼的效果肯定比丹凤眼的差。手术后的攀比是导致受术者不满意的因素之一。

6. 中老年人容易对手术效果不满意

中老年人尤其是更年期的女性,对成功的美容手术也容易不满意,特别是对于隆鼻手术。这些人在几十年生活中对自身的相貌已经习惯和适应了,因此,对改变后的形象反而不适应。只要听人议论,他们就会对手术结果感到不满意。

为了规避以上因素造成的术后不满意,在医学美学设计的诊断环节中,应该将此作为心理与社会因素诊断项目,逐一诊断出来。

(1)了解受术者要求手术的动机和目的,包括家庭、婚姻、工作以及人际关系情况。

(2)了解受术者期望手术达到的目标,做好心理预防。

(3)了解受术者的审美心理是否异常。

若遇下列情况则不宜盲目实施手术。

(1)受术者把婚恋、仕途、工作上的挫折及人际关系的好坏均错误地归咎于自己的容貌,希望手术能改变一切。

(2)文化素养低、审美观奇特,一味追求奇特形态美者。

(3)对手术期望值过高,以为手术后会有全新美貌形象,将美容手术神化者。

(4)过分挑剔者,这种人即使手术成功也会招来纠纷。

(5)反复追问手术效果,对施术者毫无信任感者。

(6)亲属或夫妻一方坚决反对手术。

(7)施术者对受术者要求的美容效果无确切把握。

(8)过于讨价还价的求美者。

因此,医学美学设计事实上还包括对求美人群的筛选,有学者认为,爱美、懂美,敢于冒险并具有消费能力的人群才是美容外科的最佳消费人群。

第五节　如何做好医学美学设计，防范职业风险

当代著名整形大师米拉德教授指出：美容是医学一门尖端学科，它是一项改善人体外形、增添人体美感、达到锦上添花目的的工作，要求做到万无一失；它又是一个风险较大、容易导致医疗纠纷的行业。为此，美容医生必须做好下列工作。

（1）不断提高自身设计水平与素养。从事美容的医生或设计者必须具备医学、美学、心理学及社会学四个方面的知识与技能，缺一不可。美容是进行"活体雕塑"，将医学知识和美学知识付诸临床实践，要求有精湛的技艺和良好的审美意识。如果没经过系统学习或只经过短期培训就草率、盲目操刀，这样的结果不满意度就会很高。因此，施术者要不断学习，提高技术水平、美学欣赏眼光，才能获得高层次的医学美学设计水准。

（2）施术前要精心设计方案，严格掌握适应证，切忌浮躁，草率从事。美容外科设计方案的确定应该严格按照审美诊断、心理诊断、手术群的分析与筛选、手术方案的最后确定、医学与美学并发症的可能性分析及防范措施的制定等一系列步骤来进行，绝不能出于功利考虑，对一些不该手术的人实施手术，对有些还处于不成熟阶段的美容技术盲目应用，对材料把关不严等，这样容易导致并发症。

另外，还应从医学角度严格掌握适应证，如对精神紧张的敏感患者、出凝血功能障碍者、糖尿病患者应禁止手术。此外，还要了解其有无高血压、是否为瘢痕体质，以便在设计中制订对策。

（3）与求美者进行充分的、切实的美学与心理学沟通，以获得正确的审美与心理诊断。少数施术者为了炫耀自己，更为获得经济利益，往往夸大手术效果，隐瞒可能失败的一面，结果提高了求美者的期望值，手术后往往使求美者产生失望情绪，造成不满意甚至引起纠纷。

（4）手术前要照相或摄像。为了便于术前、术后分析、观察、存留医疗档案，防止发生手术纠纷，手术前后分别为受术者照相或摄像是十分必要的。要在手术前后同一位置、同一角度以及同样光照条件下拍摄才有可比性。有时很难用语言描绘的形态，用手术前后的照片一对照，便一目了然。手术前的照相或摄像是美容外科设计的必备措施。

（5）签订手术协议书。术前签订手术协议书是防范医疗纠纷的重要措施，也是美容外科设计的文字体现。它将施术者与受术者双方的约定事项用法律的形式固定下来，使施术者和受术者都慎重、严肃、正确地对待美容整形手术。手术无论大小，都应签订手术协议书，其内容应包括以下三个部分。

第一部分是基本情况，写明受术者的姓名、性别、年龄等一般资料。

第二部分是手术须知，如美容手术的风险性、适应证、禁忌证、并发症、排异反应和有关相片资料的所有权、使用权等。应特别提示以下两点：

①受术者应遵守医嘱（包括口头医嘱），如术后发现异常情况，应及时请施术者处理；

②注明手术恢复期，并因受术者体质、年龄、手术部位不同而有程度上的差异；

第三部分则是专项情况，写明受术者术前条件、审美诊断、手术要求，阐明手术设计方案与依据，以达到知情同意，并取得其良好的配合。

思考题

1. 医学美学设计的概念与特点是什么？
2. 医学美学设计的目标是什么？
3. 科学的医学美学设计标准应包含哪些内容？
4. 医学美学设计的基本原则有哪些？
5. 医学美学设计的效果评价有哪些？
6. 如何在医学美学设计的工作中做好职业风险的防范？

（曹志明　王　珂）

第八章　医学职业审美修养与评价

第一节　医学职业审美修养

"审美"是人类的特殊意识活动，具有审美意识的人便成为审美的主体，而一切与审美主体发生联系的，即审美的对象，就成为具有审美特征的个体、物质和现象的审美客体。"审美"是以感官感知或感受美的，这样便突出了主体性，即突出审美主体的能动性。"审美"是一个带有实践性质的动词，而"美"，则是一个静态的名词。审美学作为美学的一门应用学科，其着眼点不限于研究审美客体（艺术的和现实的对象），而是着重研究审美主体的审美感受和审美活动的规律，研究主客体的动态的审美关系，它以揭示出的人类审美现象的各种规律来指导人们的审美活动，端正人们的审美观念，培养人们健康的审美情趣和高尚的审美理想，提高人们的审美能力和审美素质，塑造完美的人格。从这种意义上讲，审美学是一门实用性很强的应用美学。

"修养"一词，含义广泛。"修"是指完善、提高；"养"是指习惯、内涵、气质，包含了行为、外观、能力、情操等多方面的含义，是指思想品德、专业素质、人际沟通等方面经过长期锻炼和自我意识约束达到的某种能力和品质。

不同的职业有不同的修养要求的需要。希波克拉底警句：医学是美的职业，它具有崇高地位和独特的重要性；医学所追求的是健康而美好的人生，医学所创造的是健康之美、生命之美、至善之美、仁爱之美。既然医学是最为卓越的艺术，医务工作者就应该重视美学修养，并让医学审美意识牢牢植根于自己的医学实践之中。

医学审美修养是美学理论与审美实践在医学领域中的高度统一和运用。它是精神文明和物质文明发展的产物，适合于广大医务工作者。

一、医学职业审美修养的概念

职业审美修养是指为了满足职业服务对象的需要而进行的审美修养。已成为职业道德评价的重要内容。评价职业审美修养的标准:服务对象的审美感受,性情陶冶和审美意识的启发程度等。职业审美修养的范畴很广,其中"敬业"是最基本且最重要的一条。医学职业审美修养主要是指医务工作者在医学美学思想和理论指导下,通过对医学审美的学习和实践活动等途径,在审美意识、审美能力、审美品质、审美制造等方面,进行自我教育和改造的过程。

医学职业审美修养的目的不仅要培养医务工作者的人格魅力,而且要把医务工作作为一项提升审美能力和素质的伟大事业,从而满足人们日益增长的保健和健美的需要。

二、医学职业审美修养的主要目标

医务工作者在掌握美学和医学美学基本理论的基础上,树立正确的审美观,培养他们对美和医学美的感知、鉴赏和创造力。其主要任务包括以下几个方面。

(一)形成科学的审美观和正确的审美标准

审美观是人们在审美实践活动中形成的关于美、审美、美感、美的创造等问题的基本观点。医务工作者的审美观直接关系到求医者的生命健康。因此,要把坚持以人为本的思想理念、提高服务意识、强化医疗行为的规范上升为自身的理想追求;把医德观念和医学审美情感有机融合在一起,使美的知识、美的人格、职业美德、职业操守在医学职业审美实践中得到新的升华。

审美观主要包括审美理想、审美情趣、审美标准等,其中最重要的是审美标准,即人们在审美活动中衡量和评价客观对象美丑及其审美价值高低的尺度和原则。人们对具体事物的审美观念、审美情趣、审美理想等各种审美表现都贯穿着审美标准,一旦审美标准不恰当,其他一切审美体验和审美互动都可能出现相应的偏差。因此,要建立正确的审美观,关键在于形成正确的审美标准。

医学审美教育和修养首先要帮助医学专业人员树立正确的世界观、人生观和方法论。围绕职业特点,尊重客观规律,在医疗实践活动中显现医务工作者高尚的审美形象,将防病救人的医疗活动提高到审美层次和审美境界。由于审美观与审美标准密切相关,树立审美观的过程,同时也是形成一定的审美标准的过程。审美标准是一般性和特殊性的统一。美是客观存在的,审美标准有一般性,任何审美标准都可以在社会实践和审美实践中得到检验,并不断变革和发展。

(二)培养高审美素质的医务工作者

一名优秀的医务工作者不仅需要扎实的专业知识、过硬的医疗技术和高尚的医德医风,而且还应有较高的审美修养。特别是现代医学由生物模式向"生物-心理-社会学"模式转变,医学审美的地位和作用显得尤为突出。医务工作者只有加强本职业的审美修养,才能顺应时代潮流,满足现代人对提高生命质量、防病、抗衰、健美的高层次要求,适应医学未来飞速发展的需要。因此,医务工作者的群体形象直接关系到患者的健康、医院的社会效益和经济效益。只有提高医务工作者的服务意识、审美素质和修养,树立"以患者的利益为中心"的观点,加强他们对医疗卫生事业中道德行为规范的认识,将职业的道德观念内化后上升为自身的信仰和追求,将医德观念和医学审美情感有机融合,将美的知识、美的人格在医学审美实践中取得升华,使各类患者都能在愉悦的气氛中接受优质、高效的医疗服务,增强战胜疾病的信心,缩短治疗的周期,早日康复出院。

(三)培养信任、尊重的医患关系

在人类社会活动中,医务工作者和患者及其家属的关系不是一般的人际关系,它是在一定的医疗实践活动过程中形成与建立起来的一种特殊的人际关系,既有一般人际关系的共性,又有医患关系的个性。医患关系是指医务工作者同患者两者的关系。双方互相依存、相互作用、相互影响,共同处于医疗活动的统一体中。在病症诊断和治疗的各个环节中,不同的年龄、性别、经济状况、社会地位、文化修养、行为习惯的患者群体,与不同年龄、性格、性别、职称、资历的医务工作者交流,双方均以语言、举止、仪表为中介传递对方不同的审美意识、审美情感和审美体验。只有那些有较高审美修养的医务工作者,才能做到尊重患者的人格和权利,不分种族、地位、贫富、性别、职业和美丑,均一视同仁,尽职尽责,使患者对医务工作者产生尊重感和信任感,减轻不利因素对患者的心理负荷,给患者以信心、勇气和希望,充分体现仪表美、语言美、行为美和心灵美,建立一种高尚、神圣、和谐的人际关系,促进医患关系的良性发展。

(四)增强医学职业审美能力

医学职业审美能力是指医务工作者在审美实践中发现、感受、欣赏、判断、评价美的能力,主要包括审美感受力、审美鉴赏力、审美创造力。人们在审美活动中,能否得到审美体验和审美享受,以及获得审美体验和享受的多少、深浅,主要取决于审美观,其与审美能力有直接关系。同时审美能力的提高,也对培养正确的审美观产生积极的推动作用。在医学审美实践活动中的体现。医学审美教育要加强医学审美培养和训练,并通过各种有效的形式和手段,提高医务工作者的医学审美鉴赏力和审美创造力,努力构建"以美容服务为主线,以健康为中心,以人为本"的模式,提高社会群体健美水平和质量。

(五)塑造完美的人格魅力

完美的人格魅力是指全面、自由、和谐发展的个人综合素质。医学审美教育活动的目的是培养医学美学专业高级人才。社会的进步与发展不仅要求医学生和医务工作者在从事医学美容理论研究和临床工作的实践中要有高深的学问,而且还应有良好的道德风貌、文明优雅的言谈举止、高尚的情操和丰富而美好的情趣,在思想品德、心理生理、智力意志等方面得到全面发展。

现代医学的发展中一些消极思想(如金钱至上等)错误引导了部分人的价值取向,因此对于未来的医务工作者——高校医学学生的道德教育格外重要。审美教育的作用也正在于此,通过美育使人们从内心情感上心甘情愿地遵守道德约束。此外审美素质教育能塑造高尚的人格,帮助人们克服过度物欲化的思想,纠正价值观的偏离,有益于正确的世界观、人生观和价值观的建立。

三、医学职业审美修养的培养

医学职业审美修养能力的培养是一个循序渐进的过程。在医务工作互动中,能否得到审美体验和审美享受,以及审美体验和审美享受的体验程度主要取决于审美观,与审美感受力有直接关系。同时,审美能力的提高,也对培养正确的审美观产生积极的推动作用。医学职业审美能力是医务工作者的审美能力在医疗卫生事件中的体现,主要表现为医学职业审美感受力、医学职业审美鉴赏力和医学职业审美创造力。

(一)医学职业审美感受力

医学职业审美感受力是指主体在对客体的审美感知过程中出现的一种特殊心理状态,是由对象的刺激引起的一种心理感奋状态。只有先获得审美感受,准确地把握了审美对象的感性属性,如患者的兴趣、爱好、愿景、顾虑等,抓住其迫切想要解决的问题及制约因素,切中要点,最快地了解服务对象的意愿,通过医疗手段高效、科学地完成其需要。

职业审美感受由三个阶段组成。

(1)感知阶段:审美感觉和审美直觉,是审美活动的基础。审美感觉和审美直觉较为单纯和客观,是初级审美心理因素。

感知阶段即数据采集阶段,将患者信息进行收集整理,取得最客观、准确的材料作为基础依据。

(2)想象阶段:想象的本质是创造,是在直觉的基础上,把丰富的知觉重新组合,创造出从未经历过的崭新形象。审美活动和艺术创造以及科学实践都离不开想象。

想象是一切创造性劳动的心理前提,即治疗实施准备阶段,把现有的医疗技术与患者的实际情况相结合,研究出最行之有效的处理方案。这个过程需要不断的设计和修改才能最终完成。

(3)理解阶段:在感觉、知觉、表象等感性认识基础上产生的理性认识,是随着审美心理活动的深入而加深对审美对象的认识。它将感知到的直观表象去伪存真、去粗取精、由此及彼、由表及里地进行改造和制作。

理解既是对问题的理解,也是对专业知识的理解,在实践中检验治疗方案的可行性,又检验知识理论的充实性、实用性、严谨性、变革性。

(二)医学职业审美鉴赏力

医学职业审美鉴赏力是人们认识美、评价美的能力,包括感受力、判断力、想象力、创造力等。在人们学习、训练和实践经验、思维能力、艺术素养的基础上形成与发展,是以主观爱好的形式体现出来的对客体美的认识、评价和再创造,是感性与理性、认识与创造的统一。医学职业审美鉴赏力主要在艺术创造与欣赏中形成并获得发展,因此有时也称艺术鉴赏力。它既具有鲜明的个性特征,又具有社会性、时代性、民族性。审美鉴赏力的提高,有助于以美的规律和美的理想去改变世界,发展文明的、健康的、科学的生活方式。

审美能力的强弱,最终要通过审美鉴赏能力体现出来。审美鉴赏能力,是指对事物的审美价值鉴赏、欣赏和评价的能力,一般包含两个方面的内容。一是区分事物美丑的能力;二是识别事物的审美特征、范畴、程度、类型的能力。在现实生活中,如果对客观事物不能加以正确鉴别,就会导致美丑不分,甚至进入以丑为美、以美为丑的误区。而审美鉴赏能力的提高有赖于审美实践。因此,在医学审美教育过程中,树立高标准的审美规范对提高审美鉴赏能力具有重要作用。

培养医务工作者对美的鉴赏能力是审美教育的一项重要任务,医学美的鉴赏能力是对医疗过程及行为的美丑进行区别,以及局部的把握能力,医学美的欣赏能力是对医学美的形式、内容及社会意义的整体把握和审美评价能力。这种能力可使人们透过医学美的外在形式去领悟其中的内涵,达到高层次的审美境。例如,对医务工作者品德、风度、技术的欣赏,不应仅仅停留在浅表的感性形式上,而要透过它们去认识医务工作者精湛的医术、渊博的学识、高尚的情操、文明的风度,从而进一步理解医学事业救死扶伤的高尚意义。因此,提高医务工作者的文化知识水平和美学修养是培养医学职业审美鉴赏力的必要途径。

(三)医学审美创造力

医学审美教育的根本目的,不仅要培养医务工作者和医学生发现美、热爱美、鉴赏美的能力,而且还要激发人们追求美、创造美的能力。

审美创造力是指人们在审美实践的基础上,自觉地按照美的规律去创造具有审美价值事物的能力。人与世间的万事万物的根本区别在于人具有审美创造力。正是这种能力,人类才使主观世界和客观世界不断变化,使其充满生机和活力,并变得无限美好。在某种意义上可以说,社会的进步史就是人类追求美、创造美的历史。

因此,医学审美教育的内容之一,就是要通过各种有效的形式和手段,提高医务工作者的审美创造力,尤其是对医疗环境美、医学社会美、医学技术美的创造力,构建治病、防病的最佳服务措施,以利于社会群体健康水平的提高。

人们认识世界是为了改造世界,人们感受美、鉴赏美是为了创造美。对美的创造能力是指在感受、鉴赏的基础上,进一步通过自己的实践活动,按照美的规律创造美的事物的能力。因此,培养医学生及医务工作者审美的根本任务是使其掌握创造美的规律,发挥创造美的才能,并自觉地把这种才能运用到临床医疗实践中去。马克思认为,社会的进步就是人类对美的追求的结晶。所以,培养人们对美的创造能力将直接影响到人类社会精神文明进步的进程。因此,在感受美、鉴赏美的基础上,培养医务工作者按照美的规律去创造美的能力是一项光荣而艰巨的任务。培养学生审美感知能力是医学美育过程的起点,培养学生审美判断能力是医学美育过程的进一步发展,发展学生的创造才能,把感受美、鉴赏美的能力用于临床实践是医学美育过程的最终目标。

四、医学职业审美修养的实施途径

加强医学美育、提高医务工作者的审美素质的一个重要方面,就是通过各种途径和方法来广泛而深入地加以实施。这里主要是从个人美育、学校美育和社会美育三个方面来进行说明。

（一）个人美育

一个人最早接受美育是从"胎教"开始。从家庭居室的摆设、布置、装饰到家庭成员的言谈、举止对人的修养形成都会产生重要的影响。优雅、高尚的摆设,融洽的家庭关系以及丰富多彩的家庭生活都会使家庭成员间感情得到充分交流。另外,家庭科学的饮食起居、合适的穿着打扮、得体的待人接物方式都显示出个体的品格修养,这对审美能力的加强都会有很大帮助,一般可以通过以下四个阶段。

1. 输入各种美的信息

根据个人发展需要涉猎一些审美的知识、理论,培养自己的审美、欣赏美的经验等,在这些经验的指导下,接触自然美、社会美、艺术美,初步培养欣赏美的能力,能对各种美的信息有足够的认知和理解。

2. 进入审美状态

在审美过程中,听一首乐曲,接触一种美的行为。一方面体验着审美的愉快感,培养了感受美的能力;另一方面和自己的想象、情感和理解十分和谐地融合,成为一种审美享受,同时培养了鉴赏美的能力。

3. 升华为审美意识

经常以审美的角度去看、去听、去想,审美状态反复出现,长期耳濡目染,潜移默化,在自己的审美经验中留下深深的印痕,不断提高评价美的能力,接着就会向高层次升华,追求更为丰富、高雅的审美对象和产生更为高层次的审美要求。

4. 完善审美心理结构

完善审美心理结构，也就是指审美素养的全面提高，表现为审美能力和创造美的能力全面增强这两个方面。

（二）学校美育

学校是实施美育最重要的基地。我国教育方针提出"各级各类学校都要加强思想工作，贯彻德育、智育、体育、美育全方面发展的方针，把学生培养成有理想、有道德、有文化、有纪律的社会主义建设人才"。培养的是各类高级专门人才，要求他们不仅要有高深的学问，还应有良好的道德风貌、文明优雅的言谈举止、高尚的情操和丰富的情趣。当代医学生有提高审美能力和审美水平的强烈愿望，通过系统、有效的审美教育，可以使他们对美的追求及对人生的追求达到一个崇高的境界。

（三）社会美育

与个人美育、学校美育相比，社会美育是美育的最大课堂。个人是社会的"细胞"，学校是社会的组成部分。社会美育的对象包括每一个社会成员，医务工作者和医学生也不例外，其影响可以贯穿每个人的一生。即使是在校的医学生，除了家庭、学校的生活与学习外，都会不同程度地接触社会。蔡元培认为"学生不是常在学校的，又有许多已离开学校的人，不能不给他们一种美育机会，所以又要有社会美育"。社会美育的意义和作用比家庭美育、学校美育大得多。大力发展社会美育活动，可以提高整个民族的群体审美素质和艺术修养，抵制腐朽、粗俗、丑恶、低下思想的侵蚀，有效地克服不正之风，直接地促进社会主义精神文明建设。但由于社会成员的阶层、年龄、职业、性格、信仰、文化、生活经验、社会阅历等诸多方面的差异，社会美育又比家庭美育、学校美育要复杂得多、艰难得多，需要社会各方面、各部门、各行业的关心和配合，才能顺利开展社会美育工作。

未来的世界是审美世界，未来的人，特别是以维护人体健与美为核心的医务工作者更应该具有较高的审美修养。爱因斯坦说过，用专业知识教育人是不够的。通过专业教育，他可以成为有用的机器，但是不能成为一个和谐发展的人。要使学生对价值有所理解，并产生强烈的感情，那是最基本的。他必须获得对美和道德上的善有鲜明的辨别力。否则，他连同他的专业知识，更像一只受过很好训练的狗，而不像一个和谐发展的人。其实，不仅包括医学生，还包括所有的医务工作者，都应该自觉、努力地做一个和谐发展的人，具有较高审美情趣的人，用美的规律去服务人，使我们的世界和生活更加美好。

第二节 医学职业审美评价

评价作为一种对人或事物价值的认识，是人们以各种精神活动的方式表现出来的对一定价值关系的现实结果和可能后果的判断和认识。本节仅就医学领域中的审美评价问题加以阐述。

一、医学职业审美评价的内涵

医学职业审美评价的内涵是指人们根据一定的审美原则、审美观念、审美程序等，对医学审美对象进行美的价值判断。医学职业审美评价有其职业的特殊性，必须和工作实际密切联系,体现其服务性和非功利性。

由于医务工作者所处的环境差异,所受的教育、生长环境与文化背景各异,难免有着评价上的差别。所以,同其他方面的审美评价一样,对医学美的价值判断也有它的客观性、真实性和一致性。医学职业审美评价包括医学审美鉴赏和医学审美判断,常通过观察、感觉、联想、分析等形象思维来辨别什么是美、什么是丑的心理过程,在医学审美主体的价值观作用下进行美的价值判断。评价,作为一种对人或事物价值的认识,是人们以各种精神活动的方式表现出来的、对一定价值关系的显示结果和可能后果的判断和认识。

医学审美职业评价是主观的,它取决于人的职业审美修养、思想水平、个人生活情感好恶等。由于人们的审美评价机制是在医学实践中形成的,受到某个特定的社会、民族、阶级的共同观念以及人类普遍情感的影响,因而审美过程中社会自觉或者不自觉地遵循着一个共同的以客观社会实践为前提的审美标准。

所以医学职业审美评价真实与否、深刻与否,是有一个客观的标准的。对审美对象所作出的正确评价,必然是与对象的审美价值相符合的,评价不能创造出审美价值,但是审美价值却必定要通过评价才能被认识。评价有可能符合也可能不符合原有价值。当评价符合审美价值时,两者之间的关系是真实的;反之,则是虚假的、错误的。评价的认识,是在实践的基础上对美学现象进行科学的分析和综合,从中揭示出带有规律性的认识,遇见并推动未来将要产生的审美价值。

二、医学职业审美评价的意义

医学职业审美评价作为认识和把握客观世界的方式之一,与美学和医学有着内在的必然联系,在人的生命过程中具有十分重要的地位。它作为一种高级的精神生活被纳入生活之中,成为人生的一部分,对人们按美的规律塑造自身、塑造他人、塑造美的医学环境,以及创造美的人生具有十分重要的意义。

(一)医学职业审美评价的客观性

医学职业审美评价作为人类医疗实践的生动表现,相对人们认识和改造客观现实的存在,自然离不开求真,即医学审美对象的必然规律的认识和判断。失去了真,也就不能显示出医学美。法国艺术家罗丹认为"美只有一种,即显示真实的美"。也就是说,美以真为前提,美包含着真,没有真就没有美。但客观规律只是人们理性认识的对象,不能使人在对它的抽象形式中获得愉悦。而"美"却是人们欣赏的对象,它所具有的生动形象和独创形式,是对人自身的本质属性和本质力量的肯定,从而给人们带来审美评价的愉悦。参与创造"美"的医学实践活动就更是如此。

(二)医学职业审美评价的感染性

人的情感可以分为两种:第一种是满足生理需要的低级情感,第二种是满足精神需要的高级情感。如对人体美、医学美的欣赏和评价,可以给人带来精神上的享受,而不仅是生理上的快感。通过医学职业审美评价达成的医护工作者热情可亲的服务态度、整洁干净的病房、表现宁静的墙壁色彩、柔和的光线等,这一切给患者心理带来一种舒适、轻松的感觉,在这种环境中接受治疗无疑能加快身体的康复。

三、医学职业审美评价的标准

医学职业审美评价、审美对象的自我评价和社会群体的普遍评价既有区别,又相互联系,它们不可分割,共同组成医学职业审美评价的标准体系。医学职业审美评价活动,是通过个体的直接感受和情感反应来实现的,不可避免地有个人爱好的主观倾向性。然而,医学美的欣赏活动需要对审美对象的美作出一种评价和判断,要求社会和医学界的普遍有效性。纵观人类医学审美实践,人们总是自觉不自觉地使用着某种相对固定的尺度去衡量医学审美对象,即所谓的医学职业审美评价标准。它既是鉴别美丑的标准,也是考查医学对象审美价值高低的尺码。

医学审美对象的自我评价是被审美者依据自己所拥有的知识、个人意愿、审美观点去评价结果。因此,个体审美标准在总体上总是与社会群体的审美标准趋于一致。例如,求美者自觉或不自觉地用人体审美观去认识和评价自己的容貌,并努力通过各种途径使自己的容貌达到社会审美的要求。由于缺乏一般的美容医学和美学知识,也没有美容医学实践的经验,其审美评价必须经由美容医生的科学指导。所以,审美对象的自我评价有很强的局限性。

求美者的美容行为和美容结果不可避免地要受到所在人群的评价。社会群体对人体美的评价主要依据普遍的审美标准,具有时效性、地域性和阶层性的特点。社会评价对美容医学实践的审美评价,直接影响求美者对自己容貌的再评价,这也是美容医学审美评价的重要组成部分。

医学职业审美评价虽然没有统一的标准,但在医学职业审美实践中,人们自觉或不自觉地将历史积累的经验和社会比较认同,并以相对固定的尺度作为标准,衡量和评价医学审美对象,如黄金分割指数、达·芬奇提出的人体美的比例标准等,但必须遵循以下原则。

（一）主观性与客观性的统一

医学职业审美标准是人们在医疗卫生实践中,对客观对象的反映,以及医学经验上升到审美理想而凝聚起来的产物。虽然大多是凭借主观的经验构成的见解或评价标准,而且不同时代和社会、不同的文化层次、不同的民族有不同的审美评价,但在所有这些主观评价中,却具有符合事物客观审美价值的综合标准而不以个人的主观意志为转移。因此在审美主体千差万别的主观感受之中,很大程度反映着主客观统一的审美价值。

（二）相对性与绝对性的统一

在历史的长河中,医学美的观念在不断演变。正如医学美本身不断创新一样,医学审美评价标准也不是一成不变的。例如,曾经在封建社会流行了一千多年的女子以缠足为美的风尚,最后还是被人们所认识、被历史所废弃而告终。因此,审美评价的稳定是相对的,而发展变化则是绝对的。

（三）真、善、美的统一

真在哲学范畴里是指客观事物在运动、变化、发展中表现出来的规律性以及人们对这种规律性的如实反映。它是客观事物的本质所在。离开了真,就是虚假,虚假就谈不上美。法国艺术家罗丹认为"美只有一种,即显示真实的美"。善在哲学范畴中是指人与客观物质世界的实践关系中客观事物对人的功利性。凡是美的事物都必须对社会、对人生有利,激励向上,否则就不是美。例如,美容是通过美容术将人在美貌方面的不美或缺陷的部分按美的规律矫正过来,在物质上给人带来利益,在精神上使人愉悦,给人美的享受。这就是真、善、美的统一,集三者于一体,缺一不可。

四、医学职业审美评价的实施

审美评价实施中审美主体的条件如下。

在医学职业审美的评价中,主体是审美者和评价者,客体是被评价的对象。医学审美主体的欣赏能力和评价能力在医学审美评价活动中至关重要。首先,若医学审美评价主体没有欣赏能力就产生不了美感,尽管有客观存在的美,正如马克思所说的,对于不辨音律的耳朵来说,最美的音乐也毫无意义,音乐对他来说不是对象,因为对我来说任何一个对象的意义,都以我的感受所能感受的程度为限。要欣赏医学美,就需要培养具备欣赏医学美的各项条件。其次,医学审美评价主体的主观能动性在医学审美评价中具有特别突出的作用。医学审美主体对于医学审美客体的评价不是单纯、机械、消极、被动的,而是一种综合、被动、积极、主动的心理活动。往往结合自己以往的经验、情感、表象进行发现和补充、想象和理解,构成自己独特的医学审美评价。

1. 健全的审美评价感觉器官

构成医学审美评价主体的条件很多,但主要的是健全的审美评价感受器官和必要的医学审美修养。审美评价感觉器官包括视觉、听觉、触觉等器官。这些器官都能敏锐地感受医学美,其中尤以能欣赏形式美的眼睛最为重要。有了健全的审美评价器官,还要有对于医学审美对象的敏锐鉴别判断能力,这种能力只能在后天的医学社会实践中,以直接或间接的方式,积累经验获得。

2. 必要的医学审美修养

必要的医学审美修养包括心理和行为的自我锻炼、自我培养和自我陶冶,以及经过不断努力所取得的能力和品质。医学审美修养,从实质上来说,是个体医学审美心理结构的自我塑造和自我完善,它表现在医学审美需要、医学审美态度形成,医学审美评价能力的提高,医学审美评价观念、趣味、理想的确立,医学审美评价境界的呈现。可以认为,医学审美修养是由多种因素组合而成的系统结构,其构成因素是多方面的,主要包括两点:首先,必须以一定的医学知识和美学知识为基础。如果缺乏一般的医学知识和美学知识,就不能有较好的医学审美评价能力,难以体会和领悟其中滋味,这样就谈不上医学审美评价活动。其次,一定的思想认识水平和医学实践经验也是医学审美评价的基础和条件。思想认识水平的高低,以及医学实践经验是否丰富,在很大程度上影响医学审美评价修养。认识能力越强,医学实践经验越丰富,联想、领悟、感受、分析就越深刻、强烈,评价就越正确。没有一定的思想认识能力、医学实践经验、医学知识和审美评价素养,纵然有较高的器官感觉功能,也不能显示优异的医学审美评价水平。相反,如果在某一特定的医学审美评价领域对个体进行有意识的训练,相关的感受和评价能力便可能特别发达。

五、医学职业审美评价实施领域

(一)外科手术的审美评价

外科手术的审美评价主要是以是否实施了最佳手术方案为前提。手术的目的首先是抢救生命、恢复功能,其次才考虑对人体美的维护。一切有助于实现这一目的的行为,都具有美的价值。如急性喉头水肿的骤急气管切开,虽然对形体美有一定的影响,但于救助生命是必要的。手术过程中的准确、熟练操作有助于减少并发症及功能的恢复;手术切口的选择除了考虑便于手术、减少创伤外,也应考虑切口的美感问题,这些具体的操作无疑体现了外科手术的审美价值。

(二)美容外科手术的审美评价

美容外科是医学审美与外科技术相结合,对人体某些生理解剖范围内的医学缺陷加以修复和再造,以增进人体形态美感的医学技术,美容外科审美评价在医学审美评价中占有重要地位,它是以直接追求美、再现美为目的的一种特殊医学实践。因为对审美主体的医学修养和手术技巧有较高的要求。成功的美容外科手术须符合下列三个条件:①手术满足施术者的审美要求;②手术不影响受术者原有的正常功能;③手术后容貌和形态的改变符合国情和民俗,并与大多数人的审美观念、审美习惯相吻合。凡不符合这些条件,或术后出现并发症、后遗症,甚至导致损容、毁容的,均被认为是手术失败,审美价值就无法体现。

(三)内科诊疗中的审美评价

1. 内科诊疗的审美评价

内科诊疗的审美评价主要依据真、善、美相统一的原则进行。在这里,审美对象是内科医生及其诊断行为。具有审美价值的诊断行为应该是真、善、美的统一。真,就是寻求病患之实。为此,采集病史要耐心倾听患者的陈述,体格检查要认真,辅助检查要选择得当,对病史、体征做综合分析。善,就是对患者要有高度的责任感和人道主义精神。在问诊中应热情、和蔼,善于利用礼貌语言和安慰语言,在操作中动作轻柔、敏捷,不暴露与检查无关的躯体,所有检查器械消毒严密,尽量减轻患者在检查过程中的痛苦,辅助检查要从患者的具体情况出发,能用简单、便宜的检查就不用复杂、昂贵的检查,尽量减轻患者的肉体痛苦,缓解其心理压力和经济负担。美,就是要求医生在诊断过程中,仪表端庄、热情亲切,具体操作时动作娴熟准确,病理书写语言简练、条理清楚、重点突出,给患者以美的感受。

2. 内科治疗的审美评价

内科治疗的审美评价主要指药物治疗。药物治疗的审美评价,主要依据最佳疗效原则。最佳疗效原则既是药物治疗的审美原则,又是药物治疗的用药原则,即用药必须做到用药少、价格低、疗效佳、副作用少。从医学审美评价的角度讲,符合用药原则的药物治疗就具有审美价值。那种开大处方、人情方,甚至滥用药物造成病原性疾病的形式,不仅破坏了人体功能,而且损害了人体美,甚至带来严重后果。

(四)护理中的审美评价

护理的审美评价具体表现在对患者的观察记录以及实施医嘱的操作过程中。作为患者与医生之间的联系纽带,护理工作的重要性显而易见。热情、和善、体贴的护理行为,准确、及时的观察记录和处理,敏捷、轻柔的操作,医护之间的默契配合,对患者的疾病治疗和功能的恢复,无不产生良好的作用,从而指向较高的审美评价要求。护理工作大多是细小、琐碎、重复的工作,是花时间、单调的劳动,易造成感觉和判断上的失误。每一个不经意的疏忽,都会增加患者新的痛苦,甚至导致病情恶化,使其医学价值下降,进而影响审美价值。因此,护理审美评价要求护理人员不仅要具备良好的业务水平,更重要的是要有耐心、细致及长期工作的身心承受力和责任感,这样才能有效地体现医学护理的审美价值。

思考题

1. 医学职业审美修养的实施途径有哪些?
2. 医学职业审美评价的标准有哪些?
3. 如何做好护理中的审美评价?

(董 强)

主要参考文献

[1] 陶伯华.科技美学疑难辨析——兼论医学美学的性质与对象[J].山东医科大学学报 (社会科学版),2000,(3):6-12.

[2] 李尚操.医学美容中的美学内涵[D].武汉:武汉理工大学,2013.

[3] 彭庆星,郭天文,赵永耀.我国当代医学美学学科的形成与现状[J].山东医科大学学报 (社会科学版),1997,(3):30-31.

[4] 邱琳枝,彭庆星.医学美学[M].天津:天津科学技术出版社,1988.

[5] 丁蕙孙.医学美学[M].上海:上海医科大学出版社,1989.

[6] 王旭东.中医美学[M].南京:东南大学出版社,1989.

[7] 陈荣华,赵永耀,易其余.中医美学[M].北京:中国中医药出版社,1991.

[8] 彭庆星.现代医学美学的兴起与展望[J].山东医科大学学报(社会科学版),1994,(3): 11-14.

[9] 彭庆星.医学美学导论[M].北京:人民卫生出版社,2002.

[10] 欧阳学平.医学美学概论[M].北京:人民卫生出版社,2010.

[11] 肖京华.美学基础[M].北京:科学出版社,2003.

[12] 司有仑.新编美学教程[M].北京:中国人民大学出版社,1993.

[13] 杨家安.美学概论[M].长春:吉林大学出版社,1995.

[14] 黎冻.美容外科学概论[M].北京:人民卫生出版社,2010.

[15] 韩英红.美学与医学美学[M].北京:科学出版社,2006.

[16] 彭庆星.人体美——黄金律的天然集合[J].中国医学美学·美容杂志,1995,4 (2):63.

[17] 罗奇,熊明根,张元龙.浅析"人体曲线美"[J].中华医学美容杂志,2000,6(2):88-89.

[18] 曹志明,秦志华,孙颖莎,等.医学美学与美容外科设计[M].北京:清华大学出版 社,2011.

[19] 潘可风.口腔医学美学[M].北京:人民卫生出版社,2003.

[20] 沙涛.医学美学[M].北京:人民卫生出版社,2014.